国家卫生健康委员会"十四五"规划教材

全国中等卫生职业教育教材

第2版

供眼视光与配镜专业用

验 光 技 术

主　编　刘　念　李丽华

副主编　李瑞凤　李　军

编　　者（以姓氏笔画为序）

付子芳（青海卫生职业技术学院）

刘文彦（中山大学中山眼科中心）

刘　念（广州市财经商贸职业学校）

李　军（大理护理职业学院）

李丽华（天津市眼科医院）

李瑞凤（漳州卫生职业学院）

陈旭辉（广州市财经商贸职业学校）

修慧丽（上海市工业技术学校）

秘　　书　陈旭辉

人民卫生出版社

·北　京·

图书在版编目（CIP）数据

验光技术 / 刘念，李丽华主编 . —2 版 . —北京：
人民卫生出版社，2022.7（2024.7 重印）
ISBN 978-7-117-33133-3

Ⅰ. ①验…　Ⅱ. ①刘…②李…　Ⅲ. ①验光 – 中等专
业学校 – 教材　Ⅳ. ①R778.2

中国版本图书馆 CIP 数据核字（2022）第 085070 号

人卫智网　www.ipmph.com	医学教育、学术、考试、健康，	
	购书智慧智能综合服务平台	
人卫官网　www.pmph.com	人卫官方资讯发布平台	

验 光 技 术
Yanguang Jishu
第 2 版

主　　编：刘　念　李丽华
出版发行：人民卫生出版社（中继线 010-59780011）
地　　址：北京市朝阳区潘家园南里 19 号
邮　　编：100021
E - mail：pmph @ pmph.com
购书热线：010-59787592　010-59787584　010-65264830
印　　刷：廊坊一二〇六印刷厂
经　　销：新华书店
开　　本：850×1168　1/16　印张：21
字　　数：447 千字
版　　次：2016 年 2 月第 1 版　　2022 年 7 月第 2 版
印　　次：2024 年 7 月第 3 次印刷
标准书号：ISBN 978-7-117-33133-3
定　　价：60.00 元
打击盗版举报电话：010-59787491　E-mail：WQ @ pmph.com
质量问题联系电话：010-59787234　E-mail：zhiliang @ pmph.com
数字融合服务电话：4001118166　E-mail：zengzhi @ pmph.com

出 版 说 明

为全面贯彻党的十九大和十九届历次全会精神，依据中共中央办公厅、国务院办公厅《关于推动现代职业教育高质量发展的意见》要求，更好地服务于现代卫生职业教育高质量发展的需求，适应党和国家对眼视光与配镜技术职业人才的需求，贯彻《"党的领导"相关内容进大中小学课程教材指南》文件精神，全面贯彻习近平总书记关于学生近视问题的重要指示批示精神，全面落实《儿童青少年学习用品近视防控卫生要求》（GB 40070—2021）国家标准要求，人民卫生出版社在教育部、国家卫生健康委员会的指导和支持下，启动全国中等职业学校眼视光与配镜专业第三轮规划教材修订工作。

本轮教材全面按照新国家标准《儿童青少年学习用品近视防控卫生要求》（GB 40070—2021）进行排版和印刷：正文排版用字从上版的 5 号宋体字调整为小 4 号宋体字，行间距从 2.0mm 调整为 3.0mm；内文纸张采用定量 70.0g/m^2 的胶版纸；其他指标如纸张亮度、印刷实地密度值、套印误差均达到新国标要求，更利于学生健康用眼、健康学习。

本轮眼视光与配镜技术专业规划教材修订工作于 2021 年底启动。全套教材品种、各教材章节保持不变。人民卫生出版社依照最新学术出版规范，对部分科技名词、表格形式、参考文献著录格式进行了修正；对个别内容进行调整，加强了课程思政内容，以更好地引导学生形成正确的人生观、价值观和世界观；根据主编调研意见进行了其他修改完善。

本次修订时间较短，限于水平，还存在疏漏之处，恳请广大读者多提宝贵意见。

人民卫生出版社

眼视光与配镜专业第三轮规划教材
编写说明

　　为全面贯彻党的十八大和十八届三中、四中、五中全会精神，依据《国务院关于加快发展现代职业教育的决定》要求，更好地服务于现代卫生职业教育快速发展的需求，适应卫生事业改革发展和对眼视光与配镜技术职业人才的需求，贯彻《医药卫生中长期人才发展规划（2011—2020年）》《现代职业教育体系建设规划（2014—2020年）》文件精神，人民卫生出版社在教育部、国家卫生和计划生育委员会（简称"卫计委"）的指导和领导下，按照教育部颁布的《全国中等职业学校眼视光与配镜专业教学标准》（简称《标准》），在全国验光与配镜职业教育教学指导委员会（简称"行指委"）直接指导下，经过广泛的调研论证，成立了全国中等职业学校眼视光与配镜专业教材建设评审委员会，启动了全国中等职业学校眼视光与配镜专业第二轮规划教材修订工作。

　　为了全方位启动本教材的建设工作，经过了一年多调研，在卫计委和验光与配镜行指委的领导下，于2015年4月正式启动了本轮教材的编写工作。本轮教材的编写得到了广大眼视光中职院校的支持，涵盖了14个省、自治区、直辖市，28所院校及企业，共约60位专家、教师参与编写，充分体现了教材覆盖范围的广泛性，以及校企结合、工学结合的理念。

　　本轮眼视光与配镜技术专业规划教材与《标准》课程结构对应，含专业核心课和专业选修课。专业核心课教材共6种，将《标准》中的验光实训和定配实训内容分别并入《验光技术》和《定配技术》教材中；考虑到眼视光与配镜技术专业各中职院校教学情况的差别，以及各选修课的学时数量，经过评审委员会讨论后达成一致意见，增加2门专业选修课教材《眼病概要》和《人际沟通技巧》，其中《眼病概要》含全身疾病的眼部表现内容。

　　本套教材力求以学生为中心，以学生未来工作中会面临的任务和需要的能力为导向，适应岗位需求、服务于实践，尽可能贴近实际工作流程进行编写，并以"情境"和"任务"作为标题级别，代替传统的"章"和"节"。同时，在每一"情境"中设置"情境描述""知识准备""案例"等模块，将中高职衔接的相关内容列入"知识拓展"中，以达到"做中学"、学以致用的目的。同时为方便学生复习考试，增加"考点提示"，提高学生的考试复习效率和考试能力。

本系列教材《验光技术》《定配技术》《眼镜门店营销实务》《眼视光基础》《眼镜质检与调校技术》《接触镜验配技术》6 本核心教材和《眼病概要》《人际沟通技巧》2 本选修教材将于 2016 年全部出版。

2015 年 10 月

  本教材是以职业教育工学结合一体化课程开发为指导思想,在职业教育专家的指导下,基于行业人才需求和眼视光与配镜专业各岗位工作全面、系统的调研分析,召开企业实践专家访谈会,并确定本专业的典型工作任务。通过教师到企业实践完成典型工作任务描述,召开课程分析研讨会将典型工作任务转化为相应的学习领域,形成专业课程方案和课程标准,设计合适的学习情境。

  《验光技术》作为眼视光与配镜专业的专业核心课程,按照工作过程系统化的开发思路,经过多次论证及修改,针对中等职业教育的培养定位及规律,开发出四个代表性学习情境。本教材的编写思路以四个学习情境为载体,以验光的工作过程为主线,由简单任务到复杂任务进行编写。不同情境中重复的是工作过程,不重复的是工作内容,通过专业知识和技能的逐渐增加,力求让学生的学习能力和工作能力得到培养和提升。

  本教材从"直接帮助学生学习"的角度进行策划和编写,不同于传统教材基于知识的系统性、完整性和强调概念及学科结构的编写思路,指导学生从知识准备中获取和分析专业信息,寻找解决问题的途径,通过实施学习任务,完成整个工作过程,从而培养其方法能力和社会能力。从学生的工作和生活经验出发,激发学生学习的积极性,引发学生提出问题和疑问,促进学生积极思考,通过在工作情境中的经验性学习,建构自己的知识体系。本教材采用学生易于接受的表达方式,辅以大量的照片和线条图说明验光原理中的难点。

  该教材可以帮助学生进行以学生为中心的学习活动,让学生通过模拟的或真实的实训活动,在获取专业知识和技能的同时体验工作,形成职业的认同感。针对每个学习任务设计有评价方式及评价指标,学生通过自评发现自己工作中的不足,通过互评取长补短;教师通过评价考核发现教学中的不足及学生学习的难点及易错点。总结多年的教学经验,将学生实施操作中常常遇到的问题及解决方法列在"常见问题",而学生实施操作中不一定会提出的,但按照规范要求,容易被忽略的问题列在"注意事项"。

  验光不仅仅是一项工作,更是一门艺术,越是精雕细琢越是精美,不能简单地理解为按照流程完成步骤就能获得准确的验光结果。它需要验光师不断揣摩和总结经验,融会贯通各个方法的优缺点,针对顾客具体情况,用辩证的思想灵活运用各种方法,设计出个性化的验光流程,这不仅可以使顾客在舒适中享受验光,而且也可令工作者事半功倍,验光结果更加精准。熟练掌握验光技术后，验光师会感受到与顾客愉快的交流、默契的配合、流畅的操作、符合逻辑的过程、精准的结果。这里介绍的几种验光流程仅仅适用于初学者，以此为基础，培养方法能力和临床思维能力，通过实践去总结和提升。

验光技术也是眼视光与配镜专业的基础技能，打好基础才能更好地学习接触镜验配、双眼视功能训练和低视力验配等技能，成长为真正意义上的视光师。

该教材同时也服务于一线的教育工作者，可采用"接受任务→合作探究→展示质疑→专家指导→业绩考核→总结归纳"的教学方法来开展教学活动，在学习专业知识和技能的同时，培养学生的自主学习能力、方法能力和社会能力，在其毕业前具备一定的工作能力和基本工作经验。

为使该教材能适用于中职学生，我们所邀请的编者均为有丰富的职业教育或培训工作经验，同时担任临床工作的教师、视光师或学者。他们是：刘念、刘文彦编写本书的情境一，李瑞凤、付子芳编写本书的情境二，李军编写本书的情境三，李丽华和修慧丽编写本书的情境四。除了各位编委的辛勤工作以外，广东宝岛眼镜有限公司的钟小华，广州市商贸职业学校的黎莞萍、陈旭辉、伍超明、刘亚琴、朱桂芳、高嘉亮等老师也参与了教材研讨、制图等工作，在此一并致谢。

刘　念　李丽华

2015 年 8 月

目　录

情境一

球性验光

·• 情境描述 •·

眼镜店接待了一位戴眼镜的陈先生,30岁,由于戴旧镜看远不清,尤其是晚上开车时看不清标志,想重新配一副清晰舒适的眼镜。陈先生在公司里做管理工作,每天需使用电脑8小时以上。工作之余喜欢打网球,经常使用手机与朋友聊天,开车上下班,节假日经常自驾旅游。自读初中时就开始戴近视眼镜,最开始一百多度,两眼度数差不多,逐年增加,高中毕业后度数基本稳定,目前大概三百多度。无其他眼病史,无手术史,身体健康。家中父母兄弟姐妹无近视,有一女儿,3岁,目前未发现视力不好。

现戴旧镜已配3年,经常戴,无不适。金属镜架,镜圈褪色,镜腿锈蚀变色,鼻托老化,镜片中心区域脱膜明显。检查项目及结果见表1-0-1。

表1-0-1 检查结果记录表

双眼瞳距(远/近)		64mm/60mm		
旧镜度数	右眼 OD	−3.25DS		光心距:64mm
	左眼 OS	−3.50DS		
电脑验光结果	右眼 OD	−4.00DS		
	左眼 OS	−4.50DS		
		右眼 OD	左眼 OS	双眼 OU
裸眼视力	远	0.1	0.1	0.1
	近	1.0	1.0	1.2
戴旧镜视力	远	0.8	0.8	0.8
	近	1.2	1.2	1.2
主觉验光结果	右眼 OD	−3.75DS 1.2		
	左眼 OS	−4.00DS 1.2		

根据近视的处方原则,给予右眼 –3.75DS、左眼 –4.00DS 的度数进行试戴。15 分钟后,看远看近均觉得清晰舒适,无头晕、眼胀、视物变形、眼疲劳等感觉。陈先生晚上看远处模糊的原因是旧镜度数不够,需重新配镜。开具处方填写在资料卡中(表 1-0-2)。

表 1-0-2　资料卡

姓名:陈×× 　　　　　性别:男 　　　　　年龄:30 岁

地址:×× 市 ×× 区 ×× 路 34 号 1207 房 　　　　联系电话:133××××575

职业:企业经理 　　　　　　　　　　　　　　　日期:20×× 年 8 月 25 日

验光处方		球镜	柱镜	轴位	棱镜	矫正视力	瞳距
远用	右眼	–3.75DS	—	—	—	1.2	64mm
	左眼	–4.00DS	—	—	—	1.2	
近用	右眼	—	—	—	—	1.2	—
	左眼	—	—	—	—	1.2	
单眼瞳距	OD		OS		瞳高	OD	OS
镜架							
镜片							
备注							
总价		定金		尾款		顾客确认	
验光师签名:王 ××			承件人签名:				
定配师签名:							
取件日期:	年　　月　　日　　时				取件人签名		

接着引导陈先生,根据他的度数、脸型、职业、爱好等,挑选合适的镜架和镜片,填写在资料卡内,并约定取件时间。

任务一　问　诊

一、学习目标

1. 运用有效的沟通方式与顾客交流。

2. 有目的性的开放式提问。

3. 从交流信息中归纳出顾客的来诊原因、戴镜史、病史、用眼需求和主要目的。

4. 从交流信息中初步了解顾客的屈光状态。

二、任务描述

通过问诊与顾客建立互信友好的关系,明确顾客来诊的主要原因以及配镜目的,尽可能详细了解一切与验光配镜相关的信息,初步判断顾客可能的屈光状态。

三、知识准备

在验光工作中,问诊环节非常重要,通过交流与顾客建立互信关系,也可以收集到有用的信息帮助验光工作中的判断及处方开具。通常包括:一般询问、来诊原因(主诉)、戴镜史、眼病史、全身病史、手术史、用眼需求和来诊目的。可以完成问诊后再进行后面的验光工作环节,也可以将问诊贯穿在整个验光工作中。

(一)一般询问:包括顾客的姓名、性别、年龄、联系方式等。通过下列有效提问来获取这些信息:

"请问您贵姓?""您的全名是?"

"请留个电话给我们,方便取镜时联系您。"

"请留个地址给我们,方便我们把眼镜寄给您。"

"请问您今年多大了?"

"小朋友,你几岁了?"

"请问您多大年纪了?"

(二)顾客来诊的常见原因包括:

1. 有旧镜的顾客　戴旧镜看远模糊、看近模糊、不舒适、镜架损坏、镜片磨花、眼镜遗失等。

2. 无旧镜的顾客　知道自己视力不太好,一直不愿意配戴,最近发现看远不清的确不方便;视力不太好,但一直配不到满意的眼镜,通过朋友介绍希望来试试;以前曾经配过眼镜,偶尔配戴,现在眼镜不见了,很不方便。

3. 初诊的顾客　最近发现视力下降,比较担心,特来检查一下。

4. 通过下列有效提问来获取这些信息。

"您今天为什么来就诊呢?"

"您觉得看东西有什么问题吗?"

"这个问题困扰您多久了?"

"您原来戴过眼镜吗?"

"两眼视力差不多吗?"

"最近看东西清楚吗?"

"看近时眼睛有什么不舒适的吗?看东西感觉累吗?"

"是哪只眼看不清?"

（三）戴镜史是指顾客过去配戴眼镜的具体情况，即使没有戴着眼镜来的顾客也应该询问。通过下列有效提问来获取这些信息：

"您以前配戴过眼镜吗？是什么眼镜还记得吗？"

"现在戴着这副眼镜看远、看近都还清楚舒适吗？"

"您这副眼镜是什么时候配的？"

"还记得是什么眼镜吗？还记得大概的度数吗？"

"刚配戴时看东西是否清晰舒适？"

"是经常戴还是偶尔戴？"

"戴过隐形眼镜吗？"

（四）即使是看起来完全健康的顾客也应该询问眼病史、全身病史和手术史，通过下列有效提问来获取这些信息：

"以前得过什么影响视力的眼病吗？"

"以前做过眼部手术吗？"

"家里亲属有患高度近视的吗？大概度数是多少？有没有做过眼底检查？"

"有体检的习惯吗？发现过什么全身疾病吗？"

"您或您的家人有青光眼、高血压、糖尿病吗？"

（五）用眼需求：生活工作中具体的用眼情况等。通过下列有效提问来获取这些信息：

"工作中是否需要经常用到电脑？每天大约用多久？"

"看纸质文件和书籍多吗？"

"近距离工作时间长吗？"

"每天在学校上几节课？坐第几排？做作业的时间长吗？有晚自修吗？"

"上下班需要开车吗？经常晚上开车吗？"

"喜欢球类运动吗？运动的时候戴眼镜吗？"

"喜欢用手机看视频或玩游戏吗？"

"喜欢户外活动吗？"

"还有什么活动时觉得看不清或眼睛不舒适？"

（六）顾客来诊的常见目的有：想换一副新眼镜；想配副清晰舒适的眼镜；检查视力下降的原因；想配角膜接触镜；想购买太阳镜或变色镜。通过下列有效提问来获取这些信息：

"这次来的主要目的是什么呢？"

"旧镜看不清，想重新验光配副清晰舒适的眼镜，是吗？"

"想配副眼镜开车看清楚一些吗？"

"想换一副时尚一些的眼镜吗？"

"想配副太阳眼镜吗？"

"想确定视力下降的原因吗？"

"想配隐形眼镜打球时用吗？"

"想配副舒适一些的眼镜吗？"

（七）球性屈光异常的常见表现

1. 近视眼的常见表现

（1）看远不清看近清。

（2）通过眯眼、歪头、拉眼睑等代偿行为，可短暂提高远视力。

（3）光线不好的时候，例如阴天或傍晚，看远不清更加明显。

（4）白天视力尚可，晚上看不清路牌、路标、红绿灯等。

（5）看电视的时候，喜欢坐得更靠近电视一些。

（6）投影上的小字看起来很吃力，甚至有点重影。

2. 远视眼的常见表现

（1）看远看近都清晰，但看近容易疲劳，时间长了甚至出现模糊。

（2）看远看近都不清晰，验光时，视力很难矫正到正常。

（3）看近时间长了以后，再看远出现模糊，要休息一段时间后，才能恢复清晰。

（4）年龄还不到40岁，看远清晰，但看近很吃力，就像老视了一样。

3. 屈光参差的常见表现

（1）看远看近都清晰，但是去电影院看不了3D电影，觉得头晕，无法看到立体的图像。

（2）用双目显微镜或望远镜的时候，无法用双眼同时看，也无法形成一个立体的像。

（3）一只眼视力很好，另一只眼看不清，配镜虽然能看清，但觉得头晕，不想戴，觉得戴和不戴差不多。

（4）双眼都有近视，但度数差异比较大，每次配镜时很难配到合适的眼镜，试戴时总觉得头晕难受，通常将度数高的眼降低度数来配。

（八）眼镜度数错误的常见表现

1. 近视度数配高

（1）看远看近都清晰，刚开始戴的时候感觉头晕、视物很亮、轻度畏光，戴的时间长后，常感觉眼胀，甚者出现眼痛、头痛。亦有部分青少年，因代偿能力好，即使近视眼镜度数配高了，也没有任何不适感。

（2）看远清晰，看近容易疲劳，时间长了出现模糊。

（3）看近时间长了，再看远感觉模糊，要休息一段时间，才能恢复清晰。

2. 近视度数配低

（1）看远不太清晰，尤其表现在室内、阴雨天、傍晚、夜晚，或者需要看比较远或比较细小的目标时。

（2）有些人表现为开车时容易疲劳。

（3）有些人表现为爱推高眼镜来看东西。

3. 远视度数配高　较少见，主要表现为戴镜还不如不戴镜清楚。多为验光不准、处方书写错误、处方原则不正确或特定的用途等。

4. 远视度数配低　同远视眼的表现一致。根据远视的处方原则，某些特定情况下的确需要远视度数低配。

5. 双眼矫正不平衡

（1）一只眼比另外一只眼看得清晰，如果是主视眼比非主视眼清晰一些，通常顾客没有什么不适的感觉，但如果是非主视眼比主视眼清晰一些，通常顾客会感觉视物模糊、容易疲劳、眼胀等症状。

（2）双眼都看得清晰，但总有一只眼觉得胀，甚至觉得眼痛。

（3）双眼看远看近都清晰，但容易出现视疲劳，尤其是在看近的时候更明显。

四、实施步骤

1. 选择相对独立的空间进行问诊，准备记录所需的表格或资料卡（图 1-1-1）。

2. 与顾客面对面舒适地坐下。

3. 与顾客交流的语气要亲切、舒适自然，表达出关切的心情。

4. 准备好开放式问题进行提问。

5. 把重要的内容归纳后记录下来。

6. 一般问诊的顺序为：一般询问、来诊原因、戴镜史、眼病史、全身病史、手术史、用眼需求和来诊目的。

7. 在问诊的同时还应观察顾客是否已经配戴了眼镜，言谈举止有无视力障碍的行为表现等。

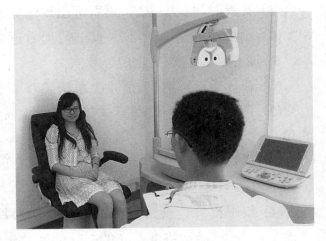

图 1-1-1　问诊环境

五、实训与评价

【实训一】　下面是一位顾客来诊时，问诊的具体对话。通过这段对话，请归纳出所需信息填写在记录表中（表 1-1-1）。其中，A 为检查者，B 为顾客。

➢ 案例：一位三十来岁的女士走进您的诊室（眼镜店），头上顶着一副太阳眼镜。

A：您好，请问有什么需要帮忙的吗？

B：我想配副眼镜。

A：好的，请问您贵姓？

B：免贵姓张。

A:请问您多大年纪了?

B:三十多了。

A:请问您为什么想配副眼镜?

B:我以前配过一副眼镜,只是偶尔看不清的时候才戴,现在眼镜不见了,觉得不方便。

A:还记得那副眼镜什么时候配的吗? 是什么眼镜?

B:很久了,应该是前年配的,好像是近视眼镜。

A:还记得眼镜的度数吗? 戴起来看远看近都清晰舒适吗?

B:大概两百度吧,还行。

A:以前得过什么眼病吗? 或做过什么眼部手术吗?

B:没有。

A:最近做过体检吗? 没有什么异常吧?

B:每年一次公司体检,都很好。

A:您工作中经常要用到电脑吗? 近距离工作时间长吗?

B:我是公司文员,经常都要对着文件和电脑,但都还看得清,所以平时我也不戴眼镜。每天大概要用 6~8 小时,忙的时候每天要用 10 个小时左右。

A:那您什么时候才需要配戴眼镜?

B:开车的时候,尤其是晚上或天气不好的时候。

A:每天开车的时间长吗?

B:每天上下班开,时间不长,每天大约 1 小时。通常是周末出去玩的时候才开的时间长一些。

A:工作之余还喜欢做些什么?

B:没有什么特别的,喜欢用手机看看连续剧什么的。

A:那看手机时容易疲劳吗?

B:容易。

A:看近多久会出现疲劳症状?

B:大概两个小时吧。

A:看那么久当然会疲劳了,最好每半小时就休息一下眼睛,看看远处,另外不要在太黑的环境下看手机,这样对眼睛不好。

B:这样呀,那我会注意了。

A:那您今天来的主要目的是什么呢?

B:想重新配个好点儿的眼镜,最好能变色的,方便出去玩的时候用。

A:好的,请跟我来,我先帮您检查一下。

表 1-1-1　问诊记录表

姓名		性别		年龄	
来诊原因					
戴镜史					
眼病史、全身病史及手术史					
用眼需求					
来诊目的					

【实训二】　请找一位同学扮演你的顾客,按照下列案例提供的信息,设计问题,并记录顾客的回答,模拟问诊过程。并按照后面评价表的评分要求进行自评、互评和教师评价,对自己所掌握的情况进行总结。

➤ **案例一**:张 ××,10 岁,小学三年级学生。

来诊原因:最近看不清黑板上的字,约一个月,要眯着眼才看得到,写完作业后看远会更不清,早上视力稍好一些,下午或晚上视力更差。

戴镜史:上个学期检查双眼视力均正常,未戴过眼镜。

眼病史、全身病史和手术史:无眼病史,无手术史,身体健康。

用眼需求:看黑板投影、看书、写作业,每天 8~10 小时;课余时间喜欢玩电脑游戏和看电视。

来诊目的:检查一下视力下降的原因,询问是否为真性近视? 需要配镜吗?

检查者提问	顾客回答

➤ **案例二**:陈 ××,18 岁,高职一年级学生。

来诊原因:戴旧镜总觉得左眼疼、不舒服约两年。

戴镜史:两年前配的这副眼镜,大约三百度,看远清晰,刚配没多久就觉得戴镜时间长了左眼胀疼,下午或者晚上明显。

眼病史、全身病史和手术史:无眼病史,无手术史,身体健康。

用眼需求:每天上课、做功课、看书约 6~8 小时,课余喜欢打篮球(不戴镜)。

来诊目的:检查戴镜眼疼的原因,是否需要换眼镜?

检查者提问	顾客回答

> **案例三**：肖 ××，女，12 岁，小学六年级学生。

来诊原因：看黑板不清约半年。

戴镜史：未戴过镜，未验过光。

眼病史、全身病史和手术史：无眼病史，无手术史，身体健康。

用眼需求：看黑板投影、看书、做作业，每天约 6~8 小时，课余每天练钢琴 1~2 小时。

来诊目的：检查视力下降的原因，询问是否为真性近视？需要配镜吗？

检查者提问	顾客回答

> **案例四**：刘 ××，女，12 岁，小学六年级学生。

来诊原因：发现双眼看远不清三年余。

戴镜史：一年前检查过，约两百度近视，家长不让配，通过某仪器进行治疗。

眼病史、全身病史和手术史：无眼病史，无手术史，身体健康。

用眼需求：看黑板投影、看书、做作业，每天约 6~8 小时，周六上辅导班 4 小时，偶尔出去玩一下。

来诊目的：除了配镜还有没有治疗方法？如何保护眼睛不再近视加深？

检查者提问	顾客回答

> **案例五**：江 ××，女，15 岁，初中学生。

来诊原因:看书约 10 分钟后,双眼疲劳、头痛、视物模糊,尤其晚上症状更加明显。

戴镜史:未戴过眼镜,双眼视力一直很好。

眼病史、全身病史和手术史:无眼病史,无手术史,身体健康。

用眼需求:看黑板投影、看书、做作业,每天约 6~8 小时,看手机、电脑每天约 1 小时。

来诊目的:查明眼睛疲劳的原因,寻求解决方案。

检查者提问	顾客回答

【评价】

评价主体	评价项目	学习任务的完成情况	签名
教师评价	实训一填写情况		
学生互评或教师评价	案例一完成情况		
	案例二完成情况		
	案例三完成情况		
	案例四完成情况		
	案例五完成情况		
自评	是否掌握问诊的一般流程及提问技巧		
	存在问题及建议		

六、常见问题

1. 顾客反应冷淡,很少话,怎么办?

注意多使用开放式问题,例如:能说一下你上次配镜的经过吗?这副眼镜使用起来感觉如何?避免简单回答"是"与"不是"的问题,尽可能从顾客角度出发,询问相关问题。

2. 顾客非常热情,话很多,怎么办?

多使用一些封闭式问题,只需要回答"是"与"不是"的问题,在顾客回答已经提供足够多信息,偏离正题时,可以说,"我明白了。"接着转入下一个新的问题。

3. 顾客对你所问的一些问题,表示完全不清楚时,怎么办?

可以引导顾客寻找一些参考信息,例如顾客不记得自己遗失的眼镜度数时,可以询问他是否有上次的验光单或者销售单据。

4. 顾客不能理解一些专业问题时,怎么办?

可以用图片、模型、视频、表格等作为辅助工具,以便比较生动、形象地向顾客进行解释和回答。

七、注意事项

1. 问诊过程中,检查者的言谈举止、用语措辞非常重要,常常会影响到顾客的情绪和对检查者的信任感。应做到:言谈举止大方得体,体现专业性;态度和蔼、用词礼貌、表达出关心和关爱之情,遇到专业名词应尽量通俗易懂地进行表达。如能用方言进行问诊,效果会更好一些。

2. 保持口腔清洁、口气清新,勿一边嚼口香糖一边问诊。

3. 遇到听力不好、行动不便的老年人,应更加耐心,可向陪同家人寻求帮助。

4. 遇到儿童,应由家长陪同,以询问家长为主,还可用一些贴纸、玩具等帮助小朋友保持安静和配合检查。也可以通过奖励糖果食物之类的东西,来鼓励儿童配合问诊和检查,但必须征得家长的同意。

5. 遇到伴有眼病的顾客,不要做任何诊断和猜测,指引顾客遵循医嘱。

6. 问诊除了要对相关的专业知识比较清晰以外,还需要一定的生活经验和社会阅历,需要培养细心观察身边人和事的习惯。

八、知识拓展

问诊中常常会遇到顾客提及一些眼病或全身病,要熟悉这些眼病与视力下降的关系,能否通过配镜矫正视力至正常等。

自幼视力差的常见原因有:近视、弱视、眼球震颤、先天性白内障、先天性内斜或外斜。

远视力逐渐下降的常见原因有:近视、白内障。

近视力逐渐下降的常见原因有:老视。

影响视力矫正的常见眼病有:角膜瘢痕、白内障、玻璃体混浊、黄斑病、视网膜病变、夜盲症、视神经炎、青光眼等。

影响视力矫正的常见全身疾病有:高血压、糖尿病、颅脑外伤等。

旧镜配戴不适的常见原因有:近视度数过高、近视度数矫正不足、远视度数不足、双眼度数相差较大、光心距与瞳距偏差较大等。

练习题 (单选题)

1. 在验光问诊中,不应该询问的是( )。

  A. 年龄   B. 工作性质

  C. 生活爱好   D. 经济收入

2. 某顾客抱怨戴着旧镜(近视眼镜)看远不清,尤其是晚上开车时,但看近清晰,可能的情况是( )。

  A. 旧镜度数不够   B. 旧镜度数过高

  C. 两眼矫正不平衡   D. 患了器质性眼病

3. 眼在调节松弛的状态下,平行光线经过眼的屈光系统折射后,在视网膜之后形成焦点状态,称为( )。

  A. 散光眼   B. 远视眼   C. 近视眼   D. 老视眼

4. 眼在调节松弛的状态下,平行光线经过眼的屈光系统折射后,在( )之前形成焦点的状态,称为近视眼。

  A. 晶状体   B. 玻璃体   C. 视网膜   D. 角膜

5. 一名6岁的小朋友,轻度远视眼,其裸眼视力可能表现为( )。

  A. 远、近视力都下降   B. 远视力下降,近视力正常

  C. 远视力正常,近视力下降   D. 远近视力都正常

6. 3.00D以下的近视眼,其裸眼视力可能表现为( )。

  A. 远、近视力都下降   B. 远视力下降,近视力正常

  C. 远视力正常,近视力下降   D. 远近视力都正常

7. 下列关于屈光参差的临床表现,不正确的是( )。

  A. 双眼屈光状态不相等,双眼视物一定有重影

  B. 可出现视远及视近使用不同眼进行交替视的现象

  C. 远视性屈光参差容易并发弱视

  D. 两眼像不等,可引起视疲劳症状

8. 白内障是( )混浊所致,主要以手术治疗为主。

  A. 晶状体   B. 玻璃体   C. 房水   D. 角膜

9. 自幼发生视力下降的病因包括( )。

  A. 假酒中毒   B. 弱视   C. 垂体肿瘤   D. 葡萄膜炎

10. 下列眼部疾病表现为视力逐渐下降的是( )。

    A. 白内障   B. 假酒中毒

    C. 视网膜中央动脉阻塞   D. 视网膜脱离

11. 近视度数配高,看远和看近使用的调节增加,容易发生( )。

    A. 虹视   B. 像散   C. 棱镜反应   D. 视疲劳

12. 近视度数配低的表现包括( )。

    A. 视远物眯眼   B. 看远需使用调节

    C. 看近使用的调节更多   D. 矫正视力一定很好

13. 关于近视度数配低的说法正确的是( )。

    A. 看远清晰   B. 看近不清晰

    C. 眼睛处于调节状态   D. 看远不清晰

14. 远视度数配高较少见,多因为( )。

    A. 验光不准或特定的用途   B. 外斜视

    C. 单眼弱视   D. 仪器设备过于精准

15. 远视度数配低的临床表现是( )。

    A. 同远视表现一致   B. 同近视状态

    C. 同散光状态   D. 同弱视状态

任务二 瞳距仪测瞳距

一、学习目标

1. 熟练规范操作瞳距仪测量瞳距。
2. 正确记录顾客的瞳距。
3. 向顾客解释测量瞳距的意义。
4. 区分双眼瞳距和单眼瞳距、远用瞳距和近用瞳距。

二、任务描述

瞳距是验光工作中非常重要的一个参数。熟练使用瞳距仪准确测量顾客的双眼远用瞳距。

三、知识准备

瞳距为在镜眼距平面处双眼瞳孔中心间的水平距离(图 1-2-1),通常书写处方时用"PD"表示,单位用 mm。

该数据将用于综合验光仪的光心距调整和试镜架选择,也是处方开具和眼镜定配不可缺少的参数。所测瞳距还应与顾客旧镜的光心距进行比较,两者不一致的情况下,将影响验光处方的开具。

配镜时,两镜片光学中心距应与瞳距相等。如不相等,双眼不是通过镜片光学中心注视物体,将产生棱镜效应。戴镜者可能会出现视物变形、地面不平、容易疲劳等症状,导致验配的眼镜不能被接受。即使验配度数准确,若瞳距测量错误,定配出来的眼镜也会引起

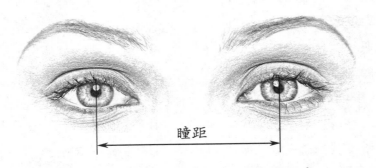

图 1-2-1 双眼瞳孔中心间的水平距离

顾客的不舒适,甚至引起投诉。

常用的瞳距测量工具有瞳距尺、笔灯和瞳距仪,我们以 C.P.R 型号(图 1-2-2)为例学习瞳距仪的使用。其他品牌型号的瞳距仪,功能及按键分布类似,但在操作前应仔细阅读说明书,或请教熟悉该仪器的人员。

参照仪器的说明书,熟悉瞳距仪的结构,尝试调整各个按键,并说出它们的作用。

1. ①测量窗和黑线

2. ②注视距离调整键和③注视距离显示窗

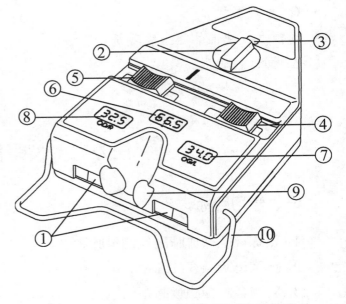

图 1-2-2 C.P.R 瞳距仪结构示意图

3. ④左眼测量控制键和⑤右眼测量控制键

4. ⑥双眼瞳距读数(范围:_____mm 至_____mm,步长_____mm)

5. ⑦左眼单眼瞳距读数和⑧右眼单眼瞳距读数

6. ⑨可更换鼻托和⑩额托

四、实施步骤

1. 测量前准备 检查瞳距仪是否已正确安装电池(图 1-2-3),翻转瞳距仪至指示灯向上,指示灯亮表示已正常通电(图 1-2-4),通过鼻托端的测量窗,观察瞳距仪内的注视灯是否已亮。用蘸有消毒液(例如医用酒精)的棉球或纸巾,清洁鼻托和额托(图 1-2-5)。注意消毒前应询问顾客是否对消毒液过敏。

2. 请顾客与检查者相对而坐,高度相当。

"请坐!""我现在帮您测一下瞳距。"

3. 轻轻旋转注视距离调整键,调至所需的距离(双眼远用瞳距调至 ∞,图 1-2-6),轻拨遮挡板调整键,调至中间位置(图 1-2-7)。

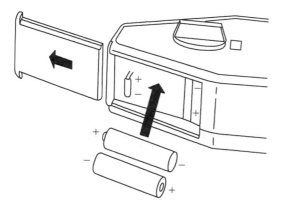

图 1-2-3　瞳距仪电池安装

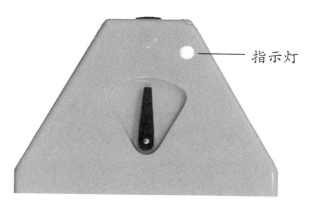

图 1-2-4　指示灯亮表示正常通电

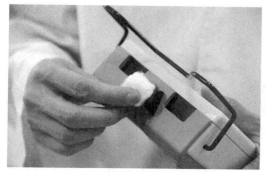

A. 擦拭鼻托

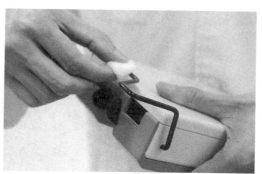

B. 擦拭额托

图 1-2-5　蘸有消毒液的棉球擦拭鼻托和额托

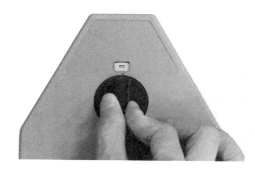

图 1-2-6　注视距离调整

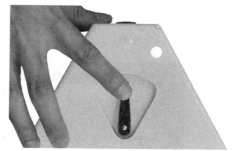

图 1-2-7　遮挡板调整

4. 检查者双手握住瞳距仪的两侧,拇指放在测量控制键上(图 1-2-8),翻转瞳距仪至指示灯向上(图 1-2-9),鼻托对着顾客。

5. 请顾客双手扶住瞳距仪的两侧,像戴眼镜一样将鼻托放在鼻梁上,额头轻贴额托(图 1-2-10),并从侧面检查瞳距仪鼻托和额托是否紧贴顾客。

"请双手握住瞳距仪,像戴眼镜一样戴在鼻梁上,额头轻轻贴着额托。"

6. 请顾客双眼睁开,自然眨眼,注视瞳距仪内的注视灯(图 1-2-11)。

"请双眼睁开看着里面的灯,不要动,可自然眨眼。"

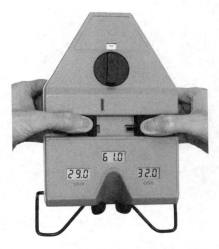

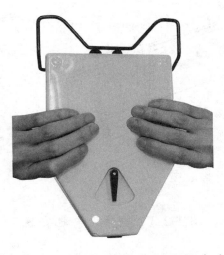

图 1-2-8　检查者双手拇指放在测量控制键上　　图 1-2-9　翻转瞳距仪指示灯向上

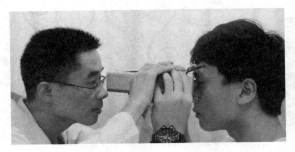

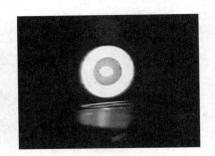

图 1-2-10　瞳距仪握持方法　　　　　　　图 1-2-11　瞳距仪内的注视灯

7. 检查者通过观察孔观察顾客角膜上的反光点（图 1-2-12），分别移动左右眼测量控制键（图 1-2-13），使顾客左右眼前的黑线穿过角膜反光点（图 1-2-14）。

图 1-2-12　通过观察孔观察顾客角膜上的反光点

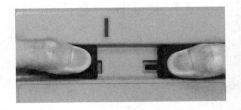

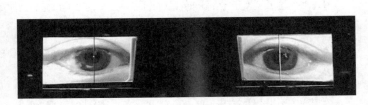

图 1-2-13　移动左右眼测量控制键　　　　　图 1-2-14　黑线穿过角膜反光点

8. 翻转瞳距仪,从瞳距读数窗口读取数据(图1-2-15)。

9. 反复测量三次,取平均值记录在验光记录单上。注意:超过1.5分钟不使用瞳距仪,数字显示会自动消除。

"测完了,请休息一下。""您的瞳距是……"

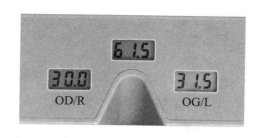

图 1-2-15　读数窗显示瞳距测量结果

五、实训与评价

【实训】　熟练使用瞳距仪为同学测量双眼远用瞳距,并与老师测量的结果进行比较,误差应≤1mm。

	姓名	自测双眼远用瞳距	老师测量的结果
顾客一			

【评价】　参照该评分标准进行自评、互评、组长评价或教师考核(操作应在5分钟内完成,如超过5分钟应重做)。

考核要点	分值	评分标准	扣分	得分
表达沟通	10	要求规范用语,表达清晰准确,语调亲切,与顾客有效交流,酌情扣分		
测量前准备	20	检查前未清洁鼻托额托,扣5分;未调整注视距离,扣10分;未检查遮挡板位置,扣5分;与顾客高度不一致,扣5分		
测量方法	30	未指引顾客如何握持瞳距仪,扣5分;检查者握持方法不正确,扣5分;鼻托和额托未贴紧顾客,扣5分;瞳距仪不水平,扣5分;未叮嘱顾客注视,扣5分;未连续测量三次,扣10分		
测量准确度	20	误差≤1mm,不扣分;误差1.5~2.5mm,扣10分;误差≥3mm,扣20分		
结果记录	10	记录规范清晰得分,不符合要求酌情扣分		
行为规范	10	要求穿工作服,仪容整洁,口气清新,态度严谨,言谈举止大方得体,酌情扣分		

自我评价:_____　　　同学互评:_____

组长评价:_____　　　教师评价:_____

六、常见问题

1. 只能看到顾客一只眼,是瞳距仪坏了吗?

请检查遮挡板调整键是否调至中间位置。

2. 瞳距仪不稳,怎么办?

请顾客用双手扶住瞳距仪,并确保鼻托和额托紧贴顾客鼻梁和额头。

3. 顾客眼睛老是动来动去,怎么办?

检查瞳距仪内的注视灯是否亮着,并叮嘱你的顾客双眼看着注视灯,检查过程中保持双眼不动。

4. 测完后瞳距仪没有数字显示,但指示灯亮,是不是瞳距仪坏了?

先检查电池的正负极是否安装正确。如还没有数字显示,请填写维修单,向实训室管理人员报修。

5. 角膜反光点看不清,怎么办?

更换新电池,使注视灯更亮一些。

确保鼻托和额托紧贴顾客鼻梁和额头。

用眼镜布轻轻擦拭测量窗和观察孔。

七、注意事项

1. 检查者与顾客应处于同一水平高度,通过调整椅凳的高度来达到这一要求。

2. 遇到儿童不能配合注视瞳距仪内的灯时,可用吸引儿童的语言进行引导,例如:"你看看里面的灯会不会变颜色?""里面亮着的地方是灯还是小狗?"

3. 遇到斜视的顾客,不能双眼同时注视瞳距仪内的灯时应使用遮盖板。遮住顾客左眼时,顾客右眼注视,调整右眼前黑线穿过角膜反光点;然后遮住顾客右眼,顾客左眼注视,调整左眼前黑线穿过角膜反光点。同样测量三次,记录双眼远用瞳距。

4. 遇到远视顾客,如其所配眼镜仅在近距离工作时使用,应测量双眼近用瞳距,检查前将注视距离调整键调至顾客所需的工作距离。例如:某顾客双眼远视 +1.25DS,看远清晰无需配戴,仅为了解决视近疲劳的问题,看近时配戴,其工作距离为 40cm,则应测量双眼近用瞳距,将注视距离调整为 40cm。

八、拓展知识

1. 回答顾客咨询:这是在测什么的? 为什么要做这个检查?

这是检查瞳距的仪器,瞳距也就是我们双眼间的距离,在定配眼镜时必须要有这个参数,做出来的眼镜镜片光心才是正对我们眼睛的。

2. 什么情况下使用远用瞳距,什么情况下使用近用瞳距? 两者之间有什么关系?

用于矫正屈光不正,既可看远又可看近的单光眼镜,使用双眼远用瞳距;仅用于看近的单光眼镜,使用双眼近用瞳距。双眼远用瞳距一定大于双眼近用瞳距。

3. 如何维护保养瞳距仪?

使用瞳距仪时轻拿轻放,避免仪器受到震动和突然地撞击,任何跌落都会造成损坏。远离任何化学物质和气体。

仪器不能直接放置在太阳光下或强光下,也不宜放置在潮湿或污浊的空气中。

不能用手指或其他物品碰触观察孔和测量窗。不干净时,用眼镜布轻轻擦拭。

使用带有洗洁精的湿布轻轻擦拭外表,避免使用任何稀释的药水、酒精、苯、丙酮或其他有机(无机)溶剂擦拭。

除了必要的清洁,请不要拆开。

鼻托可以拆下来更换。

如果长时间不使用该仪器,请将电池取出。

4. 瞳距仪测量瞳距的光学原理　如图 1-2-16 所示,顾客睁开双眼看着瞳距仪里面的灯时,检查者通过移动瞳距仪里面的凸透镜①的位置,改变注视灯射入顾客双眼的光线方向,从而达到改变注视距离的作用,通常范围从 35cm 至 ∞(无穷远)。灯光会在顾客的角膜上形成反光点,这个反光点就在顾客的视轴上。检查者可以通过观察孔看到顾客角膜上的反光点,通过移动平面②上的线条,每次调整一只眼前的线条,让线条穿过角膜反光点。瞳距仪自动记录单眼和双眼的瞳距。

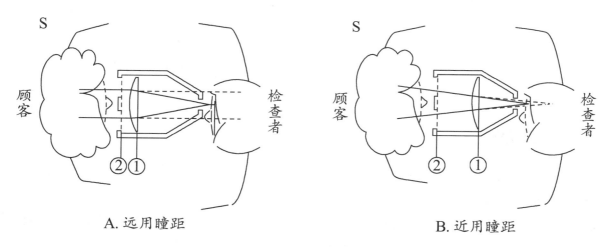

A. 远用瞳距　　　　　　　　　　B. 近用瞳距

图 1-2-16　移动凸透镜的位置改变顾客注视距离

练习题 (单选题)

1. 测量远用瞳距时,瞳距仪的注视距离键应调到(　　　　)。

A. 1m　　　　　　B. ∞　　　　　　C. 30cm　　　　　　D. 5m

2. 下列不属于瞳距仪功能的是(　　　　)。

A. 可测远用瞳距　　　　　　　　　B. 可测近用瞳距

C. 可测量 Kappa 角　　　　　　　　D. 可测单、双眼瞳距

3. 瞳距仪所测数值的单位为( )。

    A. cm   B. mm   C. m   D. dm

4. 瞳距的定义为( )。

    A. 双眼瞳孔外侧缘间的距离   B. 双眼瞳孔内侧缘间的距离

    C. 双眼瞳孔中心间的距离   D. 双眼角膜外侧缘间的距离

5. 瞳距的记录符号为( )。

    A. VD   B. PD   C. CYL   D. MIX

任务三　自动焦度计检测旧镜

一、学习目标

1. 熟练规范操作自动焦度计测眼镜度数和确定光学中心。

2. 使用瞳距尺测量光心距。

3. 正确记录顾客旧镜的度数、光心距和镜片镜架磨损情况。

4. 向顾客解释测量旧镜度数和光心距的意义。

5. 能识别测量结果中各个符号的含义。

二、任务描述

用自动焦度计测顾客旧镜的度数和确定光学中心,使用瞳距尺测量光心距,检查旧镜镜片和镜架的磨损情况,并正确记录。

三、知识准备

通过自动焦度计和瞳距尺测旧镜度数光心距,可以进一步了解顾客的戴镜史,帮助我们判断最终验光结果的准确性,也是开具处方时必须考虑的因素之一。我们以 CL-300 型号(图 1-3-1)为例学习自动焦度计的使用。其他品牌型号的自动焦度计,功能及按键分布类似,但在操作前都应仔细阅读说明书,或请教熟悉该仪器的人员。

(一) 仪器结构

参照 CL-300 自动焦度计的说明书,熟悉结构,尝试调整各个部件,并熟悉它们的作用(图 1-3-1)。

1. 液晶显示屏(触摸屏)　显示测量模式、设置项目清单、功能按钮、测量过程和测量结果。

轻触:选择相关项目,用一个手指轻轻地接触屏幕。

长按:选择某一项目,用一个手指轻轻地持续接触屏幕。

2. 开关指示灯　电源开关打开时灯亮。橙色表示关机;绿色表示开机;绿色闪烁表

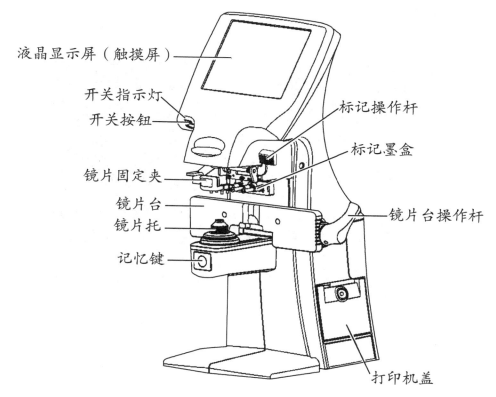

液晶显示屏（触摸屏）

开关指示灯

开关按钮

标记操作杆

标记墨盒

镜片固定夹

镜片台

镜片托

镜片台操作杆

记忆键

打印机盖

图 1-3-1　CL-300 自动焦度计结构示意图

示节电模式(接上电源后,自动开机)。

3. 镜片固定夹　放入眼镜(或镜片)调好位置准备固定时,抬起镜片固定夹缓缓放下,夹住镜片;取下眼镜(或镜片)时,抬起镜片固定夹,听到"咔"声时放手,固定夹锁定。

4. 镜片台　测量眼镜的度数时,将两边镜框都靠在镜片台上,以确保镜架水平,所测散光轴位才准确。不能直接移动镜片台,只能用镜片台操作杆移动镜片台。

5. 镜片台操作杆　通过旋转操作杆可前后移动镜片台,使所测眼镜的镜片光学中心对齐测量中心。

6. 镜片托　用来放置镜片,也是测量的基准点。

7. 记忆键　测量完毕后轻按记忆键,可将测量数据储存,即使拿开镜片,数据也不会再改变。

8. 标记操作杆　按下标记操作杆,会放下标记针在镜片上标记三个红点,中间点表示镜片光学中心,三点一线表示镜片的水平基准线。

9. 标记墨盒　存放印油的盒子。当标记不清晰时需补充印油。可水平拉出标记墨盒,再拉开盖板,注入印油。

10. 打印机盖子　内有打印机,按下打印按钮后,可打印出测量结果;更换打印纸时需打开此盖。

（二）触摸屏

1. 界面分布　触摸屏就是控制面板,实现各种操作和设置,显示图像和信息,包括设置条件和测量结果,分布如下图(图 1-3-2)。

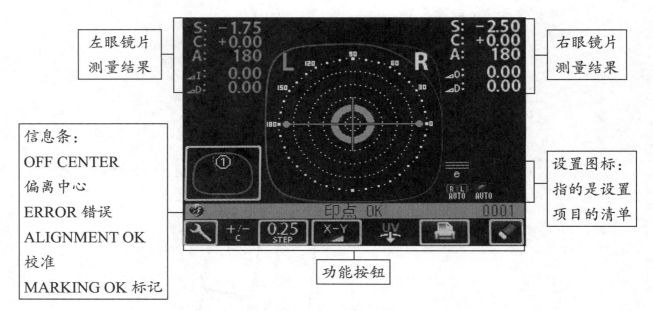

图 1-3-2 触摸屏界面分布

下面逐一介绍功能按钮的名称及功能。

设置按钮:显示设置菜单

+/– 按钮:通常用来改变柱镜的符号(轻触后变为橙色框显示)

步长按钮:用来调整测量数据的步长,每轻触一次,步长依次改变为

长按后散光轴位步长改变:

UV 按钮:UV 测量开 / 关(轻触后变为橙色框,表示开)

棱镜按钮:改变棱镜的显示方式

清除按钮:删除所有记忆的数据,长按按钮可分别删除 R 或 L

打印按钮:将测量结果打印出来

测量模式按钮:每轻触一次,测量模式就依次变为:自动→渐变焦镜→双光镜→接触镜

2. 使用中的显示 信息条显示为蓝色(图 1-3-3A),只有蓝色十字,表示测量镜片放入,光学中心偏离 4$^\triangle$ 及以上。

信息条显示为绿色(图 1-3-3B),十字变为绿色,中心○出现,表示镜片光学中心快对齐(偏离小于等于 0.5$^\triangle$)。

信息条显示为粉红色(图 1-3-3C),十字和中心○变为粉红色,表示镜片光学中心已对齐,测量完成,可以打印标记。

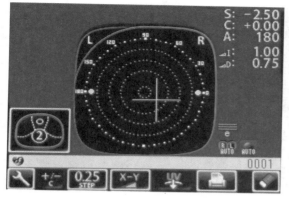
A.显示为蓝色

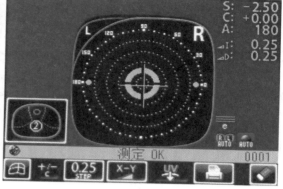
B.显示为绿色

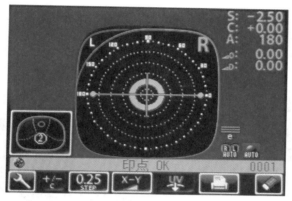
C.显示为粉红色

图 1-3-3 使用中的显示

3. 自动节电模式 超过10分钟没有使用仪器,将自动转为节电模式。在节电模式下,屏幕保护程序自动开启。要恢复,可以轻触屏幕,或按记忆键,或按开关按钮。只能轻按开关按钮一下,如按得时间太长,会关闭电源,指示灯变为橙色。如果不需要自动节电模式功能,选择"INITIAL/AUTO OFF/NO"。长按记忆键超过2秒,可手动开启节电模式,开关指示灯将变为绿色闪烁。

四、实施步骤

1. 请顾客取下旧镜,说明检测的原因、作用及影响。

"我现在帮您测一下旧镜的度数,请稍等。"

"了解旧镜度数可以知道您目前的度数变化是多少。"

"旧镜度数是验光处方的重要参考数据,我们会根据您度数变化的情况综合考虑新眼镜的度数。"

2. 开机前检查镜片托上没有镜片。连接电源线,打开电源开关。开机画面(图 1-3-4)会持续显示几秒钟。

3. 测量前检查测量模式(图 1-3-5)按钮显示的是自动模式 ,可测量单光眼镜;检查测量步长调为 ,UV 按钮 处于关闭状态, +/- 按钮处于自动状态。

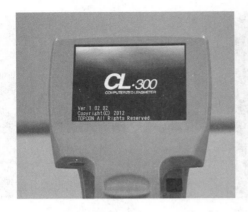

图1-3-4 开机画面

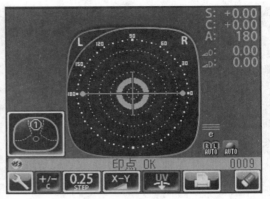

图1-3-5 测量前测量模式界面

4. 将眼镜的右眼镜片凹面朝下,鼻托向着镜片台放置在镜片托上(图1-3-6),屏幕上出现十字,未对齐光心前显示为蓝色(图1-3-7)。

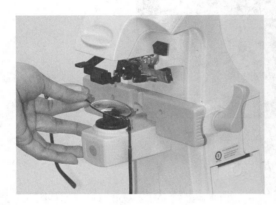

图1-3-6 右眼镜片凹面向下放在镜
片托上

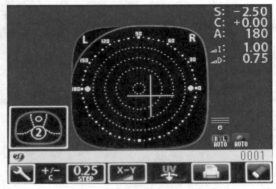

图1-3-7 未对齐光心出现蓝色十字

5. 轻移镜架(图1-3-8),使镜片中心大致对准镜片托中心,屏幕上出现十字和○,显示为绿色(图1-3-9)。

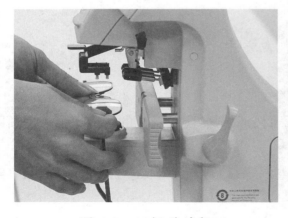

图1-3-8 轻移镜架

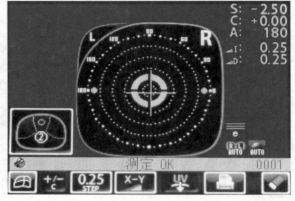

图1-3-9 光心大致对齐后出现绿色十字
和○

6. 抬起镜片固定夹缓缓放下(图1-3-10),压住镜片(图1-3-11)。

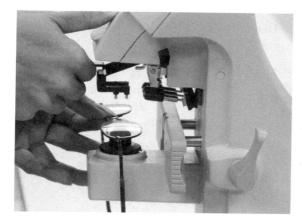

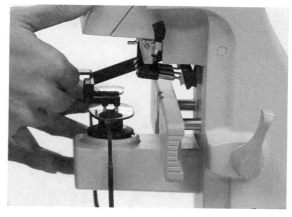

图 1-3-10　抬起镜片固定夹　　　　　图 1-3-11　缓缓放下压住镜片

7. 旋转镜片台操作杆(图1-3-12),使镜片台紧贴在镜框边缘上,轻移眼镜,使两侧镜框边缘都与镜片台相贴(图1-3-13),保持镜框水平。

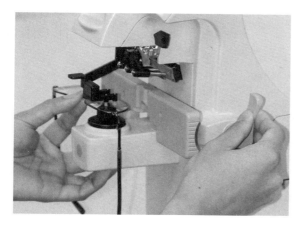

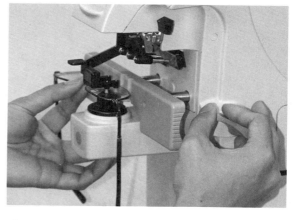

图 1-3-12　旋转镜片台操作杆　　　　图 1-3-13　两侧镜框边缘都与镜片台相贴

8. 微移眼镜,使十字对齐○的中央,显示为粉红色(图1-3-14)。需要水平移动,轻轻左右移动眼镜即可;需要垂直移动,轻轻旋转镜片台操作杆,并保持镜框紧贴镜片台。

9. 镜片光心对齐超过1秒,可听到"嘀"声,右眼镜片度数测量完成并已自动记忆。

10. 轻轻按下标记操作杆(图1-3-15),在镜片表面轻点一下(图1-3-16),做好标记。

11. 抬起镜片固定夹,听到"咔"声时放手,固定夹锁定,将左眼镜片移至镜片托上(图1-3-17),重复上述步骤测量左眼镜片度数并标记。

12. 抬起镜片固定夹,听到"咔"声时放手,固定夹锁定,将眼镜取出。

13. 将测量结果(图1-3-18)抄录在记录表中;或轻触打印按钮,打印出测量结果;如自动焦度计已连接电脑,数据可自动传输到电脑中(S表示球镜度数,C表示柱镜度数,A表示柱镜轴位)。

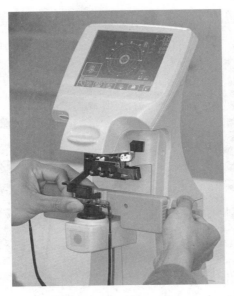

图 1-3-14 十字对齐○的中央显示为粉红色

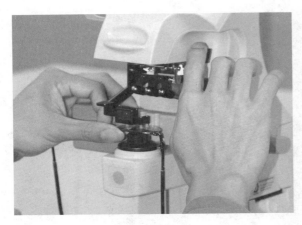

图 1-3-15 轻按下标记操作杆

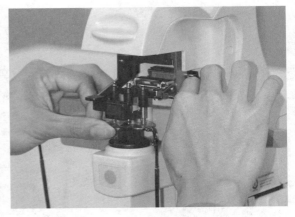

图 1-3-16 镜片表面轻点一下

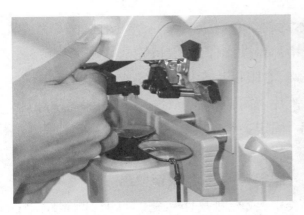

图 1-3-17 抬起镜片固定夹测左眼镜片

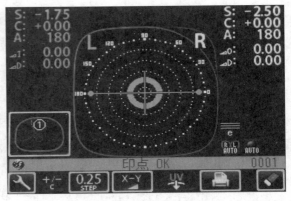

图 1-3-18 测量结果显示

14. 用瞳距尺测量两镜片标记中心点之间的距离（图 1-3-19），为该眼镜的光心距，记录在记录表中。

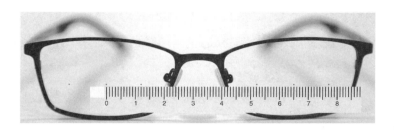

图 1-3-19　瞳距尺测量光心距示意图

15. 用眼镜布轻轻擦拭镜片表面，将标记擦除。

16. 清除数据，自动转为节电模式。最后操作者关机，拔掉电源。轻放下镜片固定夹，旋转镜片台操作杆，镜片台复位（图 1-3-20）。

17. 向顾客介绍检查结果。

"您的旧镜度数是……，光心距是……"

"旧镜光学中心距用来对照您的瞳距，如果不吻合，在开具新的验光处方时需综合考虑来定新眼镜的光心距。"

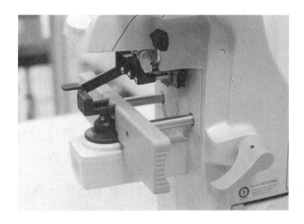

图 1-3-20　使用完焦度计后复位

五、实训与评价

【实训】　熟练使用自动焦度计测量眼镜度数和确定光学中心，使用瞳距尺测量光心距，并填写在记录单中。度数误差应≤0.25D，光心距误差应≤2mm。

顾客一姓名（编号）：　　　　　　　　　　　　　　　　仪器编号：

	球镜度（DS）	柱镜度（DC）	轴位（AX）	ADD（D）	光心距（mm）
右眼					
左眼					

顾客二姓名（编号）：　　　　　　　　　　　　　　　　仪器编号：

	球镜度（DS）	柱镜度（DC）	轴位（AX）	ADD（D）	光心距（mm）
右眼					
左眼					

【评价】 参照该评分标准进行自评、互评、组长评价和教师考核(操作应在5分钟内完成,如超过5分钟应重做)。

考核要点	分值	评分标准	扣分	得分
表达沟通	10	要求规范用语,表达清晰准确,语调亲切,与顾客有效交流,酌情扣分		
测量前准备	10	不会开机零分;逐项检查测量模式和参数设定,漏一项,扣5分		
镜架放置	10	方向错误或镜框边缘没有贴紧镜片台,扣5分;放下镜片夹操作粗鲁,扣5分;未抬起固定镜片夹就取出眼镜,扣10分		
测量准确度	20	十字不能对齐○中央,扣10分;垂直移动没有使用镜片台操作杆,扣10分;没有按照先右后左的顺序测量,扣10分;右眼镜片未记忆度数就测左眼或左眼镜片未记忆度数就取走眼镜,扣10分;测量度数误差>0.25DS,扣20分		
标记	10	操作粗鲁或连续按下三次或以上者,扣5分;忘记标记,补做扣5分		
测光心距	15	操作不规范,扣5分;误差≤2mm不扣分,误差2.5~3.5mm,扣10分;误差≥4mm,扣15分		
结果记录	15	记录规范清晰得分,一项不符合要求的,扣5分;忘记写仪器编号扣5分		
行为规范	10	要求穿工作服,仪容整洁,口气清新,态度严谨,言谈举止大方得体,酌情扣分		

自我评价:＿＿＿＿＿＿＿＿＿　　同学互评:＿＿＿＿＿＿＿＿＿

组长评价:＿＿＿＿＿＿＿＿＿　　教师评价:＿＿＿＿＿＿＿＿＿

六、常见问题

1. 为何测量前,触摸屏上只有"R"而没有"L"(图1-3-21)?

先检查测量模式是否为自动 █,再轻点触摸屏上的"R",可以出现"R"和"L"。自动焦度计也作为眼镜定配前未加工镜片的检测,而单个镜片是还没有分左右眼别的,可采用单片模式来测量。

2. 焦度计测出的结果中,C:+0.00,A:180,记录单中应如何填写?

说明该镜片没有柱镜度数,记录单中柱镜度和轴位两个空应填写"——",表示没有,也避免其他人填写错误的度数和轴位。

3. 记录单中 ADD 是什么?

只有双光眼镜或渐变焦眼镜才有 ADD 值,表示顾客看近距离物体时所需的老视近附加。如果没有,请填写"——",表示没有,也避免其他人填写错误的度数。

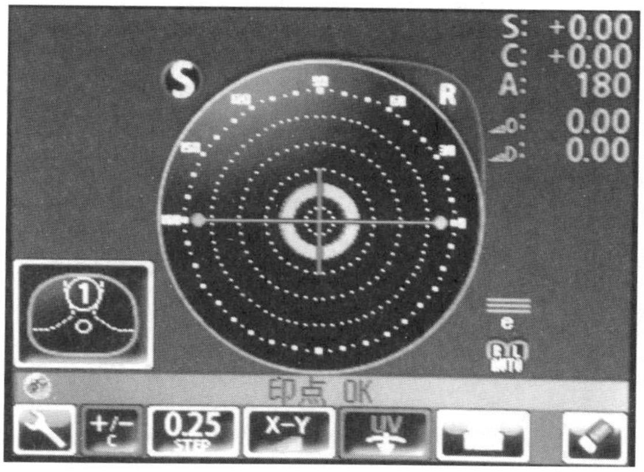

图 1-3-21　触摸屏显示为单片模式

七、注意事项

1. 仪器搬动需双手托住底部(图 1-3-22),不能只提镜片托下方,避免人为损坏。

2. 端口盖和打印机盖由维护人员开启,正常使用请勿打开。

3. 使用触屏时不要用其他尖锐物体或指甲接触屏幕,应用指腹轻触。

4. 放下镜片夹要缓慢,压紧镜片后不能大幅度移动镜片,避免压针断裂或划花镜片表面。

5. 保持镜片托下方的防护玻璃干净清洁,如数据不稳定或无法正常开机,可取下镜片托(图 1-3-23),用吹球或附带的硅布清洁表面(图 1-3-24)。

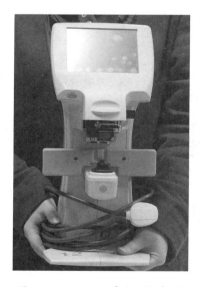

图 1-3-22　双手托住自动焦度计底部

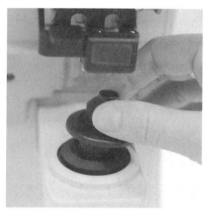

图 1-3-23　取下镜片托

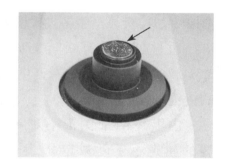

图 1-3-24　清洁防护玻璃表面

6. 日常使用频繁无需反复开关,超过 10 分钟不使用,自动转为节电模式(图 1-3-25)。

7. 拔除电源前,先长按开关按钮关机,指示灯变橙色(图 1-3-26)。

八、拓展知识

1. 某顾客的远用瞳距为 60mm,而自动焦度计检测到的度数为右眼 −3.00DS,左

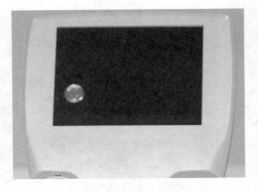

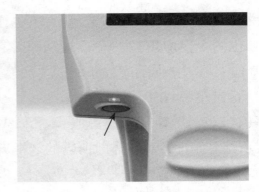

图 1-3-25 节电模式 　　　图 1-3-26 长按开关使指示灯变橙色

眼 –4.00DS,无散光,光心距为 66mm
(图 1-3-27)。

由于顾客眼镜的光心距比顾客
实际瞳距大,因此顾客配戴这副眼镜
时,双眼前面都等于加了一个底向
内的棱镜,每只眼前镜片光学中心与
瞳孔中心偏移了 0.3cm,通过公式计

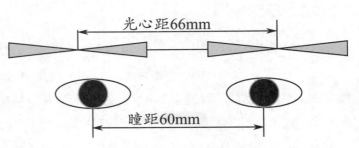

图 1-3-27 近视眼镜光心距大于瞳距示意图

算△=$F \times D$=3×0.3+4×0.3=0.9+1.2=2.1,总共产生 2.1$^\triangle$BI 的棱镜效应。如该顾客的双眼视
功能较差,不能很好地代偿该眼镜带来的棱镜效应,将会导致顾客配戴不舒适、头晕、头疼等
症状。

2. 某顾客的远用瞳距为 58mm,而自动焦度计检测到的度数为右眼 +2.00DS,左眼
+3.50DS,无散光,光心距为 62mm
(图 1-3-28)。计算产生多少棱镜效应?

通过公式计算△ =$F \times D$=2×0.2+
3.5×0.2=0.4+0.7=1.1,总共产生 1.1$^\triangle$BO
的棱镜效应。

由上述两个例子不难看出,顾
客的屈光不正度数越高,因眼镜光

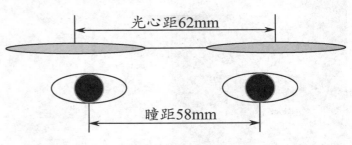

图 1-3-28 远视眼镜光心距大于瞳距示意图

心距与瞳距不一致所带来的棱镜效应就越明显,更加容易导致顾客的配戴不适。

练习题 (单选题)

1. 加工好的眼镜,光心距和顾客的瞳距不匹配时,会出现(　　　)。

　　A. 镜片度数不准确从而影响视力 　　　　B. 产生棱镜效应,配戴不舒适

　　C. 镜片阿贝数改变出现色散现象 　　　　D. 视物更加清晰舒适

2. 焦度计触摸屏上显示结果中"A"表示(　　　)。

　　A. 球镜度数 　　　B. 柱镜度数 　　　C. 柱镜轴位 　　　D. 棱镜度数

3. 焦度计触摸屏上 +/- 按钮有何用途（　　　）。

    A. 调整检查结果的柱镜轴位为 -　　　　　　B. 调整检查结果的球镜度数为 -

    C. 调整检查结果的球镜度数为 +　　　　　　D. 调整检查结果的柱镜度数为 - 或 +

4. 调整柱镜轴位步长是用下列哪个按钮（　　　）。

    A. [0.25 STEP]　　　　B. [UV]　　　　C. [+/-]　　　　D. [P-B]

5. [四个测量模式图标] 这四个测量模式分别是（　　　）。

    A. 渐变焦镜→双光镜→自动→接触镜

    B. 双光镜→自动→渐变焦镜→接触镜

    C. 自动→渐变焦镜→双光镜→接触镜

    D. 渐变焦镜→自动→双光镜→接触镜

6. 镜片台的作用是（　　　）。

    A. 确保镜架水平　　　　　　　　　　　　B. 固定镜架

    C. 移动镜架　　　　　　　　　　　　　　D. 无作用

7. 某顾客旧镜度数为右眼 -8.00DS，左眼 -9.00DS，光心距 64mm，而顾客的瞳距为 58mm，该顾客配戴这副眼镜时，会产生（　　　）的棱镜效果。

    A. 底向外棱镜　　　　　　　　　　　　　B. 右眼 $4.8^{\triangle}$

    C. 左眼 $2.7^{\triangle}$ 底向外　　　　　　　　　D. 底向内棱镜

任务四　客观验光——电脑验光仪检查

一、学习目标

1. 熟练规范操作电脑验光仪检查顾客的屈光不正度。
2. 正确记录顾客的电脑验光仪检查结果。
3. 向顾客解释电脑验光仪检查的结果及意义。
4. 能识别测量结果中的各种符号的含义。

二、任务描述

    使用电脑验光仪检查顾客的屈光不正度，初步了解顾客的屈光状态，做好记录，向顾客解释检查结果及其意义。

三、知识准备

    使用电脑验光仪可以快速地测出顾客的屈光不正度。我们以 KR-8900 型号电脑验光仪（图 1-4-1）为例学习使用。其他品牌型号的电脑验光仪，功能及按键分布类似，但在操作前都应仔细阅读说明书，或请教熟悉该仪器的人员。

（一）仪器结构

参照 KR-8900 电脑验光仪的说明书,熟悉结构,尝试调整各个部件,并熟悉它们的作用(图 1-4-1)。

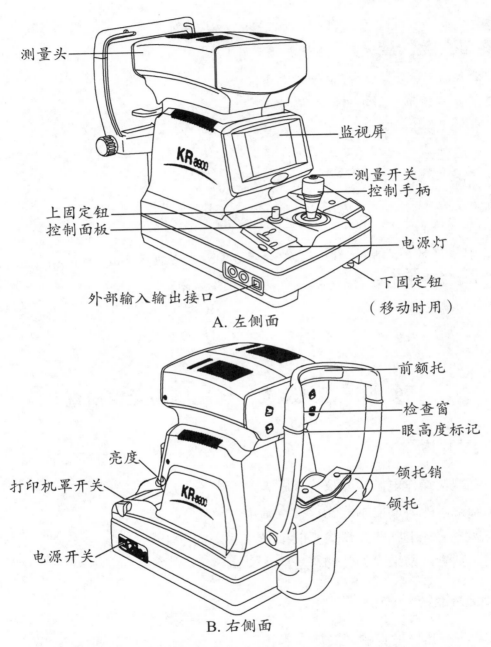

测量头

监视屏

测量开关
控制手柄

上固定钮
控制面板

电源灯

外部输入输出接口

下固定钮
（移动时用）

A. 左侧面

前额托

检查窗
眼高度标记

亮度

颌托销

打印机罩开关

颌托

电源开关

B. 右侧面

图 1-4-1　KR-8900 电脑验光仪结构示意图

1. 电源开关和电源灯　打开电源开关,电源灯亮。节电模式时电源灯闪烁。

2. 监视屏　显示测量状态、参数、被检眼位置、测量结果等。关机和节电模式时无显示。

3. 上固定钮/下固定钮　搬动仪器时需将机身下方的下固定钮拧紧,平时使用完毕关机时只需将机身上方的上固定钮拧紧。测量前一定要先将固定钮拧松方可移动机身,否则将损坏仪器。

4. 控制面板　从左到右依次为打印开关、菜单开关和人工晶状体开关所在的位置。打开控制面板,各开关的功能发生改变,变为图形打印开关、影像开关、固视标亮度开关和柱镜度选择开关。

5. 控制手柄　顺时针旋转控制手柄可升高测量头,逆时针旋转则降低测量头,左右移动或倾斜控制手柄可分别对齐被测眼,前后移动或倾斜控制手柄可使图像聚焦清晰。

6. 测量开关　当监视屏中央的光点位于校正标记中央且聚焦最清晰时,按下测量开关,电脑验光仪开始测量。如为自动模式,对齐且聚焦清晰时自动测量,无需按下测量开关。

7. 测量头和检查窗　电脑验光仪测量装置所在的位置,测量时顾客的眼睛要固视测量窗内的图像。

8. 颌托、前额托和眼高度标记　顾客的下颌要放在颌托上,额头紧贴前额头,保持头位不动。测量前需调整颌托高度,使顾客眼外眦对齐眼高度标记。

9. 打印机罩开关　在菜单控制面板的右侧,打印纸用完时,需按此开关打开打印机罩进行更换。如果打印机罩没有关好不能打印,并在屏幕上显示"CLOSE PRT COVER"。

（二）菜单控制面板

菜单控制面板结构如图 1-4-2 所示。

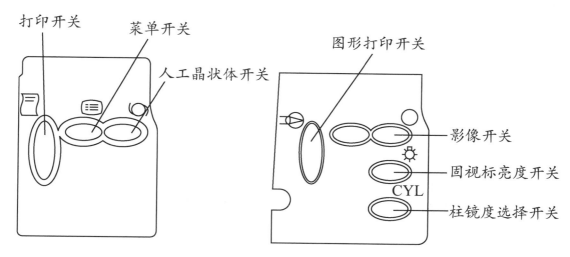

图 1-4-2　KR-8900 电脑验光仪控制面板示意图

1. 打印开关　检查完毕后,按下打印开关打印出检查结果单。

2. 菜单开关　需要调整参数和测量模式时,按此开关进入菜单。

3. 人工晶状体开关　当顾客装有人工晶状体时开启此功能进行检查。

（三）监视屏界面

监视屏界面如图 1-4-3 所示。

（四）电脑验光仪检查结果单

电脑验光仪检查结果单如图 1-4-4 所示。

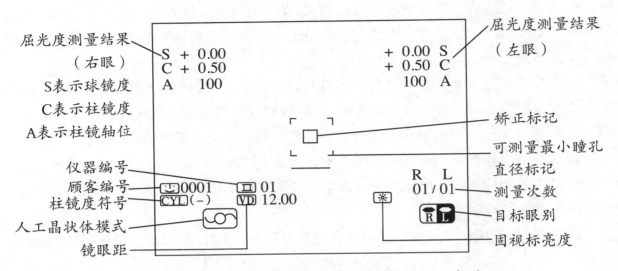

图 1-4-3 KR-8900 电脑验光仪监视屏界面示意图

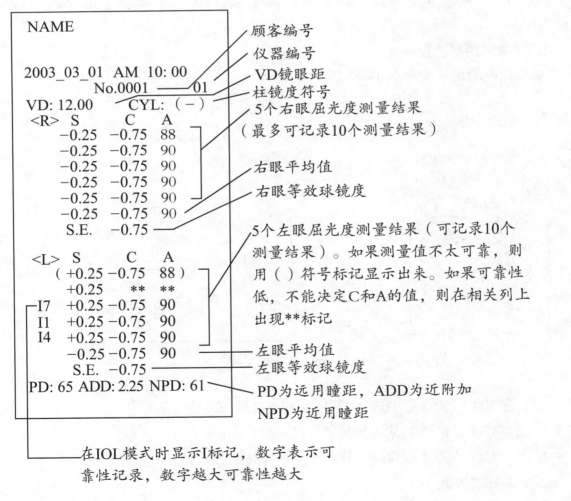

图 1-4-4 KR-8900 电脑验光仪检查结果单示意图

四、实施步骤

1. 操作前准备　插上电源线,打开电源开关。先打开电动升降台的开关(图 1-4-5),再打开电脑验光仪的开关(图 1-4-6),确认出现测量屏,解开上下两个固定钮(图 1-4-7),消毒颌托和前额托。

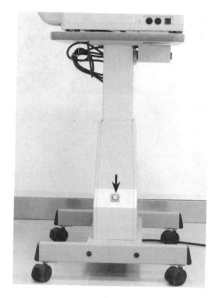

图 1-4-5　电动升降台开关

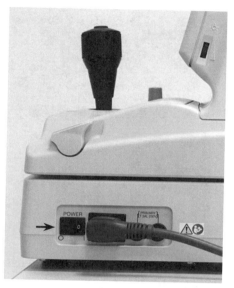

图 1-4-6　电脑验光仪开关

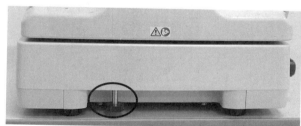

A. 下固定锁

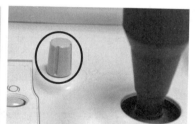

B. 上固定锁

图 1-4-7　解开固定锁

2. 请顾客以舒服的姿势坐在被检查位,根据顾客的高度粗调电动升降台(图 1-4-8)和颌托的高度(图 1-4-9)。

"请坐!""自然坐正坐直就可以了。"

3. 请顾客将下巴放在颌托上,额头紧贴前额托(图 1-4-10)。再次调整电动升降台和颌托高度,确保顾客坐得舒服,眼睛外眦与眼高度标记线对齐。

"请将下巴放在这里,额头贴紧这里。""这个高度合适吗?坐得舒服吗?"

4. 请顾客在测量过程中头不能动,注视检查窗里面的红房子(图 1-4-11)。依照检查者的指示眨眼或不眨眼。

"请将头摆正,检查过程中,头不能动,眼睛看着仪器里的红房子。"

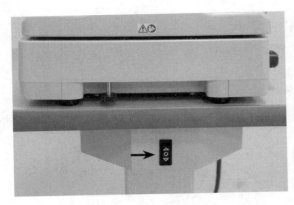

图 1-4-8　调整电动升降台高度

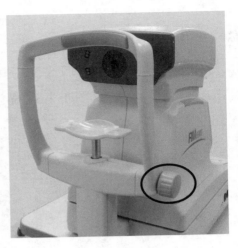

图 1-4-9　调整额托高度

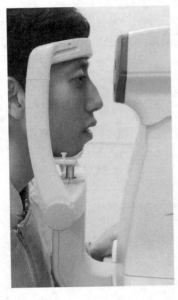

图 1-4-10　顾客头部正确摆放位置

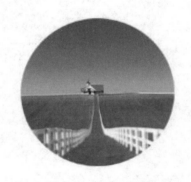

图 1-4-11　顾客注视的视标

5. 检查者右手握住控制手柄，示指放在测量开关上，左手扶住机身（图1-4-12），将测量头对齐顾客的右眼，通过监视屏找到顾客右眼（图1-4-13），先测右眼再测左眼。

6. 通过旋转、左右移动或倾斜控制手柄调整测量头的位置，使被测眼位于监视屏中心。前后倾斜控制手柄，使被测眼聚焦清晰，出现反光点，当光点位于矫正标记中心且聚焦最清晰时（图1-4-14），按下测量开关。（自动模式下，聚焦清晰且对正中心时自动测量，无需按下测量开关。）调整过程中，请顾客眨眼，避免测量过程中顾客坚持不住而眨眼，当准备测量时，请顾客睁大眼睛不要眨眼。

"请眨眼。""请睁大眼睛不要动。"

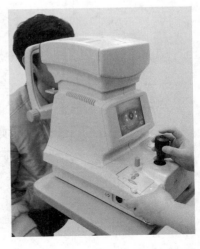

图 1-4-12　检查者操作姿势

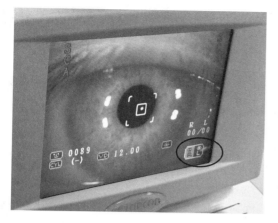

图 1-4-13　通过监视屏看到顾客的右眼

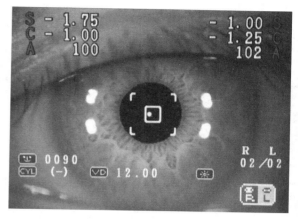

图 1-4-14　光点位于矫正标记中心且聚焦最清晰

7. 连续测量右眼三次,再测量左眼三次。如测量结果中出现"*"或"( )"说明可靠性低,应多测几次,没有符号的结果次数应大于等于3。测量完毕请顾客休息。

"检查完了,请休息一下。"

8. 按打印开关,打印测量结果。

9. 向顾客解释电脑验光仪检查的意义,并讲解如何看检查结果。

"您的检查结果是,右眼近视×××度,散光××××度,轴位×××;左眼近视×××度,没有散光。"

"这是电脑验光仪,可以初步检查出您的屈光度数。"

"电脑验光仪检查的结果只能作为一个参考,不能用来配眼镜,还需要进一步检查才能确定您的配镜处方。"

10. 检查完后,关闭电源开关,测量头与底座平齐,拧紧上固定钮。

五、实训与评价

【实训】　熟练使用电脑验光仪为同学进行检查,并将测量结果的平均值填写在记录表中,每眼三次测量结果不能出现"*"或"( )"。

顾客一姓名:　　　　　　　　　　　　　　　　仪器编号:

	球镜度(DS)	柱镜度(DC)	轴位(AX)	瞳距(mm)
右眼				
左眼				

顾客二姓名:　　　　　　　　　　　　　　　　仪器编号:

	球镜度(DS)	柱镜度(DC)	轴位(AX)	瞳距(mm)
右眼				
左眼				

【评价】 参照该评分标准进行自评、互评、组长评价和教师考核(操作应在 5 分钟内完成,如超过 5 分钟应重做)。

考核要点	分值	评分标准	扣分	得分
表达沟通	10	要求规范用语,表达清晰准确,语调亲切,与顾客有效交流,酌情扣分		
调整仪器	20	正确开机,不会开机零分;未调整升降台和颌托使高度合适,扣 5 分;顾客外眦与眼高度标记线不对齐,扣 10 分;未解开固定钮就移动机身,扣 20 分;双手未放在正确位置移动机身,扣 10 分		
顾客配合	10	未告诉顾客看哪里,扣 10 分;未指示顾客何时眨眼或何时不眨眼的,扣 5 分		
测量	20	熟练找到被测眼,聚焦清晰、光点居中得分;聚焦不清或光点未居中就按下测量开关,扣 10 分;每眼未连续测三次,扣 10 分;未按照先右后左的顺序操作,扣 20 分;旋转控制手柄粗暴或拧过头,扣 20 分		
结果记录	20	记录规范清晰得分,不符合要求酌情扣分;忘记写仪器编号,扣 5 分;漏填一项,扣 10 分;向顾客解释错误一项,扣 5 分		
结果准确度	10	每只眼三次测量数据出现一次"*"或"( )",扣 5 分		
行为规范	10	要求穿工作服,仪容整洁,口气清新,态度严谨,言谈举止大方得体,酌情扣分		

自我评价:＿＿＿＿＿＿＿＿ 同学互评:＿＿＿＿＿＿＿＿

组长评价:＿＿＿＿＿＿＿＿ 教师评价:＿＿＿＿＿＿＿＿

六、常见问题

1. 顾客表现出不敢把头放在额托上,感觉害怕,这是为什么?

由于非接触式眼压计与电脑验光仪外观相似,顾客误以为是非接触式眼压计,担心测量过程中会有风吹到眼睛里,所以表现得比较紧张和害怕。可以告诉顾客:"这是电脑验光仪,不是测眼压的,测量头里不会吹风出来,不用害怕。"

2. 控制手柄已经旋转到尽头了,但被检眼还是太高了。

这是由于顾客的下颌托位置没有调整好,顾客眼外眦未对齐眼高度标记,顾客眼睛相对于电脑验光仪测量头太高,即使旋转控制手柄到尽头,测量头还是不能对齐被检眼。需重新调整顾客的颌托高度。

3. 测完右眼,再测左眼时,需调整测量头高度才能对齐被检眼,这样正常吗?

这是由于顾客的头部没有摆放水平,稍有倾斜,两眼不在一个水平位置,其测量结果中的散光轴位准确性会受到影响。应指引顾客摆正头位后,再重新测量。

4. 为何顾客说我仪器推得太前,都碰到他鼻子了,可监视屏里显示还是没有聚焦清晰呢?

这是由于顾客的额头没有贴紧前额托,被检眼离检查窗太远,超过了测量头聚焦清晰的范围。越是向前推测量头,顾客越害怕,越向后退,结果就很难聚焦清晰。将测量头移开,重新检查顾客头位,确定贴紧前额托后,再慢慢将测量头推进顾客,最后聚焦清晰。

5. 我都叮嘱顾客不要眨眼了,可他总是不停地眨眼,很难做检查,该怎么办?

做检查时,顾客总是比较紧张的;也可能是因为顾客眼睛比较干,泪膜容易破裂,就忍不住要眨眼。这种情况下,可在准备按下测量开关之前,先让顾客多眨眼几次,再叮嘱其睁大眼睛不动,迅速按下测量开关,在顾客眨眼前测得所需要的数据。

6. 为何测得的三次数据,相差总是比较大?

一方面,可能是顾客的调节力很强,受到近感知性调节的干扰,三次测量结果之间差异比较大;另一方面,操作不熟练,三次测量之间的间隔时间比较长,或者需做调整才能进行下一次测量,都会影响结果的准确性。

7. 既然电脑验光仪验光这么方便快捷,为何还要学习验光?

由于测量环境是模拟的远处景物,实为近处物像,再加上测量仪器遮挡了未检眼的视野,容易诱发被检眼产生调节,故而测量结果不一定准确,需通过其他验光方法来核对,才能开具处方。

七、注意事项

1. 只能在平地上移动仪器,移动前解开升降台滑轮锁(图 1-4-15)并拧紧上下固定钮。地面不平时,需拧紧上/下固定钮,双手牢固托住仪器底部(图 1-4-16),抱离升降台再移动,位置确定后再放回自动升降台上。

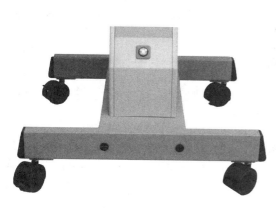

图 1-4-15　移动前解开升降台滑轮锁

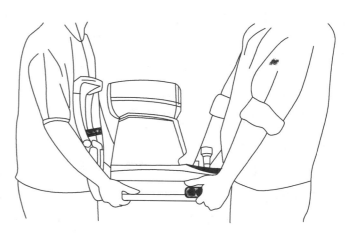

图 1-4-16　双手牢固托住仪器底部

2. 调整测量头高度时,避免将控制手柄旋转到尽头,以免损坏。

3. 测量前一定要先松开固定钮,避免粗暴操作。

4. 测量前确定顾客头部摆放正位(图1-4-17),测完右眼再测左眼时无需调整测量头高度光点就能对正中心,可确保轴位的准确性。

5. 调整仪器时,指示顾客眨眼;按下测量开关前指示顾客睁大眼睛不要眨眼,确保测量结果的准确性。

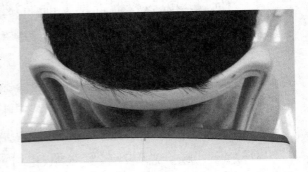

6. 测量过程中指示顾客不要移动头位,影响轴位和瞳距的准确性。

图 1-4-17　确定顾客头部摆放正位

7. 由于存在近感知性调节,电脑验光结果只能作为参考,不能作为最后的处方。

8. 电脑验光有散光时,应变换散光轴位符号,尽量使球镜、柱镜符号一致(复性散光),如为混合性散光,散光轴位符号调为负。

9. 不能测出结果时,要查找原因。可能是屈光介质混浊或屈光度超出仪器的测量范围。

10. 如顾客曾行白内障手术且术中植入了人工晶状体,应开启"IOL"功能。

11. 仪器不使用时,会自动转为节电模式,监视屏和测量头电源关闭,仅控制面板上的电源灯闪烁。按测量开关几秒钟后,监视屏显示,可以进行测量。

八、拓展知识

1. 被检眼屈光不正度数太高,超过电脑验光仪的测量范围,无法测出被检眼度数。

可以为被检者配戴试镜架,插入预估的高度数试镜片,再戴着试镜架进行电脑验光仪检查,检查结果加上试镜架中的镜片度数,为被检眼的屈光度数。当然操作难度会大一些,有时因为镜片的反光也很难测到结果。

2. 遇到白内障、瞳孔偏位、多瞳孔或晶状体半脱位的顾客时,该如何测量?

在保持聚焦清晰的情况下,将测量标记对准有空隙的地方或有晶状体的地方按下测量开关。所测得的结果不是视轴上的度数,仅作为参考。

3. 遇到眼球震颤的顾客,该如何测量?

眼球震颤者在某个眼位震颤会相对慢一些,可以让顾客尽量从这个眼位注视检查窗里的红房子,头部可以侧着放在额托上来进行检查。

4. 电脑验光仪介绍　电脑验光仪起源于美国,由美国宇航局科学家发明制造,用于检查宇航员视力,1974年获美国"最佳100项工业产品之一"的称号,后改为民用。

大部分电脑验光仪的设计原理采用红外线为光源,光线经过两个物镜或聚焦镜和一个分光器,再通过两个相隔距离小于瞳孔直径的针孔进入被检眼内,若被检眼为正视眼,则可在视网膜聚焦为一个焦点;如被检眼为屈光不正眼,检测光标前后移动,通过改变进入眼睛的光线聚散度来使光标清晰地成像在视网膜上而自动计算眼的屈光度。

调节控制尤其重要,几乎所有的验光仪都要求被检者注视测试光标或光标像,结果刺激了调节而使得检查结果近视过高或远视过低,虽然测试光标通过光路设计在无穷远处,由于仪器非常靠近被检者的脸部,诱发了近感知性调节,因此在设计过程中,将测试光标"雾视化",在测量开始前,被检者先看到一个"雾视"光标,以此来放松调节,但仍然无法完全去除近感知性调节。

目前使用的电脑验光仪的检测光线均采用波长为 800~950nm 的红外光。因为红外线被眼内组织吸收较可见光少,经眼底反射的光线较多,检测光线经过眼内介质后光线能量损失较少,尤其对于测量屈光介质混浊眼来说比较重要。对被检眼来说,检测视标和检测光线不可见,较好地克服了测量视标引起的调节问题。

电脑验光仪验光范围为 –25.00~+22.00DS,–8.00~+8.00DC,并可检测角膜曲率半径、角膜直径、瞳距等。瞳孔直径2mm以上才可完成测定,测量所需时间为0.05秒/次。

电脑验光仪检测速度快捷,大大提高了验光的工作效率,是进行视力普查,快速筛查屈光不正的极好设备;电脑验光仪操作比较简单容易,通过短时间培训即可操作,因此易于推广;验光数据中散光轴位通常比较精准,在电脑验光仪上整合角膜曲率计、角膜地形图检查,为 RGP 和 OK 镜验配提供可靠数据;与自动综合验光仪连接,测量结果可直接导入综合验光仪中,使主客观验光更加方便,缩短检查时间。

 练习题 (单选题)

1. 电脑验光仪使用红外线光源是为了(　　　　)。

   A. 克服测量视标引起的调节　　　　　　B. 克服顾客的恐惧心态

   C. 克服顾客的好奇心理　　　　　　　　D. 克服顾客的集合异常

2. 电脑验光仪进行白内障术后人工晶状体植入眼的检查,应选择(　　　　)模式。

   A. CYL　　　　　　B. IOL　　　　　　C. REF　　　　　　D. MIX

3. 电脑验光仪几次测量结果出现偏差较大时,处理方法为(　　　　)。

   A. 需重复测量,选择三次最接近值　　　B. 选择最大值

   C. 选择最小值　　　　　　　　　　　　D. 选择前三次测量值最准

4. 关于电脑验光仪的描述不正确的是(　　　　)。

   A. 检测速度快　　　　　　　　　　　　B. 测量数据可直接作为配镜处方

   C. 操作容易掌握　　　　　　　　　　　D. 安装雾视装置但不能完全去除调节

5. 电脑验光仪检查的结果单中"S.E."表示(　　　　)。

   A. 球镜度数　　　　　　　　　　　　　B. 柱镜度数

   C. 等效球镜度　　　　　　　　　　　　D. 柱镜轴位

6. 电脑验光仪检查的结果单中瞳距是（ ）。

　　A. 肯定正确的

　　B. 完全不可信的

　　C. 被检者配合很好,整个测量过程头没有动,且从右眼移到左眼前,顾客双眼在同一水平,无需调整,测得的瞳距才可信

　　D. 没有瞳距测量结果

7. 测量前准备时,发现顾客眼睛外眦未对齐高度标记线,应调（ ）。

　　A. 控制手柄　　　　B. 检查窗　　　　C. 下颌托高度　　　　D. 顾客坐高一点

任务五　检查视力并初步判断屈光性质

一、学习目标

1. 熟练规范运用远近视力表检查顾客的裸眼视力和戴镜视力。
2. 正确记录顾客的视力检查结果。
3. 向顾客解释视力检查的结果及其意义。
4. 能通过视力检查结果初步判断屈光不正的性质及程度。

二、任务描述

为顾客检查远近裸眼视力,初步判断顾客的屈光不正性质及程度。如有旧镜的顾客,还需测量戴镜远近视力,初步判断旧镜度数是否合适。

三、知识准备

1. 视力下降的分析　　视力检查结果低于 1.0 可以认为是视力下降,原因很多,主要由屈光不正引起或器质性疾病导致。通常屈光不正者可通过配戴合适度数的眼镜矫正至正常,而器质性疾病通常不能被眼镜矫正至正常。

可以根据顾客远近裸眼视力的检查结果初步判断顾客的屈光性质及程度,具体见下表(表 1-5-1)。

表 1-5-1　裸眼远近视力与屈光不正的关系

远视力	近视力	初步判断
≥1.0	≥1.0	正视眼、轻度远视、轻度散光
<1.0	≥1.0	轻度近视,可伴有轻度散光
≥1.0	<1.0	老视、轻中度远视,可伴有轻度散光
<1.0	<1.0	中高度远视,高度近视,高度散光,部分器质性眼病

屈光不正是指调节静止状态下,平行光线不能聚焦在视网膜上,或不能聚焦为一个焦点的状态,视网膜上形成一个模糊斑。屈光不正度越大,模糊斑越大,模糊斑大小与视力表达是存在一定关系的。Egger 通过物理和数学方式计算出屈光不正、模糊斑与视力的关系,得出以下关系(表 1-5-2)。

表 1-5-2　Egger 表:屈光不正与视力表达的关系

等效球镜度 /DS	视力	等效球镜度 /DS	视力
0.25	0.8	1.50	0.2
0.50	0.6	2.00	0.12
0.75	0.5	2.50	0.1
1.00	0.4	3.50	0.05
1.25	0.3		

由上表可以看出,一位近视 –2.50DS 的顾客,其裸眼视力大约为 0.1;而近视 –1.00DS 的顾客,其裸眼视力大约为 0.4。

器质性疾病导致的视力异常,如是无痛性逐渐下降的,可能为白内障、原发性青光眼等;如是突然下降的,可能为眼底出血、视网膜脱离、葡萄膜炎、视神经病、急性青光眼等,应及时转诊去眼科就诊。

亦有少数人,出于某种主观原因使得视力检查结果低于正常,但实际视力并没有下降,称之为伪盲,检查过程中应注意鉴别。

2. 影响视力检查的因素

照明:检查室照明太暗,看不清视标,检查结果视力偏低;照明太亮,瞳孔缩小,增加景深,检查结果视力提高。因此视力表照明应采用人工照明,如用直接照明法,照度应不低于 300lx;如用后照法(视力表灯箱或屏幕显示),则视力表白底的亮度应不低于 200cd/m^2。照明力求均匀、恒定、无反光、不炫目。视力表应避免阳光或强光直射。

视标的对比度:视标的"黑"与背景的"白"的对比关系,要求视标与背景之间的对比度应大于 90%,属于高对比度。

视标排列:视标排列过于拥挤而影响视力的现象称为干扰现象。当视标之间的距离小于每个视标的大小时,周围视标的轮廓作用,会影响顾客对单个视标的辨认,称为拥挤现象。正常眼均有此现象,但对于弱视和黄斑病变的人群特别明显。因此在对弱视儿童进行视力检查时,单个视标检查的结果比正常视力表检查的结果会好很多。

瞳孔大小:瞳孔小于 2mm,会因为光衍射的原因使视力下降,瞳孔太大会因为眼周边像差的影响而使视力下降。瞳孔直径 2~4mm 为宜。

主观因素:视力检查为主观检查,受顾客的感知经验影响,习惯清晰视力的顾客,稍有模糊就很难辨认。

四、实施步骤

1. **远视力检查前准备** 反射镜放在距离远视力表 2.6m 的标记线上（图 1-5-1），镜面向着视力表；插上电源线，打开视力表电源开关；检查者坐在检查位上观察，确保能通过反射镜看到整个视力表。

2. 请顾客以舒服的姿势靠墙坐在检查位上，通过调整座椅高度使被检眼高度与 1.0 行视标高度相当（图 1-5-2）。

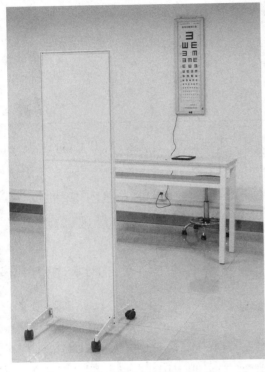 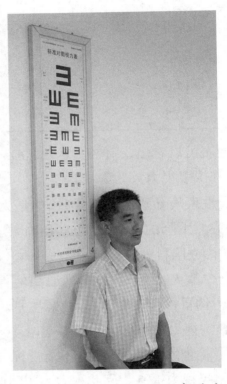

图 1-5-1 反射镜放置位置   图 1-5-2 检查远视力时顾客的坐姿

"请坐。""请将头靠着后面的墙。""请问您坐得舒服吗？"

3. 检查者手持指示棒站在顾客旁边，避免遮挡顾客的视线（图 1-5-3）。

4. 请顾客手持遮盖板完全遮挡一只眼（先遮左眼查右眼），勿用力压迫。另一只眼注视反射镜里的远视力表。

"我现在先帮您检查右眼，请您拿住这个遮盖板，轻轻地放在您的左眼前面，不要压迫到眼球。"

5. 检查者将指示棒头放在视标下间隔一个手指的位置，正对视标依照从大到小，先纵后横的顺序，依次检查（图 1-5-4）。

6. 请顾客分辨指示棒上方所指视标缺口的方向，用手势表示或说出。

"请您在检查过程中不要眯眼，自然睁开平视视力表。"

"请您尽力辨认视标的开口方向。""请用手指出视标的开口方向。"

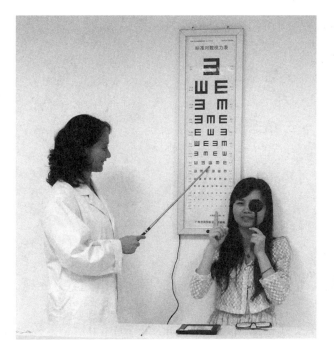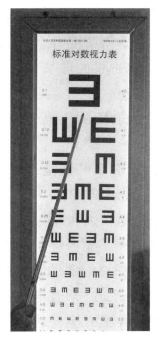

图 1-5-3　检查远视力时检查者的站姿　　图 1-5-4　指示棒的位置

"请问您能分辨出视标的开口方向吗？""请您告诉我这个视标的开口方向是？"

例如：从 0.1~0.5 每行视标中随机抽取一个，顾客都能迅速准确指出方向，0.6 行时，顾客分辨有些犹豫，将 0.6 行所有视标按从左到右的顺序（或随机）分辨一次，如果分辨正确的视标数超过一半，继续分辨 0.8 行视标，直至顾客某行视标不能分辨或分辨正确数小于一半。

7. 正确记录顾客被检眼的远视力。

例如：①0.6 行视标全对，0.8 行视标只对了 2 个，记录为 0.6^{+2}；②0.6 行视标全对，0.8 行视标对了 6 个，错了 2 个，记录为 0.8^{-2}。

8. 如顾客在检查位上不能辨认最大视标 0.1，请顾客慢慢向镜子移近，走到刚刚能辨认出最大视标时马上停下，记录顾客到视力表之间的距离为顾客到镜子的距离加上镜子到视力表的距离，然后通过公式 $V = d/D$，计算得出顾客的视力（V 为视力，d 为顾客看到最大视标的距离，D 为 0.1 视标的设计距离 50m）。例如：某顾客走到反射镜前 0.5m 才辨认出最大视标，顾客到视力表之间的距离为 0.5+2.5=3m，V=3/50=0.06。如顾客走到反射镜前都不能分辨最大视标，则转身向着视力表走近，直到刚辨认出最大视标就停下，记录距离，计算得出视力。

9. 重复上述 4~8 的操作步骤，检查左眼视力和双眼视力，并正确记录（sc 代表裸眼视力，cc 代表戴镜视力）。先检查裸眼视力再检查戴旧镜视力。

10. 近视力检查与远视力检查差不多。将近用视力表插上电源，打开开关，按视力表设计要求确定检查距离（不同的近视力表检查距离不一样）。近视力表平面应与被检眼视线垂直（图 1-5-5）。

11. 重复上诉 4~7 的操作步骤，检查顾客右眼、左眼和双眼的近视力，并正确记录。

先检查裸眼视力再检查戴旧镜视力。

12. 向顾客讲解视力检查的结果。

"您好,您右眼的裸眼远视力是…… 左眼的裸眼远视力是…… "

"您好,您右眼的裸眼近视力是…… 左眼的裸眼近视力是…… "

"您好,您右眼的戴镜远矫正视力是…… 左眼的戴镜远矫正视力是…… "

13. 通过远视力和近视力的比较,裸眼和戴镜视力的比较,向顾客解释检查视力的意义。

"从您裸眼视力检查的结果来看,您可能有些近视,需要进一步验光才知道准确的度数。"

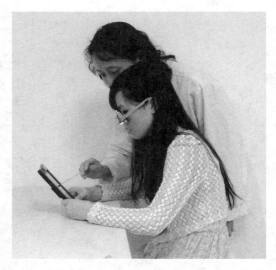

图 1-5-5　检查近视力

"从您戴镜视力检查的结果来看,您近视的度数可能加深了,旧镜度数不够了,需要重新验光配镜。"

14. 视力检查完后,如顾客不需要验光,关闭视力表电源开关。

五、实训与评价

【实训】 为同学检查裸眼远近视力,初步判断屈光性质和程度;检查戴镜远近视力,与裸眼远近视力进行比较,初步判断旧镜度数是否合适。

顾客一姓名:　　　　　　　　　　　　　　　　仪器编号:

		远视力 (DVA)	近视力 (NVA)	可能的屈光性质及程度为:			
裸眼 视力 (VAsc)	右眼						
	左眼						
	双眼						
		球镜度 (DS)	柱镜度 (DC)	轴位 (AX)	远视力 (DVA)	近视力 (NVA)	旧镜是否 合适
戴镜 视力 (VAcc)	右眼						
	左眼						
	双眼						

顾客二姓名： 　　　　　　　　　　　　　　仪器编号：

		远视力 （DVA）	近视力 （NVA）	可能的屈光性质及程度为：			
裸眼 视力 （VAsc）	右眼						
	左眼						
	双眼						
		球镜度 （DS）	柱镜度 （DC）	轴位 （AX）	远视力 （DVA）	近视力 （NVA）	旧镜是否 合适
戴镜 视力 （VAcc）	右眼						
	左眼						
	双眼						

【评价】 参照该评分标准进行自评、互评、组长评价和教师考核（操作应在 10 分钟内完成，如超过 10 分钟应重做）。

考核要点	分值	评分标准	扣分	得分
表达沟通	10	要求规范用语，表达清晰准确，语调亲切，与顾客有效交流，酌情扣分		
检查前准备	10	正确摆放反射镜，坐在检查位不能通过反射镜看全视力表的，扣 5 分；检查距离不正确，扣 10 分；近视力检查距离误差 5cm，扣 10 分		
远视力检查	25	未告诉顾客注视哪里，扣 5 分；未指导顾客如何指视标，扣 10 分；指示棒位置不正确，扣 5 分；从大到小，先纵后横，顺序错误扣 10 分；先右眼后左眼再双眼，顺序错误扣 10 分；视力检查结果判断错误，扣 20 分		
近视力检查	25	近视力表平面不能与顾客视线相垂直的，扣 5 分；未告诉顾客注视哪里，扣 5 分；未指导顾客如何指视标，扣 10 分；指示棒位置不正确，扣 5 分；从大到小，先纵后横，顺序错误扣 10 分；先右眼后左眼再双眼，顺序错误扣 10 分；视力检查结果判断错误，扣 20 分		
结果记录	20	记录规范清晰得分，不符合要求酌情扣分；记录错误或漏一项扣 5 分；忘记写仪器编号，扣 5 分；向顾客解释错误一项，扣 5 分；顾客屈光性质分析错误，扣 20 分；旧镜度数是否合适，判断错误，扣 10 分		
行为规范	10	要求穿工作服，仪容整洁，口气清新，态度严谨，言谈举止大方得体，酌情扣分		

自我评价：＿＿＿＿＿＿　　　　　　同学互评：＿＿＿＿＿＿

组长评价：＿＿＿＿＿＿　　　　　　教师评价：＿＿＿＿＿＿

六、常见问题

1. 顾客坐在检查位不能看全整个视力表,怎么办?

左右水平调整反射镜的位置,使视力表在镜子居中的位置,再调整顾客座椅高度,使其眼睛与视力表 1.0 行视标平齐。

2. 让顾客说出视标方向时,不知道是因为顾客看不清还是左右不分,只要是水平方向的视标,就指错,这是为什么?

有些顾客不会分左右,或因紧张总是判断错误。改为让顾客用手势表示视标的开口方向。

3. 某行视标,顾客只分辨错了一个视标,我是否还应该问下一行视标呢?

要,要求是超过一半不能辨认正确才停止。

4. 测近视力时,视标太小了,连检查者自己都看不到,怎么办?

可以事先用一张纸将每个视标的方向记录下来,顾客辨认时,方便判断。或者,当顾客正在辨认方向时,用心或用纸记下顾客辨认的方向,再对照近视力来进行判断。

5. 裸眼远视力达到正常是否被检眼就是正视眼?

不一定。轻度远视的顾客,在有足够调节力的状态下,远视力完全可以表现为正常。低度近视或低度顺规散光,在光线充足,瞳孔较小的状态下,由于增加焦深的原因,也可表现为正常视力。

七、注意事项

1. 注意检查顺序,常规先右后左再双眼;如顾客双眼视力相差较大时,应先测差眼再测好眼;如顾客有眼镜,应先测裸眼再测戴镜视力;先检查远视力再检查近视力。

2. 鼓励顾客尽量辨认视标,每个视标辨认时间约为 3 秒,第一次辨认错误,而同行其他视标辨认正确,应再让顾客辨认一次。

3. 检查过程中,应一直注意:顾客头位要正,切忌歪头、仰视或俯视;未检眼必须完全遮盖,注意遮盖情况,特别是小儿,谨防偷看;被检眼应自然睁开平视,不能眯眼。

4. 用指示棒指视标时注意不要遮挡所指的视标或贴得太近,应指在相应视标的正下方,距离所指视标大约一个指宽。

5. 检查者应注意站的位置,手臂不要遮挡到视标。

6. 当被检眼在 5m 处不能辨认最大视标时,请顾客走近视力表,刚刚辨认出最大视标就要停下来,而不是顾客认为清晰了才停下来。

7. 不能以顾客的"清晰"或"模糊"来判断视力,应以顾客是否能分辨视标方向来进行判断。

八、拓展知识

1. 视力及相关标准 视力即视锐度,是眼睛所能分辨两点间最小距离的能力,用视角来衡量,反映黄斑的形觉功能。

生活中,相同距离的物体,我们能看到越小的,说明视力越好(图1-5-6);相同大小的物体,我们能越远看到,说明视力越好(图1-5-7)。由此可见,视力与物体大小和物体离我们的距离远近这两个因素有关。物体越小,离我们越远,所形成的夹角就越小,视力越好;物体越大,离我们越近,所形成的夹角就越大,视力就越差。

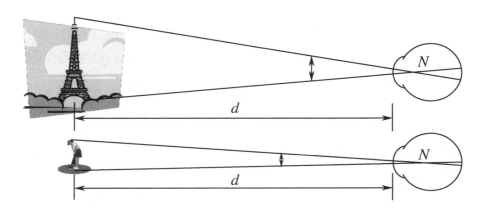

图1-5-6 N 为结点,d 为距离。距离相同,物体越小所形成的视角越小,视力越好

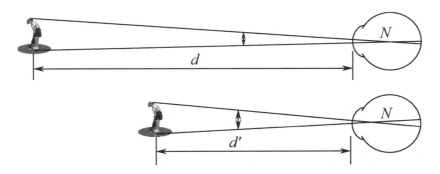

图1-5-7 N 为结点,d 和 d' 为距离。物体相同,距离越远所形成的视角越小,视力越好

生活中的物体是千变万化的,距离也是随时改变的,因此需要设计一个标准的视力表来测量顾客的视力,并按统一的标准将视力记录下来,方便判断和比较。以中华人民共和国卫生部中国国家标准化管理委员会于2011年12月30日发布的GB11533-2011《标准对数视力表》国家标准,来介绍视力表的设计原理。该标准适用于3岁及以上儿童、青少年和成人的一般体检、招生、招工等体检的远、近视力测定与视力障碍的筛查,眼科和视光学临床等方面亦可参照使用。

外界物体上两点在眼结点(N)处所夹的角,就称之为视角,以 α 表示,单位为分(′)。以视角的倒数来表达视力,记录为小数视力。视角越小,视力越好。视力分为远视力和近视力。

最常用的视标为 **E** 字视标,采用三划等长的正方形 "**E**" 字视标(图 1-5-8),其每一笔画或空隙均为正方形边长的五分之一。

规定能分辨 1′ 视角的视力为正常视力标准,视力记录为 1.0。规定远视力表的标准距离为 5m,近视力表为 25cm。规定上一行视标是下一行视标的 1.258 925 倍(即 $10^{0.1}$)。规定行间距为 24mm。

视力的计算公式如下:

$$视力 = 标准距离 / 设计距离$$

设计距离:某视标的每一笔画或缺口宽度在眼结点处所夹的视角为 1′ 时,该视标至眼结点的距离,亦称 1′ 视角距离或正常视力 1.0 的距离(图 1-5-9)。

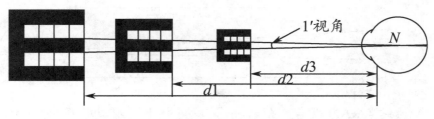

图 1-5-9　设计距离示意图

标准距离:根据该标准的设计,远视力表的标准距离均为 5m。

因此:如果某视标的边长为 72.72mm,其设计距离为 50m,放在距离被检眼 5m 的距离进行检查,**E** 字视标每一笔画所对应的视角 α 为 10′,所代表的视力为 0.1(图 1-5-10)。

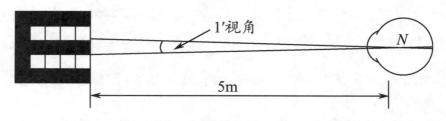

图 1-5-10　1.0 视标高度为 7.27mm

$$视力 = 标准距离 / 设计距离 = 5m/50m = 0.1$$

如果该视标边长为 7.27mm,其设计距离为 5m,标准距离检查时,所对应的视角 α 为 1′,视力为 1.0。

$$视力 = 标准距离 / 设计距离 = 5m/5m = 1.0$$

以此类推,表 1-5-3 为标准对数远用视力表中视角、设计距离、视标边长和小数记录的数据。

表 1-5-3 标准对数远用视力表数据

视角 α/′	设计距离 D/m	视标边长 /mm	小数记录
10.000	50.00	72.72	0.1
7.943	39.72	57.76	0.12
6.310	31.55	45.88	0.15
5.012	25.06	36.45	0.2
3.981	19.91	28.95	0.25
3.162	15.81	23.00	0.3
2.512	12.56	18.27	0.4
1.995	9.98	14.51	0.5
1.585	7.93	11.53	0.6
1.259	6.3	9.16	0.8
1.000	5.00	7.27	1.0
0.794	3.97	5.78	1.2
0.631	3.15	4.59	1.5
0.501	2.51	3.64	2.0

标准对数近用视力表的设计原理与远用视力表完全一样，不同的是标准距离为 0.25m，因此 0.1 视标所对应的视角依然为 10′视角，但视标边长只有 3.64mm，1.0 视标所对应的视角依然为 1′视角，视标边长只有 0.36mm（图 1-5-11）。

远视力表应置于被检眼前方 5m 处或 2.6m 处，需在该距离立一面垂直的镜子，以确保经反射后的总距离为 5m，1.0 行视标与被检眼等高。近视力表应置于被检眼前 25cm 处，与被检眼视线垂直。

应采用人工照明，如用直接照明法，照度应不低于 300lx，如用后照法（视力表灯箱或屏幕显示），则视力表白底的亮度应不低于 200cd/m²。照明力求均匀、恒定、无反光、不炫目。视力表应避免阳光

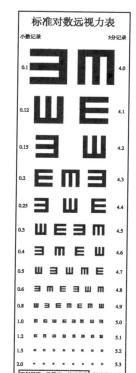
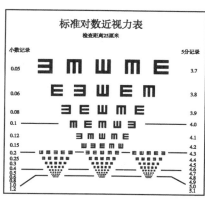

图 1-5-11 GB11533-2011 标准对数远近视力表图样

51

或强光直射。

按视力表一般使用方法,测出被检眼所能辨认的最小行视标(辨认正确的视标数应超过该行视标总数的一半),记下该行视标的视力小数值,即为该眼的视力。

2. 如顾客在视力表前 1m 处都还不能分辨最大视标,则进行指数视力检查。请顾客面向光源而坐,检查者随机伸出手指头,从距离被检眼 1m 处开始让顾客进行辨认,不能辨认则移近一些,直至顾客能辨认为止,测量能正确分辨手指数的最远距离,记录视力为"指数视力 / 距离"。例如"指数视力 /20cm"。

3. 如顾客在眼前 5cm 处还不能辨认检查者手指数,则检查手动视力。检查者从距离被检眼 1m 处开始摆动手掌,询问顾客是否看到有东西在摆动,不能分辨则逐渐移近,直至顾客能分辨为止,测量能正确分辨是否有东西在眼前摆动的最远距离,记录视力为"手动 / 距离"。例如"手动 /30cm"。

4. 如顾客在眼前 5cm 处还不能分辨有无手动,则检查光感和光定位。将检查室调为暗室,距离被检眼 40cm 处用手电筒照向被检眼,顾客回答不能看到光线的,则记录为无光感(NLP),如顾客能看到光线,要求指出光线的方向。接着让顾客始终保持注视前方,将电筒从九个方位(中、上、右上、右、右下、下、左下、左、左上)分别照向被检眼,能看到光线并指对方向的,记录为 +,看不到光线或指错方向的记录为 –。例如:

+	+	+
+	+	+
–	–	–

5. 除了常用的 **E** 字视标以外,还有字母视标、Landolt 环视标、数字和图画视标。

字母视标的辨认除了与字母高度、笔画宽度有关以外,还与顾客辨认字母的能力和字母本身的字体结构有关,所测得不是两点间最小可分辨视力,而是最小可认视力。

Landolt 环视标是一个带缺口的 C 环,C 环缺口的宽度为 1 分视角,环的直径为缺口宽度的 5 倍,也就是 5 分视角。与字母视标相比,Landolt 环受顾客主观因素影响小,检查结果更加准确和客观,常用于新兵、飞行员体检。

数字和图画视标也涉及辨认能力和视标本身结构的问题,所测得是最小可认视力。

6. 视力记录方法除了常用的小数记录法以外,还有分数、对数、5 分等记录方法。

分数表示法来源于"视力 = 标准距离 / 设计距离",最大视标的设计距离为 50m,因此视力记录为 5/50,以此类推,有些视力表最左边一列数字就是视标的设计距离。这样的记录方式也方便变距检查视力,例如原设计为 5m 的标准对数视力表,移到顾客眼前 3m 进行检查时,0.2 行视标的设计距离为 25m,视力实为 3/25=0.12。在美国,视力表的标准距离为 6m,最大视标的设计距离为 60m,0.1 视标的视力记录为 6/60,而在英国,视力表的标准距离为 20 英尺(约等于 6m),最大视标的设计距离为 200 英尺(约等于 60m),因此 0.1 视标的视力记录为 20/200。

5 分记录是一种对数记录方法,等于 5 分减去视角的对数值,公式表达为:$L=5-\lg\alpha$（L

为 5 分记录视力，α 为该视标的视角)，该方法为我国独创的视力记录方式(缪氏记录法)。此视力记录体系将正常视力规定为 5 分,无光感规定为 0,使所有视力等级连成一个完整的数值体系。采用 5 分记录的视力可直接进行视力水平比较及平均、标准差、标准误、显著性校验等统计学分析。

7. 视力分辨力理论　人眼要分辨出外界物体为两点,而不被误认为一点时,该两点必须分别刺激两个不同的视锥细胞,且两个兴奋的视锥细胞间必须间隔一个没受刺激的视锥细胞。中间相隔一个视锥细胞的相邻两个视锥细胞中心的距离为 $4\mu m$,眼结点离视网膜中心凹的距离为 16.67mm,则该夹角为 49″(也就是 1′视角),这是制作视力表的理论依据。最小视角的大小,根据视网膜上单位面积所包含的视锥细胞数目多少而定,细胞排列的密度越大,最小视角越小,最佳视力也就越好。除此以外人眼的最佳视力还受到人眼屈光介质的像差影响,因此每个人的最佳视力会有所差异。

练习题(单选题)

1. 分数视力表表示的视力 20/20,用小数视力表示时,为(　　　　)。
   A. 0.1　　　　　　　　B. 0.2　　　　　　　　C. 0.5　　　　　　　　D. 1.0

2. 国标中规定近视力表的检查距离为(　　　　)。
   A. 20cm　　　　　　　B. 25cm　　　　　　　C. 30cm　　　　　　　D. 33cm

3. 远视力低于 1.0,近视力正常,常见于(　　　　)。
   A. 高度近视　　　　　B. 高度远视　　　　　C. 轻度近视　　　　　D. 轻度远视

4. 远视力低于 0.1,可能的屈光不正有(　　　　)。
   A. 轻度近视　　　　　B. 高度近视　　　　　C. 轻度远视　　　　　D. 轻度散光

5. 高度远视力表现为(　　　　)。
   A. 看远、看近均不清　　　　　　　　　　　B. 看远清,看近不清
   C. 看近清,看远不清　　　　　　　　　　　D. 看远、看近都清

任务六　认识综合验光仪

一、学习目标

1. 认识综合验光仪的结构和功能。

2. 能将电脑验光仪检查结果准确置入综合验光仪。

3. 能将综合验光仪调至垂直、水平位置和光心距适合顾客。

4. 熟练操作投影视力表检查视力。

5. 能指引顾客配合检查。

二、任务描述

调整综合验光仪至适合顾客,将顾客电脑验光仪检查的结果准确置入综合验光仪中,并检查矫正远视力。

三、知识准备

综合验光仪是主觉验光的常用设备,我们以 DK-210A 组合台、VT-10 验光盘和 CP-1 视标投影仪为例(图 1-6-1),认识综合验光仪的结构与功能。其他品牌型号的综合验光仪功能与结构分布类似,但在操作前应仔细阅读说明书,或请教熟悉该仪器的人。

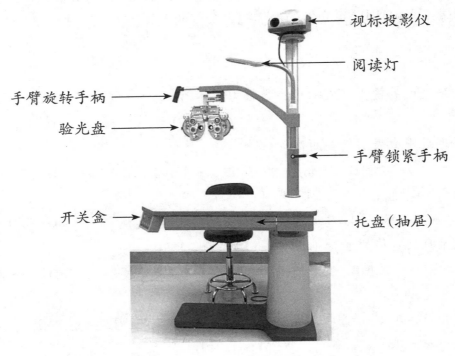

图 1-6-1 综合验光仪全套

参照仪器说明书,熟悉综合验光仪的结构,尝试调整各个按键、旋钮,熟悉它们的功能。

1. 验光盘 俗称"肺头"或"牛眼",组合了验光所需要的所有镜片,方便验光调整镜片度数。

2. 手臂旋转手柄 将验光盘转到顾客眼前时,手握的位置。

3. 手臂锁紧手柄 在旋转手臂前,一定要先解锁,调好位置后,旋转锁紧。

4. 镜片箱托盘 摆放镜片箱和其他相关工具的托盘。

5. 阅读灯 近距离检查时开启,远距离检查时关闭。或按照检查项目的要求开或关。

6. 组合台开关盒 从右到左依次为组合台总开关、视标投影仪开关、阅读灯开关和组合台升降开关(图 1-6-2)。

7. 视标投影仪   遥控器发出控制信号,接收器接收,相应的视标转至灯泡前面,通过镜头投影出来,在投影板上出现视标(图 1-6-3)。视标投影仪的镜头不能用手触摸,应保持清洁,定期用镜头布或拭镜纸擦拭保养。

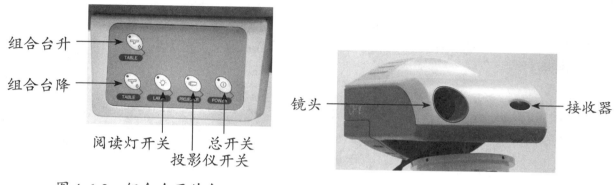

图 1-6-2   组合台开关盒   图 1-6-3   视标投影仪

8. 视标投影仪遥控器   通过遥控器上按键,选择所需要的视标投影出来(图 1-6-4)。使用遥控器时,请对准视标投影仪的接收器操作,以免干扰其他工位。

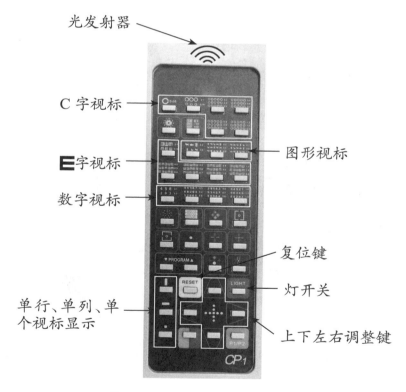

图 1-6-4   视标投影仪遥控器

9. 验光盘   将主觉验光所需的球镜、柱镜、辅助镜片、交叉柱镜片、旋转棱镜、试镜架、调整部件等整合在一起(图 1-6-5)。下面详细介绍每一部件如何调整。

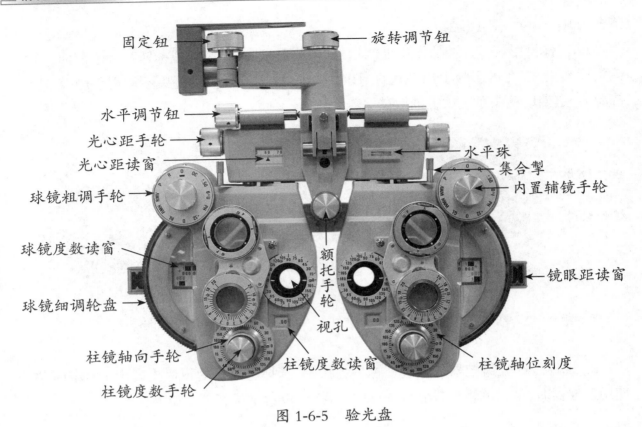

固定钮 — — 旋转调节钮

水平调节钮

光心距手轮

光心距读窗

水平珠

集合掣

内置辅镜手轮

球镜粗调手轮

球镜度数读窗

镜眼距读窗

球镜细调轮盘

额托手轮

视孔

柱镜轴向手轮

柱镜度数读窗

柱镜轴位刻度

柱镜度数手轮

图 1-6-5 验光盘

（1）调整部件

1）固定钮：验光盘与组合台的连接位，当验光盘不垂直于地面时，可拧松，调好位置后，拧紧（图 1-6-6）。

2）旋转调节钮：调节验光盘与视标投影板相平行（图 1-6-7）。

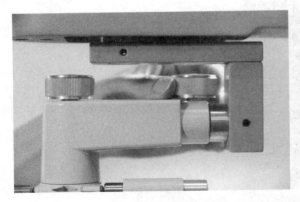

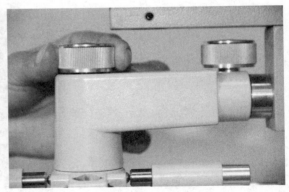

图 1-6-6 拧松固定钮调整垂直位　　　图 1-6-7 拧松旋转调节钮调整平行位

3）水平调节钮：调整验光盘与地面水平。旋转时，水平珠会跟着移动，当水平珠对准上方红点时，表示水平（图 1-6-8）。

4）光心距手轮：旋转时，光心距读窗内刻度线会移动，"▲"所指着的刻度就是验光盘的光心距，应与顾客的瞳距相一致（图 1-6-9）。

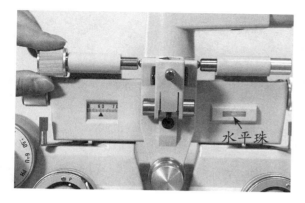

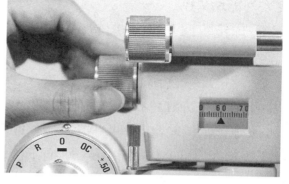

图 1-6-8　旋转水平调节钮调整水平位　　　图 1-6-9　旋转光心距手轮调整光心距

5）额托手轮：旋转额托手轮的同时，验光盘后的额托会随之移动，以调整顾客的镜眼距（图 1-6-10）。

6）集合掣（chè）：向外轻调至尽头，远距离检查状态（图 1-6-11）；向内轻调至尽头，近距离检查状态（图 1-6-12）。根据不同的检查项目来调整。

（2）视孔：被检眼通过视孔注视视标，瞳距设置正确，位置高低合适，顾客头位正时，可看到顾客双眼水平居中（图 1-6-13）。旋转柱镜轴向手轮时，视孔周边的白色刻度线也会联动，刻度线所指向的刻度也是柱镜的轴位。

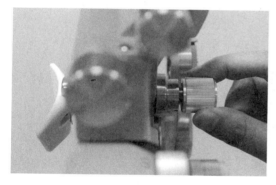

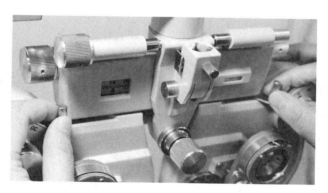

图 1-6-10　旋转额托手轮调整顾客镜眼距　　图 1-6-11　集合掣位于远距离检查状态

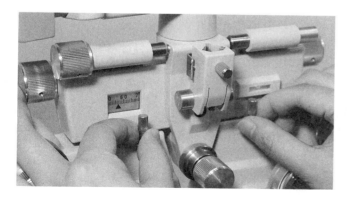

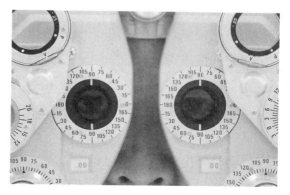

图 1-6-12　集合掣位于近距离检查状态　　　图 1-6-13　通过视孔看到顾客的双眼水平居中

（3）镜片调控

1）球镜粗调手轮：每旋转一挡，听到"咔嗒"声，度数改变 ±3.00DS（图1-6-14）。

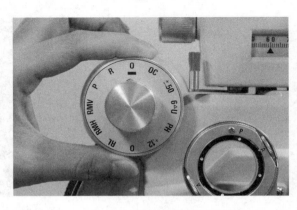

图1-6-14　旋转球镜粗调手轮

2）球镜度数读窗：显示球镜度数，正度数为黑色，负度数为红色（图1-6-15）。

3）球镜细调轮盘：每调一挡，听到"咔嗒"声，度数改变 ±0.25DS（图1-6-15），向下旋转，加 +0.25DS，向上旋转，加 –0.25DS。

尝试找出你所用的验光盘球镜度数范围为：_____DS~_____DS

4）柱镜轴向手轮：旋转时，手轮上的"▲"一起旋转，"▲"所指着的刻度就为柱镜的轴位（图1-6-16）。

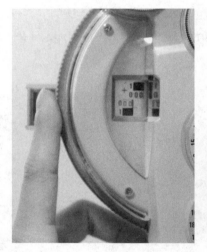

图1-6-15　旋转球镜细调轮盘和球镜度数读窗

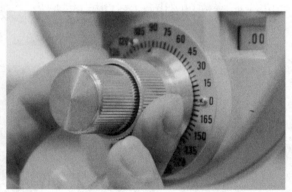

图1-6-16　旋转柱镜轴向手轮

5）柱镜轴位刻度：每一小格为5°轴。

6）柱镜度数手轮：每调一挡，听到"咔嗒"声，度数改变 ±0.25DC（图1-6-17）。

7）柱镜度数读窗：显示柱镜度数，只有红色的负柱镜，没有正柱镜（图1-6-17）。

尝试找出你所用的验光盘柱镜度数范围为：_____DC~_____DC

（4）内置辅镜手轮　每旋转一挡，听到"咔嗒"声，上方小钢珠对应字母所代表的辅助镜片置入视孔中（图1-6-18）。

O 和 O：打开状态，表示无附属镜片置入或平光镜片。

OC：遮盖板。

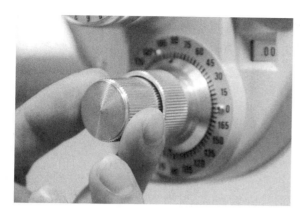

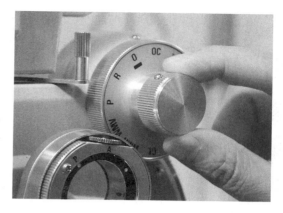

图 1-6-17　旋转柱镜度数手轮和柱镜度数读窗　　图 1-6-18　旋转内置辅镜手轮调整辅镜

四、实施步骤

1. 操作前准备　插上电源线,打开组合台总电源开关,打开视标投影仪的电源开关,确认投影板上出现视标。

2. 安装好投影板,放置在合适的检查距离,确保视标聚焦清晰。

3. 拧松手臂紧锁手柄,握住旋转手柄,将验光盘旋转至顾客眼前,与桌面平行(与投影仪镜头平行),锁紧手柄(图 1-6-19)。

4. 将电脑验光仪检查结果置入验光盘中,按照球轴柱的顺序进行调整。再调整验光盘至水平和光心距与顾客瞳距一致。

5. 调整组合台高度适合顾客高度,请顾客将额头紧贴在额托上,自然平视,从视孔中观察顾客双眼,确保居中水平;从侧面观察,调整额托确保镜眼距合适(图 1-6-20)。

"请坐！""这个高度可以吗？您坐得舒服吗？"

"请将额头贴紧这里,通过这个孔平视前方。"

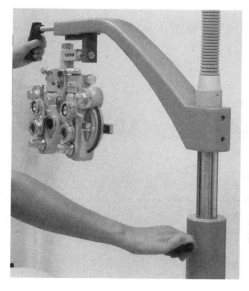

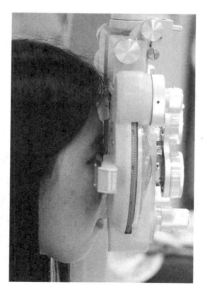

图 1-6-19　调整验光盘位置图　　　　图 1-6-20　镜眼距合适

"请将头摆正，检查过程中，头不能动，眼睛看着前面的视标。"

6. 先遮盖左眼检查右眼，依照先纵后横的原则，检查顾客的矫正视力。

"我先帮您检查一下视力。"

7. 重复步骤再检查左眼和双眼的矫正视力。

"检查完了，请休息一下。"

8. 正确记录检查结果。

9. 检查后将验光盘归零。

球镜归零，柱镜度数归零，柱镜轴位对准"90"，内置辅镜调为"O"或者"O"，光心距调至中间位置，集合掣放置远用检查状态（图1-6-21）。

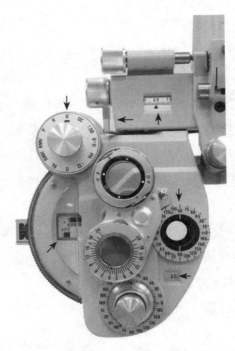

图 1-6-21　验光盘归零状态

五、实训与评价

【实训】 熟练地将同学电脑验光仪检查结果置入验光盘中，并使用视标投影仪检查其远矫正视力。

顾客一姓名：　　　　　　　　　　　　　　　仪器编号：

	球镜度（DS）	柱镜度（DC）	轴位（AX）	瞳距（mm）	矫正视力
右眼					
左眼					

顾客二姓名：   仪器编号：

	球镜度（DS）	柱镜度（DC）	轴位（AX）	瞳距（mm）	矫正视力
右眼					
左眼					

【评价】 参照该评分标准进行自评、互评、组长评价和教师考核（操作应在 10 分钟内完成，如超过 10 分钟应重做）。

考核要点	分值	评分标准	扣分	得分
表达沟通	10	要求规范用语，表达清晰准确，语调亲切，与顾客有效交流，酌情扣分		
调整	10	正确开机，不会开机零分；调整组合台高度合适，不调扣 5 分；调整验光盘垂直、平行和水平位，一项不调扣 5 分；不会开视标投影仪，扣 10 分；未向顾客解释如何配合检查，扣 10 分		
度数置入	20	错一项扣 5 分		
检查视力	20	更换视标顺序错误，扣 5 分；未按照先纵后横的顺序指视标，扣 5 分；视力终点判断错误，扣 10 分		
结果记录	10	记录规范清晰得分，不符合要求酌情扣分；忘记写仪器编号，扣 5 分；漏写一项扣 5 分；向顾客解释错误或漏一项，扣 5 分		
仪器归零	20	漏一项，扣 5 分		
行为规范	10	要求穿工作服，仪容整洁，口气清新，态度严谨，言谈举止大方得体，酌情扣分		

自我评价：_____   同学互评：_____

组长评价：_____   教师评价：_____

六、常见问题

1. 投影板上的视标不清晰，怎么办？

如投影板为活动式的，投射出 1.0~2.0 视标，前后轻移投影板，当离视标投影仪距离合适时，视标清晰。如投影板为固定式的，需用工具解锁后，调视标投影仪的镜头至聚焦清晰。

2. 视标投影仪没有投射出视标，是为什么呢？

先检查电源是否插好通电,组合台开关盒总开关和投影仪开关是否开启,再检查投影仪背后的开关是否打开。如果所有开关都已确定打开通电,依然无视标出现,请维修人员检查灯泡是否烧坏。

3. 工作台高度调至极限也不能适合顾客的高度,怎么办?

有些顾客身高过高或过矮,即使将组合台调至极限也不合适,可调整顾客座椅的高度。

4. 视孔内有镜片不能正位,这是为什么?

请检查所有涉及镜片的手轮是否调至"咔嗒"位,包括球镜粗调手轮、球镜细调轮盘、柱镜度数手轮、内置辅镜手轮,逐一旋转到"咔嗒"位。

5. 检查过程中顾客总是抱怨模糊,这是为什么?

先检查置入镜片的正负号、度数、轴位是否正确,再检查视孔内镜片是否起雾。如果起雾,请顾客离开验光盘,用眼镜布轻轻擦拭视孔镜片的顾客面,再请顾客将额头贴住额托,头部自然垂直地面,下巴不要翘起,并再次检查镜眼距是否合适。

6. 视孔内的镜片脏,影响顾客检查视力,怎么办?

请维修人员用专门的镜头刷轻轻擦拭,有的可能需要打开验光盘才能擦拭。所以在使用过程中,一定注意不能用任何物体伸入视孔内。

七、注意事项

1. 调整所有手轮时一定要到"咔嗒"位,否则视孔会被遮住或出现错误的镜片(图 1-6-22)。

2. 依照先右后左,按照球、轴、柱的顺序依次置入度数。应先调好镜度再请顾客将头部贴在额托上。

3. 高度数球镜置入时,应粗调手轮和细调轮盘相结合,提高调整效率,减少仪器损耗。例如:需置入 −6.50DS 球

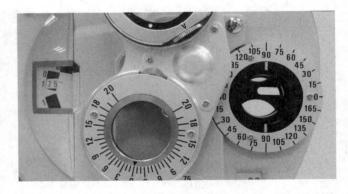

图 1-6-22 视孔被遮挡

镜时,应粗调 2 次,细调 2 次,如全部用细调调整,需调 26 次。

4. 勿将手指或其他任何物品伸入视孔中。

5. 各个品牌型号的视标投影仪,聚焦范围不尽相同,参看说明书,有的为 1.5~6m,有的为 2.9~6.1m。超出该范围视标不能在投影板上聚焦清晰。投射距离可根据验光室的大小来确定,最佳距离为 5~6m,不建议小于 3m,距离太近,被检眼动用调节才能看清视标,将影响验光结果的准确性。操作遥控器时应对着投影仪的接收器,以免信号干扰其他投影仪的使用。

6. 在进行主觉验光时,集合掣应该保持在远距离检查状态。

7. 调整仪器时,所有的旋钮和手轮都应轻调轻转,以免"滑丝"。

8. 使用完毕后,验光盘归零,关闭电源并套上防尘罩。

八、拓展知识

验光盘左右眼内置附属镜片盘上的符号对应的镜片并不都相同,说明如下。

1. 右眼内置辅镜(图 1-6-23)

±.50:为 ±0.50D 的交叉柱镜,负柱镜轴位在 90。

$6^{\triangle}U$:为 $6^{\triangle}$ 底向上的棱镜。

PH:为 1mm 直径的针孔镜片。

+.12:为 +0.12DS 的球镜。

RL:为红色滤镜。

RMH:为红色水平马氏杆。

RMV:为红色垂直马氏杆。

P:为偏振镜片,与另一只眼的轴向相垂直,且必须与投影出来的偏振视标轴位相匹配才能使用。

R:为检影镜片,通常为 +1.50DS 的球镜,适用于工作距离为 67cm 的检影验光。

2. 左眼内置辅镜(仅列出与右眼不同的符号)(图 1-6-24)

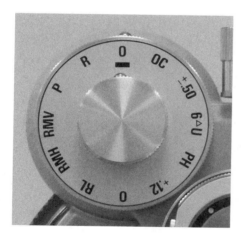
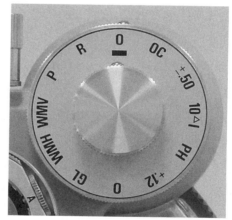

图 1-6-23　右眼内置辅镜　　图 1-6-24　左眼内置辅镜

$10^{\triangle}I$:为 $10^{\triangle}$ 底向内的棱镜

GL:为绿色滤镜

WMH:为白色水平马氏杆

WMV:为白色垂直马氏杆

【外置辅镜】 分别为交叉柱镜(图 1-6-25)和旋转棱镜(图 1-6-26),使用时,将其旋转至视孔前,请勿反方向暴力旋转。

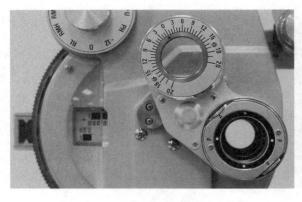

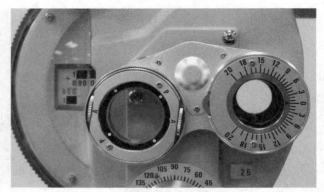

图 1-6-25　外置辅镜交叉柱镜　　　　图 1-6-26　外置辅镜旋转棱镜

练习题（单选题）

1. 下列关于综合验光仪结构的说法正确的是（　　）。

   A. 由检眼镜、验光盘、视标组成

   B. 由眼压计、验光盘、视标投影仪组成

   C. 由验光盘、视标投影仪、工作台组成

   D. 由验光盘、检影镜、视标组成

2. 下列不属于验光盘内置辅镜的是（　　）。

   A. OC、R、P、RMH　　　　　　　B. O、RH、GL、SP

   C. WMV、WMH、GL、RL　　　　D. ±.50、6$^\triangle$U、PH、GL

3. 下列关于验光盘说法正确的是（　　）。

   A. 由 ±20.00DS 的球镜及 ±6.00DC 的柱镜组成

   B. 球镜粗调手轮每旋转一挡增减 3.00DS

   C. 球镜细调手轮每旋转一挡增减 3.00DS

   D. 柱镜的极差为 0.50DC

4. 下面不是验光盘调整部件的是（　　）。

   A. 集合掣　　　　　　　　　　　B. 视标

   C. 镜眼距读窗　　　　　　　　　D. 光心距手轮及水平珠

5. 综合验光仪使用前调整内容包括（　　）。

   A. 关闭电源、调整座椅高度、视孔归零、调整集合、测定远光心距

   B. 打开电源、视孔归零、调远光心距、调整被测眼高度、关闭单眼视孔

   C. 打开电源并调整座椅高度，调整视孔位置、调远光心距、调整集合掣

   D. 打开电源并升高座椅高度，调整视孔位置、放松集合

6. 使用综合验光仪前调整镜眼距的手轮为（　　）。

   A. 额托手轮　　　　　　　　　　B. 光心距手轮

   C. 垂直平衡手轮　　　　　　　　D. 水平平衡手轮

7. 视标投影仪中通常有( )。

    A. **E**字视标、字母视标、数字视标、圆形视标

    B. **E**字视标、C 字视标、数字视标、图形视标

    C. **E** 字视标、字母视标、C 字视标、圆形视标

    D. **E**字视标、C 字视标、数字视标、圆形视标

8. 下列关于视标投影仪说法不正确的是( )。

    A. 有多种视力表   B. 可分隔出单个、单列和单行视标

    C. 有 C 字视标   D. 使用时应对着投影板遥控

9. 关于验光盘说法正确的是( )。

    A. 内置辅镜手轮和球镜粗调手轮是同一个旋钮

    B. 球镜度数读窗中黑色代表负球镜

    C. 柱镜度数读窗中红色代表负柱镜,没有正柱镜

    D. 柱镜轴位刻度每一小格为 10° 轴

10. 关于验光盘说法正确的是( )。

    A. 调整水平调节钮时,光心距读窗会移动

    B. 调整额托手轮是为了调整顾客的镜眼距

    C. 调整集合掣是为了使光心距与顾客的瞳距相匹配

    D. 调整柱镜度数手轮一挡是 ± 0.50DC

任务七   运用雾视法和 MPMVA 进行单眼球性验光

一、学习目标

1. 能运用雾视法放松调节。

2. 能运用 MPMVA 找到准确的球镜度数。

3. 能向顾客解释为何运用雾视法。

4. 能判断雾视法与 MPMVA 检查的结果是否合理。

二、任务描述

运用雾视法和 MPMVA 为顾客进行单眼球性主觉验光。

三、知识准备

(一)分析调节对验光结果的干扰

张 ××,12 岁,上学期开始上课看投影不清晰,暑假后刚开学,模糊的情况加重,影响上课效果。上周去某眼镜店验光配镜,配了一副 –3.00DS 的近视眼镜,看远看近清晰,但

配戴时间稍长,尤其到下午的时候,就觉得眼胀不舒服,甚至于觉得头疼,摘下眼镜后症状可以缓解。今天特来诊寻求帮助。经重新验光发现双眼近视度数只有 –2.00DS,矫正视力为 1.2,试戴后感觉舒服多了,因此重新更换镜片。

思考:为何该顾客,配戴 –3.00DS 的近视眼镜和 –2.00DS 的近视眼镜都能看得清晰呢?到底哪个度数才是正确的?

由于人眼存在调节功能,正常看近时动用调节,增加正度数,使物体成像在视网膜上。但如果在验光过程中,操作不当,也会刺激被检眼产生调节,就会误导验光结果近视偏深。

该例顾客为 –2.00DS 的近视(图 1-7-1),在无调节干扰的情况下,被检眼前加 –2.00DS 球镜,刚好矫正屈光不正,焦点后移到视网膜上,矫正清晰(图 1-7-2)。

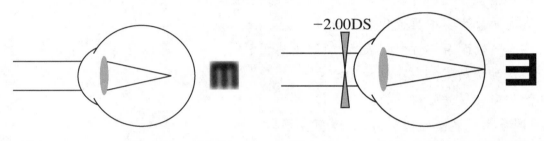

图 1-7-1　–2.00DS 近视示意图　　　　图 1-7-2　–2.00DS 近视矫正示意图

如果验光时产生了 1.00D 的调节干扰,被检眼前所加的 –2.00DS 球镜,有 –1.00DS 被晶状体的调节所抵消,实际只产生了 –1.00DS 的矫正效果,因此视力矫正不清晰(图 1-7-3),这时会误导检查者将度数继续加高到 –3.00DS,才会矫正清晰(图 1-7-4)。

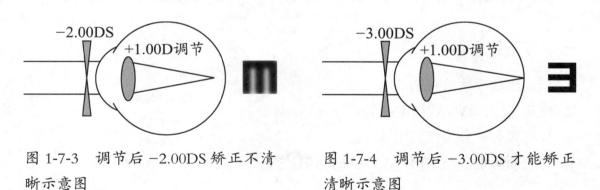

图 1-7-3　调节后 –2.00DS 矫正不清晰示意图　　　　图 1-7-4　调节后 –3.00DS 才能矫正清晰示意图

因此,验光中最不想要的就是"调节",调节的后果是,近视眼的验光结果比实际度数偏深;远视眼的验光结果比实际度数偏浅。这就是我们常提到的"过矫"。

(二)分析屈光不正与调节的关系

近视眼调节静止时注视 5m 处视标,焦点聚焦在视网膜前,物像不清晰(图 1-7-5)。如果该眼产生了调节,只会令焦点向前远离视网膜,物像更加模糊(图 1-7-6)。因此,近视眼在注视远处视标时,为了看清视标而不会使用调节。

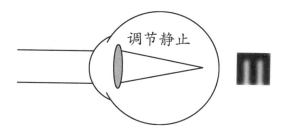

图 1-7-5 调节静止时近视眼注视 5m 视标示意图

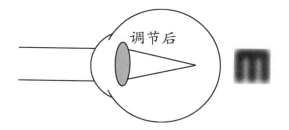

图 1-7-6 调节后近视眼注视 5m 视标示意图

远视眼调节静止时注视 5m 远处视标,焦点聚焦在视网膜后,物像不清晰(图 1-7-7)。远视眼为了看清视标而动用调节,使焦点向前移动聚焦在视网膜上,物像变清晰(图 1-7-8)。因此,远视眼即使在看远时也会动用调节。

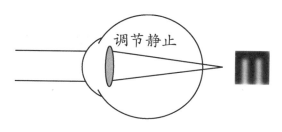

图 1-7-7 调节静止时远视眼注视 5m 视标示意图

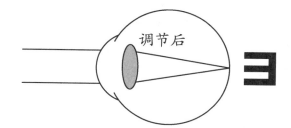

图 1-7-8 远视眼为了看清远视标而动用调节

(三)雾视法的原理

通过上述分析,在验光过程中保持被检眼始终处于一定范围的近视状态,有助于放松被检眼的调节。要达到这种"人工近视状态",可以通过人为地在被检眼前加一定量的凸透镜(正镜)来实现,称之为雾视量。"人工近视状态下",物像聚焦在视网膜前,被检眼为了看清视标而被迫放松调节的方法,称为"雾视法"。

(四)雾视法的实施

一般以客观验光结果(电脑验光仪检查结果)作为主觉验光的起始度数,在检查矫正视力后,根据视力估算雾视量。通常,视力每下降一行,需加 +0.25DS 的雾视量。初次雾视,应将视力雾视到 0.3~0.5。表 1-7-1 以视力雾视到 0.3 为例,列举出矫正视力与雾视量的关系。

表 1-7-1 矫正视力与雾视量的关系

矫正视力	下降行数	雾视量	矫正视力	下降行数	雾视量
1.2	6行	+1.50DS	0.6	3行	+0.75DS
1.0	5行	+1.25DS	0.5	2行	+0.50DS
0.8	4行	+1.00DS			

在实施雾视法时,应鼓励顾客尽量分辨更小的视标,被检眼为了看清更小的视标才会被迫放松调节。随着调节的放松,会出现视力稍好的现象,如雾视后视力 >0.5,应继续按照规律追加合适的雾视量。

(五) MPMVA 的实施

视力雾视到 0.3~0.5,并不是我们验光的目的,只是放松被检眼调节的一个步骤。接下来,应逐渐增加负镜度,使焦点逐步后移到视网膜上,达到矫正屈光不正的目的。在这个过程中,被检眼还始终处于"人工近视状态",依然可以继续放松调节,因此每次只加 –0.25DS,鼓励顾客尽量分辨更小的视标,视力大致提高一行,直到最佳矫正视力的最高正镜度(Max Plus Max Vision Acuity,MPMVA),避免因加负镜过多而再次产生调节。

MPMVA 对于近视来说是最佳矫正视力的最低负度数,对于远视眼来说是最佳矫正视力的最高正度数。

(六) MPMVA 终点的判断

当矫正视力逐步提高 ≥1.0 时,再增加 –0.25DS,顾客可能主观感觉"更好"或"更清晰",但实际并不能分辨更小一行视标时,去掉最后所加的 –0.25DS,即为 MPMVA 度数。视力一样的两个度数中取低的负度数为 MPMVA 终点。

如表 1-7-2 为某被检眼的 MPMVA 过程记录,–1.25DS 时,视力雾视到 0.3,每次只增加 –0.25DS,视力大致提高一行,当加到 –2.75DS 时,视力为 1.2,再增加 –0.25DS 至 –3.00DS 时,视力并没有提高,依然为 1.2,这时就可以判断 MPMVA 的终点为 –2.75DS,并同时将被检眼前的度数调整为 –2.75DS。

表 1-7-2 某被检眼的 MPMVA 过程记录

度数	视力	度数	视力
–1.25DS	0.3	–2.25DS	0.8
–1.50DS	0.4	–2.50DS	1.0
–1.75DS	0.5	–2.75DS	1.2
–2.00DS	0.6	–3.00DS	1.2

还可以通过观察是否变小变黑的方法来判断 MPMVA 的终点。

例如:当被检眼的度数逐步加到 –2.25DS 时,视力 1.0,指引顾客注视 1.2 行视标,向顾客说明:"我将在您眼前加一个镜片,请告诉我这行视标是更清晰了还是变小变黑了?"然后,加 –0.25DS,度数变为 –2.50DS。

如果顾客回答为"变小变黑了",说明加 –0.25DS 并没有提高其视力,只是刺激被检眼的调节,使视标变得更黑更小,则去掉这 –0.25DS,度数回到 –2.25DS 为 MPMVA 的结果。

如果顾客回答为"更清晰了",检查顾客是否能分辨 1.2 行视标。如能分辨,说明这 –0.25DS 使顾客视力提高一行,应指导顾客注视 1.5 行视标,再加 –0.25DS 观察其视力变化。如果顾客不能分辨 1.2 行视标,说明只是顾客主观感觉"更清晰了",但实际

上 –0.25DS 并没有提高视力。为了避免过多的负镜刺激调节,去掉此前所加 –0.25DS,使度数回到 –2.25DS,此即为 MPMVA 结果。

(七)通过再次雾视判断 MPMVA 结果有无过矫

如果 MPMVA 的结果无过矫也无欠矫,在 MPMVA 结果上加 +1.00DS 的雾视量,视力应刚好雾视到 0.5~0.6(视力下降 4 行)。如果加 +1.00DS 后,视力≥0.8,说明 MPMVA 结果有过矫;如果加 +1.00DS 后,视力≤0.4,说明 MPMVA 结果欠矫。

四、实施步骤

1. 将顾客的客观验光结果(电脑验光仪检查结果)置入综合验光仪中,并调整仪器至适合顾客(实施步骤同任务六认识综合验光仪中步骤 1~5)。

2. 遮盖左眼先检查右眼的矫正视力。

"我先帮您检查一下视力。"

3. 根据矫正视力估算雾视量,加入足够量的正镜度数,检查视力,并鼓励顾客分辨更小的视标,使视力雾视到 0.3~0.5。

"我将在您眼前加一些镜片,让视标变模糊,这是正常的。"

"您现在能分辨出第几行视标?"

"的确比较模糊,请尽量分辨视标的开口方向。"

"现在能分辨第三行视标的开口方向吗?""第一行呢?""现在呢?"

4. 视力高于 0.5 者,先确定视力,再根据视力估算追加合适的雾视量;低于 0.3 者,说明雾视量加多了,但可继续下面的步骤。

5. 每次只增加 –0.25DS,鼓励顾客辨认更小的视标,逐步提升视力至最佳矫正视力的最低负镜度数(MPMVA)。

6. 案例(记录格式)

某顾客右眼电脑验光结果为 –2.50DS

度数	视力	度数	视力
0.00(裸眼)	0.12	–1.25DS	0.8
–2.50DS	1.2	–1.50DS	1.0
–1.00DS	0.5	–1.75DS	1.2
–0.50DS	0.3	–2.00DS	1.2
–0.75DS	0.4	–1.75DS	1.2
–1.00DS	0.6-		

该眼 MPMVA 结果为 –1.75DS,矫正视力 1.2。思考结果的合理性:比电脑验光仪检查结果低 –0.75DS;裸眼视力 0.12,根据 Egger 表估计验光结果不应该超过 –2.00DS,因此结果合理。

7. 重复 3~5 步检查左眼。

8. 检查完毕后请顾客休息,将验光盘归零。

五、实训与评价

【实训】 选择电脑验光仪检查结果中无散光(或散光≤0.50DC,并进行等效球镜处理)的同学做你的顾客,以电脑验光仪验光结果为主觉验光的起始点,运用雾视法和MPMVA 进行单眼球性主觉验光,并将过程和结果记录在下表中:

顾客姓名＿＿＿＿＿＿＿＿＿＿＿＿＿＿＿ 仪器编号＿＿＿＿＿＿＿＿＿＿＿＿

电脑验光结果:右眼＿＿＿＿＿＿＿＿＿＿＿

左眼＿＿＿＿＿＿＿＿＿＿＿

右眼		左眼	
度数	视力	度数	视力

运用雾视法和 MPMVA 进行单眼球性主觉验光,检查结果为:

眼别	度数	矫正视力
右眼		
左眼		

【评价】 参照该评分标准进行自评、互评、组长评价和教师考核(操作应在 10 分钟内完成,如超过 10 分钟应重做)。

考核要点	分值	评分标准	扣分	得分
表达沟通	10	要求规范用语,表达清晰准确,语调亲切,与顾客有效交流,酌情扣分		
调整	10	正确开机,不会开机零分;调整组合台高度合适,调整验光盘水平、平行,调整光心距,一项不调扣 5 分;不会开视标投影仪,扣 10 分;未向顾客解释如何配合检查,扣 10 分		
雾视法	30	未检查裸眼视力,扣 10 分;未检查起始度数的矫正视力,扣 10 分;估算雾视量不正确,扣 20 分;加反雾视度数,扣 30 分;未雾视到 0.3~0.5,扣 10 分;未鼓励顾客分辨更小视标,扣 10 分		
MPMVA	30	每次只加 –0.25DS,加错一次扣 10 分;未鼓励顾客分辨更小视标,扣 10 分;结果判断错误,扣 20 分;结果不合理,扣 20 分		
结果记录	10	记录规范清晰得分,不符合要求酌情扣分;忘记写仪器编号,扣 5 分;漏写一项,扣 5 分;向顾客解释错误一项,扣 5 分;仪器未归零,扣 10 分		
行为规范	10	要求穿工作服,仪容整洁,口气清新,态度严谨,言谈举止大方得体,酌情扣分		

自我评价:＿＿＿＿＿＿＿＿＿　　同学互评:＿＿＿＿＿＿＿＿＿

组长评价:＿＿＿＿＿＿＿＿＿　　教师评价:＿＿＿＿＿＿＿＿＿

【讨论】 完成自己的练习后,观察其他同学的操作过程,阅读操作记录,交流操作经验。讨论:近视、正视和轻度远视者,哪种屈光状态的顾客相对会容易验光一些? 已经配戴近视眼镜的同学和有近视但没有配戴近视眼镜的同学,哪种情况验光会相对容易一些? 为什么?

六、常见问题

1. 某顾客右眼电脑验光仪检查结果为 –3.00DS,矫正视力 1.2,通过估算加了 +1.50DS 雾视量后,为何该被检眼的视力还有 1.0?

一般在进行电脑验光仪检查时,由于近感知性调节的存在,检查结果近视偏高,每台仪器每位顾客的偏差量不一样。如果该例电脑验光结果过矫 –1.25DS,被检眼为了看清视标,必须调节 +1.25DS,第一次所加的雾视量 +1.50DS,绝大部分只是抵消了晶状体的调节,而真正起到雾视作用的只有 +0.25DS,因此视力下降不明显。

继续再根据 1.0 的视力雾视 +1.00~+1.50DS 就能达到预期的雾视效果。

2. 某被检眼视力雾视到 0.5 时，度数为 –3.00DS，加了 –0.25DS 后，视力还是 0.5，这时是不是就已经达到 MPMVA 了，不能再加负镜了？

如果电脑验光仪检查结果的矫正视力能达到 1.0 或以上，就证明该被检眼的最佳视力不会才 0.5。而这时增加 –0.25DS 后，视力不提高的原因，可能是顾客没有尽力分辨更小的视标，或者被检眼已经通过调节抵消了所加的负镜度。应继续每次增加 –0.25DS，鼓励顾客分辨更小的视标直至最佳视力，最佳视力应不低于电脑验光仪检查结果的矫正视力。

3. 某被检眼视力雾视到 0.3 时，度数为 +2.50DS，加了 –0.25DS 后，视力提高到 0.6，一下子提高了三行。这是为什么？

视力雾视到 0.3 时度数为 +2.50DS，可以预估该被检眼为轻度远视。通常轻度远视眼，为了看清物体，眼睛长期保持在调节状态，已形成一定的调节张力，在进行雾视法时，调节张力并不容易放松，因此鼓励被检眼分辨更小视标时，被检眼没能放松调节，所测视力偏低，增加 –0.25DS 后，会感觉一下子清晰了不少，视力提高较多。

可再回到 +2.50DS，鼓励顾客分辨更小视标，尝试是否能通过调节放松，视力提高至 0.5，再开始 MPMVA 的步骤。如始终不能促使被检眼放松调节，即使 +2.25DS 0.6，也可以继续 MPMVA 的步骤。

4. 某被检眼在客观验光结果上加上合适雾视量后，视力 0.4，顾客眨眼后，视力越来越清晰，变为 0.6，为什么？

在实施雾视法过程中，刚加上雾视量时，被检眼并没有完全放松调节，视力下降到 0.4，但在鼓励顾客分辨更小视标的过程中，被检眼又放松了一些调节，使得焦点向后移近视网膜，所以视力会更好一些。

5. 某顾客是一名中学生，其电脑验光仪检查结果为右眼 –0.50DS，左眼 –0.50DS，矫正视力均为 1.2。为何做完雾视法和 MPMVA 后，右眼为 +0.50DS，左眼为 +0.50DS，矫正视力也为 1.2？通过雾视法和 MPMVA 得出的结果对吗？

电脑验光仪检查时，顾客又是调节力强的青少年，检查过程中很容易引发近感知性调节，导致检查结果偏负。该例同学，原来是轻度远视，在电脑验光仪检查过程中，被引发了 1.00D 的近感知性调节，导致检查结果变成 –0.50DS 轻度近视。因此，类似这样的情况，单凭电脑验光仪检查结果不能判定顾客一定是近视眼。

6. 为何该同学配戴 +0.50DS 的试镜时，虽然视力一样，但主诉没有不戴眼镜清楚？

由于轻度远视者已经习惯了动用调节来代偿远视度数，无论看远看近都使用调节，视物也是清晰的。而这种调节张力带来的视觉感受使得物像变小变黑、对比度增加，主观感觉是更清晰一些。这是正常现象，对于轻度远视而无视物模糊、视觉疲劳等主诉者，是不需要配戴眼镜矫正的。

七、注意事项

1. 雾视并不是越模糊越有效，当视标太模糊的时候，即使眼睛调节了，被检眼也很难察觉到视标更模糊了,所以缺乏为了看清视标而放松调节的努力,反而达不到放松调节的作用。因此雾视后的视力以 0.3~0.5 为佳。高于 0.5 的视力,雾视不够充分。

2. 雾视的关键是鼓励顾客分辨更小的视标,被检眼为了看清更小的视标才会放松调节。

3. 单眼注视状态下,调节放松会受到阻碍,且先右后左的时间差,还会导致左右眼过矫的程度不同。因此,还需要双眼雾视、双眼平衡和双眼 MPMVA 来进一步放松调节和平衡调节。

4. 对于儿童青少年或远视者,尤其是初次验光者,雾视法放松调节的效果不如睫状肌麻痹剂,为了避免假性近视的漏诊或远视度数的低配,通常对于这类人群采取"散瞳验光",即使用睫状肌麻痹剂麻痹调节力后才验光。

5. 如果被检眼有较大散光而未被矫正,会对雾视有一定的影响,需精确散光度数和轴位后再次进行雾视。因此,客观验光越准确,主觉验光的效率越高。

八、拓展知识

1. 由于单眼被遮盖后,另一只眼的调节放松会受到阻碍,影响雾视的效果,调节未能完全放松,而导致近视过矫。因此,在主觉验光时,对于调节放松较为困难的儿童青少年或远视者,可以采用"双眼主觉验光"的方法。用雾视替代未检眼的遮盖,双眼同时注视的情况下,交替实施单眼主觉验光,有利于放松调节。

例如:某 14 岁的中学生,电脑验光结果为右眼 –3.00DS,左眼 –3.50DS。在实施主觉验光时,先进行单眼雾视,单眼雾视到 0.3 的度数为右眼 –1.50DS,左眼 –1.75DS。然后打开双眼进行双眼雾视,双眼雾视到 0.3 的度数为右眼 –1.00DS,左眼 –1.25DS。左眼保留雾视状态,右眼每次增加 –0.25DS,完成 MPMVA,记住 MPMVA 结果。右眼回复到 –1.00DS 的雾视状态,左眼每次增加 –0.25DS,完成 MPMVA。

这样的做法比遮盖单眼进行雾视和 MPMVA 会更加容易放松调节,但也不能保证对于所有的顾客都能完全放松调节,需要经验或结合睫状肌麻痹检查来综合判断。

某些顾客在实施该验光方法时,不能克服双眼像的竞争关系而无法配合检查,只能放弃该方法。

2. 主觉验光是顾客主观判断参与的验光过程,因此顾客的主观判断很重要,而其过往的视觉感知经验也会影响其主观判断。

通常近视的顾客会比正视和轻度远视的顾客容易实施雾视法和 MPMVA,这是由于轻度远视眼的调节张力不容易放松,而正视眼的调节也比近视眼用得多一些,再者,顾客已经习惯清晰的视觉,在实施过程中,模糊不容易被接受,心理上也希望快点变清晰。

已经配戴近视眼镜者比有近视但没戴镜者相对容易验光一些。这是由于配戴近视眼镜者,已经有过验光的经历,通过配戴眼镜视物是清晰的,在验光过程中对于清晰和模糊判断比较准确;而近视但未配戴眼镜者,没有类似的视觉感知经验,在验光过程需要不断地学习和判断,才能配合检查者做出正确的判断。

练习题（单选题）

1. 当用雾视法缓解被测眼调节不理想时,可改用（　　　）。

    A. 双色试验
    B. 检影

    C. 睫状肌麻痹剂散瞳验光
    D. 电脑验光

2. 雾视法的目的是（　　　）。

    A. 使调节放松
    B. 使调节增加

    C. 使晶状体变凸
    D. 使晶状体屈光力增加

3. 要想双眼充分放松调节,应（　　　）。

    A. 单眼雾视已足够
    B. 双眼雾视

    C. 单眼雾视时间长一些
    D. 左右眼交替雾视

4. 雾视后物像聚焦于（　　　）。

    A. 视网膜上
    B. 视网膜后
    C. 视网膜前
    D. 巩膜上

5. 为达到"人工近视"状态,使用的透镜为（　　　）。

    A. 一定量的正球镜
    B. +3.00DS 球镜

    C. 负球镜
    D. 正柱镜

6. 近视眼在戴上充分矫正的负透镜时,则在看近时须付出（　　　）。

    A. 大致与正视眼看近时所使用的调节相等

    B. 大于正视眼看近时所使用的调节

    C. 小于正视眼看近时所使用的调节

    D. 完全等于正视眼看近时所使用的调节

7. 屈光不正眼的调节张力对验光结果构成干扰,通常（　　　）。

    A. 近视眼的验光结果偏浅
    B. 近视眼的验光结果偏深

    C. 远视眼的验光结果偏深
    D. 远视眼的验光结果完全正确

8. 被雾视后的被检眼,为了看清视标,而（　　　）。

    A. 被迫进一步调节
    B. 被迫放松调节

    C. 被迫看清视标
    D. 增加调节对验光的干扰

9. 调节是双眼同步的,在单眼被遮盖的情况下,雾视眼的（　　　）。

    A. 调节松弛会受到加强
    B. 雾视效果正常

    C. 调节松弛会受到阻碍
    D. 雾视效果更好

10. 远视眼长期形成的调节张力（　　　）。

    A. 稍休息后可松弛
    B. 可主观消失

    C. 可逐渐加强
    D. 短时间内不能松弛

11. 近视眼在看远时由于物像落在（　　　）,为看清视标,而不能使用调节。

    A. 视网膜上
    B. 视网膜后
    C. 晶体上
    D. 视网膜前

12. 远视眼与正视眼相比,使用调节（   ）。

    A. 一样　　　　　　　B. 差不多　　　　　C. 更少　　　　　D. 更多

13. 关于远视眼的调节状态说法正确的是（   ）。

    A. 仅看远用调节　　　　　　　　　　　B. 仅看近用调节

    C. 看远看近都要用调节　　　　　　　　D. 看远看近都不用调节

14. +2.00DS 的远视眼,进行雾视时,被检眼前的度数应为（   ）。

    A. +0.50DS　　　　　B. +3.50DS　　　　　C. +1.00DS　　　　D. +5.00DS

15. 下面进行雾视法正确的是（   ）。

    A. 一律加 +3.00DS

    B. 雾视时间至少需要 10 分钟

    C. 雾视量越多越好

    D. 雾视量一般为 +0.75~+1.50DS

16. 某被检眼在进行 MPMVA 过程中,−3.00DS 矫正视力 0.8,−3.25DS 矫正视力 1.0,下一步应该做（   ）。

    A. MPMVA 做完,结果为 −3.25DS

    B. 再加 −0.25DS,度数变为 −3.50DS,检查视力是否能再提高一行

    C. 再加 +0.25DS

    D. MPMVA 做完,结果为 −3.00DS

17. MPMVA 结果应该是（   ）。

    A. 对于近视眼是最佳矫正视力的最高负镜度

    B. 对于近视眼是最佳矫正视力的最低负镜度

    C. 对于远视眼是最佳矫正视力的最低正镜度

    D. 视力为 1.0 时的最低负镜度

18. 在实施 MPMVA 过程中,（   ）。

    A. 只要顾客说视力提高了,就要加 −0.25DS

    B. 为了节省时间,每次可加 −0.50DS

    C. 需鼓励顾客分辨更小视标,直到不能分辨时才加一个 −0.25DS

    D. 一般情况下,加 −0.25DS 球镜,视力可提高三行

19. 在实施 MPMVA 过程中,被检眼 −2.75DS 视力 0.6,−3.00DS 视力还是 0.6,下一步应该是（   ）。

    A. 已找到 MPMVA 结果,即 −2.75DS

    B. 已找到 MPMVA 结果,即 −3.00DS

    C. 继续加负镜

    D. 鼓励被检者分辨更小视标,再加 −0.25DS

任务八　运用双色试验判断结果有无过矫

一、学习目标

1. 能正确指引顾客进行双色试验检查。
2. 能运用双色试验判断 MPMVA 结果准确性。
3. 能正确判断双色试验的结果。

二、任务描述

指导顾客进行双色试验检查,根据双色试验结果判断 MPMVA 的结果是否过矫,能判断双色试验的结果。

三、知识准备

1. 双色试验的理论依据　人眼屈光系统存在着"色散"和"色像差"。当自然光进入人眼时,不同波长的光传播速度、折射率和偏折程度是不同的,因此分散开来,称为"色散";而不同波长光在人眼的聚焦位置也不同,称为"色像差"(图 1-8-1)。

红光波长大,传播速度快、折射率小、偏折小,聚焦远;绿光波长短,传播速度慢、折射率大、偏折大,聚焦近;黄光在红光和绿光之间,聚焦居中。

对于正视眼,刚好是黄光聚焦在视网膜上,红光聚焦在视网膜后,而绿光聚焦在视网膜前(图 1-8-2)。

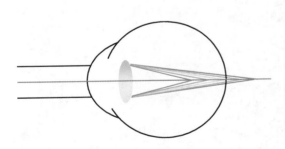

图 1-8-1　色散与色像差示意图

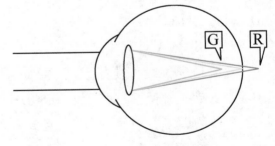

图 1-8-2　正视眼红绿光聚焦位置

近视眼中,黄光聚焦在视网膜前,红光比绿光聚焦更靠近视网膜(图 1-8-3)。

远视眼中,黄光聚焦在视网膜后,绿光比红光聚焦更靠近视网膜(图 1-8-4)。

我们可以创设这样一个环境,只有红光和绿光,顾客通过对比判断哪个颜色里的视标更清晰,来判断 MPMVA 焦点的聚焦位置。如果为近视或正视状态,说明没有过矫;如果为远视状态,说明已过矫。

投影视力表中都有红绿视标,指引顾客先看绿色背景中的视标,再看红色再看绿色,

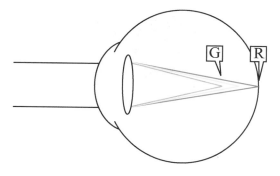

图 1-8-3　近视眼红绿光聚焦位置

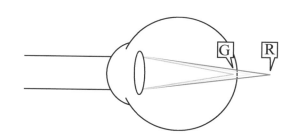

图 1-8-4　远视眼红绿光聚焦位置

比较分辨哪个颜色中的视标"更黑更实"。

　　如果顾客判断"红色清",则说明 MPMVA 焦点在视网膜前,没有过矫(图 1-8-5),可通过加负镜,将焦点移到视网膜上,变为红绿一样(图 1-8-6)。

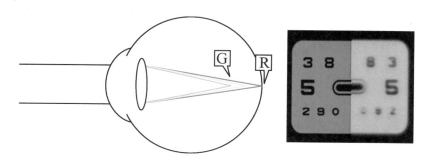

图 1-8-5　顾客回答红色清时被检眼中焦点位置

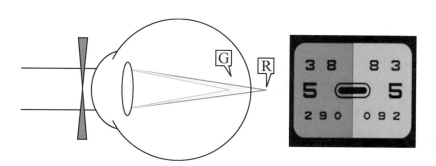

图 1-8-6　加负镜至红绿一样时被检眼中焦点位置

　　如果顾客判断"绿色清",则说明 MPMVA 焦点在视网膜后,过矫(图 1-8-7),可通过加正镜,将焦点移到视网膜上,变为红绿一样(图 1-8-8)。

　　2. 双色试验对环境的要求　　该方法需利用人眼屈光系统中的色像差,如环境光线太亮,瞳孔缩小,色像差减少,焦深增加,被检眼很难判断红绿色背景中的视标哪个更清晰。因此,在实施该方法时,应适当调暗检查室的亮度。

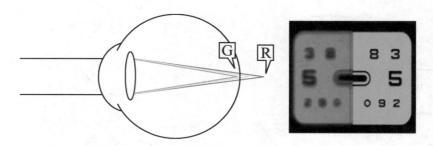

图 1-8-7　顾客回答绿色清时被检眼中焦点位置

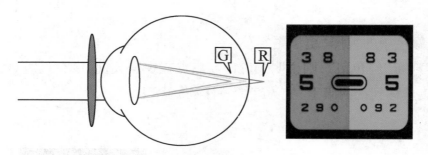

图 1-8-8　加正镜至红绿一样时被检眼中焦点位置

四、实施步骤

1. 将顾客的客观验光结果(电脑验光仪检查结果)置入验光盘中,并调整仪器至适合顾客(实施步骤同任务六中步骤 1~5)。

2. 完成单眼的雾视及 MPMVA(实施步骤同任务七中步骤 6~9)。

3. 投射出红绿视标,指导顾客分辨哪个颜色背景里的视标"更黑更实"。

"请您看着前面的红绿视标。""请先看绿色背景里的视标,再看红色背景里的视标,再看回绿色,哪个颜色里的视标更黑更实?还是一样?"

情况一　顾客回答红色背景里的视标更黑,说明 MPMVA 结果无过矫。加 –0.25DS 后再比较,直到红绿一样,此为双色试验结果(如没有红绿一样,取最后一个红比绿清的度数为双色试验结果)。

情况二　顾客回答红绿背景里的视标一样黑,需验证。加 +0.25DS 后再比较,变为红色背景里的视标更黑,去掉所加的 +0.25DS,说明 MPMVA 结果足矫。

情况三　顾客回答绿色背景里的视标更黑,说明 MPMVA 结果过矫。需加正镜至红色背景里的视标更黑,再加负镜至红绿一样。或重新做雾视和 MPMVA。

情况四　顾客回答红绿背景里的视标一样黑,加 +0.25DS 后,再次比较,依然是红绿一样,说明 MPMVA 过矫。处理步骤同情况三。

4. 举例(记录格式)

某顾客电脑验光结果:右眼为 –2.50DS,左眼为 –3.00DS。

右眼				左眼			
度数	视力	双色	备注	度数	视力	双色	备注
0.00	0.12			0.00	0.1		
−2.50DS	1.2			−3.00DS	1.2		
−1.00DS	0.5			−1.50DS	0.4		
−0.50DS	0.3			−1.75DS	0.5		
−0.75DS	0.4			−2.00DS	0.6		
−1.00DS	0.6-			−2.25DS	0.8		
−1.25DS	0.8			−2.50DS	1.0	R>G	
−1.50DS	1.0			−2.75DS	1.2	R=G	MPMVA 结果足矫,此为双色试验结果
−1.75DS	1.2	R>G	MPMVA 结果无过矫	−3.00DS	1.2		
−2.00DS	1.2	R=G	此为双色试验结果				

五、实训与评价

【实训】 选择电脑验光仪检查结果中无散光(或散光≤0.50DC,并进行等效球镜处理)的同学做你的顾客,以电脑验光仪检查结果为主觉验光的起始点,运用雾视法、MPMVA 和双色试验进行单眼球性主觉验光,并将过程和结果记录在下表中:

顾客姓名＿＿＿＿＿＿＿＿＿＿＿＿＿＿＿＿　　　　仪器编号＿＿＿＿＿＿＿＿＿＿＿＿＿＿

电脑验光结果:右眼＿＿＿＿＿＿＿＿＿＿＿＿＿＿

　　　　　　左眼＿＿＿＿＿＿＿＿＿＿＿＿＿＿

右眼				左眼			
度数	视力	双色	备注	度数	视力	双色	备注

运用雾视法、MPMVA 和双色试验进行单眼主觉验光,检查结果记录:

眼别	度数	矫正视力
右眼		
左眼		

【评价】 参照该评分标准进行自评、互评、组长评价和教师考核(操作应在 10 分钟内完成,如超过 10 分钟应重做)。

考核要点	分值	评分标准	扣分	得分
表达沟通	10	要求规范用语,表达清晰准确,语调亲切,与顾客有效交流,酌情扣分		
调整	10	正确开机,不会开机零分;调整组合台高度合适,调整验光盘水平、平行,调整光心距,一项不调扣 5 分;不会开视标投影仪,扣 10 分;未向顾客解释如何配合检查,扣 10 分		
雾视法	20	未检查裸眼视力,扣 10 分;未检查起始度数的矫正视力,扣 10 分;估算雾视量不正确,扣 20 分;雾视度数加反,扣 20 分;未雾视到 0.3~0.5,扣 10 分;未鼓励顾客分辨更小视标,扣 10 分		
MPMVA	20	每次只加 –0.25DS,加错一次扣 10 分;未鼓励顾客分辨更小视标,扣 10 分;结果判断错误,扣 20 分;结果不合理,扣 20 分		
双色试验	20	指引顾客分辨红绿视标的顺序错误,扣 10 分;红比绿清时加正镜,扣 20 分;红比绿清时加负镜直至绿清,扣 10 分;红绿一样时,没有加 +0.25DS 进行验证,扣 10 分;绿比红清时加负镜,扣 20 分;绿比红清未加正镜至红清者,扣 10 分;双色试验结果判断错误的,扣 20 分		
结果记录	10	记录规范清晰得分,不符合要求酌情扣分;忘记写仪器编号,扣 5 分,漏写一项,扣 5 分;向顾客解释错误一项,扣 5 分;仪器未归零,扣 10 分		
行为规范	10	要求穿工作服,仪容整洁,口气清新,态度严谨,言谈举止大方得体,酌情扣分		

自我评价:＿＿＿＿＿＿＿＿＿＿ 同学互评:＿＿＿＿＿＿＿＿＿＿

组长评价:＿＿＿＿＿＿＿＿＿＿ 教师评价:＿＿＿＿＿＿＿＿＿＿

【讨论】 完成自己的练习后,观察其他同学的操作过程,阅读操作记录,交流操作经验。讨论在进行双色试验检查时哪种情况最多? MPMVA 度数下绿比红清,通常出现在哪种屈光状态?

六、常见问题

1. 为何要先看绿,再看红,再看回绿?

MPMVA 度数注视红绿视标,绿色焦点比红色焦点更有机会在视网膜前,被检眼注视绿色背景视标时,与雾视法的原理一样,可帮助放松调节;而红色焦点比绿色焦点更有可能在视网膜后,被检眼注视红色背景视标时,有可能为了看清视标而动用调节。因此先看绿,再看红,再看绿,减少注视红色背景视标的时间,增加看绿色背景视标的时间,有利于放松调节。

2. MPMVA 度数刚好是红绿一样,是否就说明 MPMVA 度数刚好正矫?

由于单眼遮盖情况下进行的雾视法和 MPMVA,调节难于完全放松。当 MPMVA 度数判断红绿一样时,也有可能被检眼已经动用调节将黄色焦点聚焦在视网膜上,由于并不知道此时的被检眼有无调节,通过加 +0.25DS 验证的方法来判断。

MPMVA 度数红绿一样,加 +0.25DS 后红比绿清,说明焦点移到视网膜前,可判断该 MPMVA 足矫。例如:

度数	视力	双色	备注
−1.00DS	0.8		
−1.25DS	1.0	R>G	
−1.50DS	1.2	R=G	MPMVA 足矫,此为双色试验结果
−1.75DS	1.2		

MPMVA 度数红绿一样,加 +0.25DS 后依然还是红绿一样,说明焦点还在视网膜上,所加的正镜抵消了晶状体的调节,判断该 MPMVA 度数为过矫。例如:

度数	视力	双色	备注
−0.75DS	0.6		
−1.00DS	0.8	R>G	
−1.25DS	1.0	R=G	此为双色试验结果
−1.50DS	1.2	R=G	MPMVA 过矫
−1.75DS	1.2		

3. MPMVA 度数判断绿比红清,是否加正镜至红绿一样就可以了?

MPMVA 度数绿比红清,说明焦点已在视网膜后,属于过矫情况,被检眼可能已经动用了调节。这时加正镜至红绿一样,并不知道此时的被检眼有无调节,还需继续加正镜至

红比绿清,焦点移到视网膜前,再加负镜至红绿一样。例如:

度数	视力	双色	备注
−0.75DS	0.6		
−1.00DS	0.8	R>G	
−1.25DS	1.0	R=G	此为双色试验结果
−1.50DS	1.2	R<G	MPMVA 过矫
−1.75DS	1.2		

4. MPMVA 度数红比绿清,加负镜至红绿一样时,还需加一个 −0.25DS 验证吗?

不需要。当红比绿清加负镜至红绿一样时,说明焦点已在视网膜上,再加一个 −0.25DS 只会刺激调节,而调节是验光中最不想要的,应尽可能避免。例如:

度数	视力	双色	备注
−0.75DS	0.6		
−1.00DS	0.8		
−1.25DS	1.0		
−1.50DS	1.2	R>G	MPMVA 无过矫
−1.75DS	1.2	R=G	此为双色试验结果

5. 双色试验中没有红绿一样的情况怎么办?

MPMVA 度数判断红比绿清,加 −0.25DS 后即变为绿比红清,说明焦点已移到视网膜后,而验光中要尽可能避免调节的出现,因此只能选择最后一个红比绿清作为双色试验的结果。(再加一个 −0.25DS 就变为绿清)。例如:

度数	视力	双色	备注
−0.75DS	0.6		
−1.00DS	0.8		
−1.25DS	1.0		
−1.50DS	1.2	R>G	MPMVA 无过矫,此为双色试验结果
−1.75DS	1.2	R<G	

6. MPMVA 度数,顾客回答红清,加好几次负镜后,顾客还是回答红清,怎么办?

回到 MPMVA 度数,再次向顾客解释判断哪个颜色里的视标更黑更实,而不是看哪个颜色清晰,重新实施双色试验。如情况没有改善,放弃双色试验,保留 MPMVA 度数。

七、注意事项

1. 青少年儿童的调节力强，验光过程中调节很难稳定在静止状态，在实施双色试验时，要谨慎分析顾客的回答。在指引顾客分辨红绿视标时，也可以这样指引："请一直看着绿色背景里的视标，偶尔看一眼红色背景里的视标，哪个颜色里的视标更黑更实？还是一样？"这样通过增加注视绿色背景视标的时间来帮助被检眼放松调节。

2. 在指引顾客分辨红绿视标时，"更黑更实"比"更清晰"的表达，更能引导顾客仔细比较细微的差别。

3. 在指引顾客分辨红绿视标时，避免说成"红色清还是绿色清。"这样会误导顾客比较哪个颜色更清晰，而不是里面的视标更清晰，顾客常常会以自己对颜色的喜好或颜色的明亮度来做判断，误导检查结果。

4. 双色试验有两个用途，一个用来判断 MPMVA 度数有无过矫，一个用双色试验结果做交叉柱镜精确柱镜的工作球镜（详见情境二）。

八、拓展知识

大自然中有个非常美妙的现象——彩虹（图 1-8-9）。

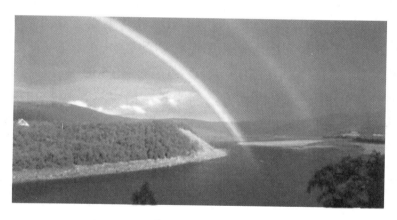

图 1-8-9　彩虹

彩虹的形成是太阳光照射在空气的小水珠中，光线发生了折射，由于不同波长光在同一介质中的传播速度不同，偏折程度也不同，结果不同波长光所代表的不同颜色被分散开来，形成了不同颜色按照规律排列组合而成的彩虹。此现象在物理光学中称为"色散"。双色试验就是利用了人眼屈光系统中的这种色散现象。

自然光中的可见光是由不同波长的光混合组成的，在空气中传播速度基本相同，不能分开，所以人眼看不到各种颜色。但通过物体吸收或反射后，仅部分波长的光进入人眼，就会感知到颜色。

红绿视标也有一定的要求，红色光波长 620nm，色像差值为 +0.24DS；绿色光波长

535nm,色像差值 −0.21DS。当黄色光聚焦在视网膜上时,红色焦点和绿色焦点离视网膜的距离大致相同,被检眼才会判断为红绿一样。另外,由于红绿焦点之间的度数差异只有 0.50DS,在被检眼视力模糊的情况下实施双色试验,被检眼会因为红绿视标都很模糊而无法判断哪个颜色里视标更黑更实,因此双色试验应在 MPMVA 度数的基础上去实施。

　　双色试验是基于屈光系统的色像差来设计的,与被检眼视网膜的辨色能力无关,因此即使是色觉异常者,也可以实施双色试验,只是引导顾客的方法应改为"先看右边,再看左边,再看右边,哪边的视标更黑更实?还是一样?"(右边为绿色,左边为红色)。对于全色盲的顾客,由于红绿背景都呈现为灰色,而灰度的不同会影响对比度,从而影响判断,慎用。

练习题(单选题)

1. 在进行双色试验检查时,+1.00DS 时顾客回答为绿色背景下的视标清,那下一步应调整为哪个度数?(　　)

   A. +1.50DS　　　　　　B. +1.00DS　　　　　　C. +1.25DS　　　　　　D. +0.75DS

2. 实施双色试验时要求(　　)。

   A. 雾视到 0.3 时实施　　　　　　　　　　B. 雾视到 0.5 时实施

   C. MPMVA 度数上实施　　　　　　　　　　D. 任意度数上都可以实施

3. 实施双色试验时,顾客回答为红色背景里视标更黑更实,那么应(　　)。

   A. 加 +0.25D　　　　B. 减 +0.25D　　　　C. 加 +0.50D　　　　D. 减 +0.50D

4. 实施双色试验时,−2.25DS 顾客回答为红色背景下的视标清,−2.50DS 为绿色背景下的视标清,那双色试验的结果为(　　)。

   A. −2.00DS　　　　　　B. −2.25DS　　　　　　C. −2.50DS　　　　　　D. −2.25DC

5. 红光相对于绿光是(　　)的可见光。

   A. 速度最慢　　　　B. 折射率大　　　　C. 波长较短　　　　D. 波长较长

6. 光线通过近视眼的屈光系统后,更靠近视网膜的是(　　)。

   A. 绿光　　　　　　B. 红光　　　　　　C. 可见光　　　　　　D. 黄光

7. 双色试验时引导顾客注视的顺序是(　　)。

   A. 只看红色视标

   B. 只看绿色视标

   C. 先看绿色视标,再看红色视标,再看绿色视标

   D. 先看绿色视标,再看红色视标

8. 色弱者(　　)。

   A. 不应用双色试验　　　　　　　　　　B. 也可以用双色试验

   C. 绝对不能用双色试验　　　　　　　　D. 必须双眼同时查双色试验

9. 对于正视眼,色像差是使( )焦点落在视网膜上。

    A. 红光　　　　　　　B. 绿光　　　　　　　C. 蓝光　　　　　　　D. 黄光

10. 实施双色试验时,顾客回答为绿色背景里的视标更黑更实,应加( )镜片。

    A. +0.25DS　　　　　B. −0.25DS　　　　　C. +0.50DS　　　　　D. −0.50DS

11. 双色试验的实施原理是( )。

    A. 光的反射　　　　　B. 透镜的色散　　　　　C. 光直线传播　　　　　D. 透镜球像差

12. 光线通过近视眼的屈光系统后,黄光的焦点较绿光( )。

    A. 靠前　　　　　　　B. 靠后　　　　　　　C. 靠上　　　　　　　D. 靠下

13. 光线通过远视眼的屈光系统后,更靠近视网膜的是( )。

    A. 绿光　　　　　　　B. 红光　　　　　　　C. 可见光　　　　　　　D. 黄光

14. 在进行双色试验检查时,−3.50DS 时顾客回答为绿色背景下的视标清,−3.25DS 时为红绿色背景下的视标一样清,那下一步应做( )。

    A. 确定双色试验的结果为 −3.25DS

    B. 确定双色试验的结果为 −3.50DS

    C. 球镜度数增加 +0.25DS,再询问一次

    D. 球镜度数增加 −0.25DS,再询问一次

15. 实施双色试验时,顾客回答红比绿清,表示该眼为( )状态,黄光焦点位于视网膜( )方。

    A. 近视、后　　　　　B. 近视、前　　　　　C. 远视、后　　　　　D. 远视、前

16. 实施双色试验时,−3.00DS 时顾客回答红色背景下的视标清,那下一步应调整为( )。

    A. −3.25DS　　　　　B. −2.75DS　　　　　C. −3.00DS　　　　　D. −3.00DC

17. 某顾客在实施双色试验时,总是说红色清,应( )。

    A. 放弃双色试验　　　　　　　　　　B. 一直加负镜直到出现红绿一样

    C. 再重新雾视　　　　　　　　　　　D. 不能验光

18. 光线通过近视眼的屈光系统后,绿色焦点较红色焦点( )。

    A. 靠前　　　　　　　B. 靠后　　　　　　　C. 靠上　　　　　　　D. 靠下

19. MPMVA 的结果为 −2.50DS,双色试验的结果为 −2.25DS R=G,可判断( )。

    A. MPMVA 结果准确　　　　　　　　B. MPMVA 结果过矫

    C. MPMVA 结果欠矫　　　　　　　　D. 双色试验结果准确

20. 实施双色试验时,要求顾客注视红绿视标的顺序为先绿后红再绿,其目的是( )。

    A. 被检眼不易疲劳

    B. 有利于被检眼达到调节的动态平衡

    C. 避免调节的发生,影响双色试验的判断

    D. 避免绿色背景引发被检眼的调节

任务九　运用棱镜分离法进行双眼平衡

一、学习目标

1. 熟练运用棱镜分离法进行双眼平衡。
2. 能参照单眼雾视的方法完成双眼雾视。
3. 能参照单眼 MPMVA 的方法完成双眼 MPMVA。
4. 能运用双色试验判断双眼 MPMVA 结果有无过矫。
5. 能说明棱镜分离法进行双眼平衡的目的、前提条件和优缺点。

二、任务描述

运用棱镜分离法为顾客进行双眼平衡，平衡后完成双眼 MPMVA，运用双色试验判断双眼 MPMVA 的结果是否过矫。

三、知识准备

单眼注视状态下，调节放松会受到阻碍，且先右后左的时间差，还会导致左右眼过矫的程度不同（例如右眼过矫 –0.25DS，左眼过矫 –0.50DS）。因此单眼验光的结果并不一定精准，还需运用双眼雾视来使调节进一步放松；雾视状态下进行双眼平衡，使双眼的调节状态一致；再通过双眼 MPMVA 使焦点同时逐步移到视网膜上，获得准确的验光结果。

双眼平衡的目的：使双眼调节平衡并完全放松。

（以右眼过矫 –0.25DS，左眼过矫 –0.50DS 为例，画图进行分析）

1. 右眼单眼验光结果为 –2.50DS，矫正视力 1.2。先进行右眼的单眼雾视，加 +1.00DS 后视力刚好雾视到 0.5。但由于单眼状态下，调节放松受阻，仍存在 +0.25DS 的调节（图 1-9-1）。

2. 左眼单眼验光结果为 –3.00DS，矫正视力 1.2。单眼雾视 +1.00DS 后，视力 0.6，再增加 +0.25DS 雾视后，视力刚好雾视到 0.5。但由于单眼状态下，调节放松受阻，仍存

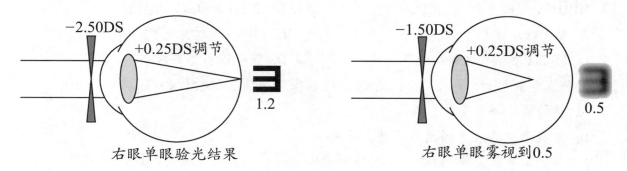

右眼单眼验光结果　　　　　　　　　右眼单眼雾视到0.5

图 1-9-1　右眼单眼雾视后示意图

在 +0.50DS 的调节（图 1-9-2）。

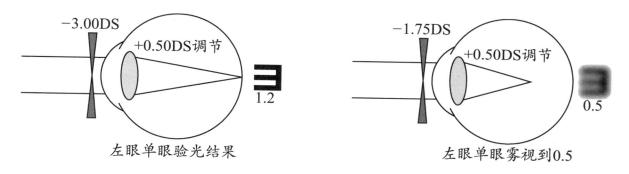

图 1-9-2　左眼单眼雾视后示意图

3. 双眼打开后视力为 0.7，说明单眼状态下难于放松的调节进一步放松，焦点向视网膜移动，更清晰一些。由于是双眼注视，并不知道两眼是否一致（图 1-9-3）。

4. 双眼同时增加 +0.50DS 的正镜度，使双眼视力雾视到 0.5。此时双眼视状态下调节更加容易放松，调节应已完全放松为零（图 1-9-4）。

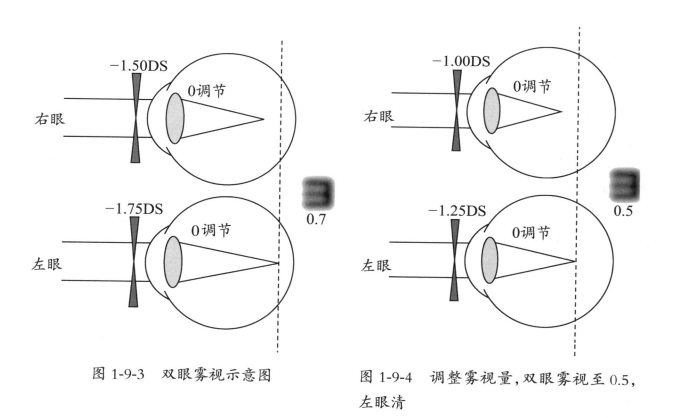

图 1-9-3　双眼雾视示意图 图 1-9-4　调整雾视量，双眼雾视至 0.5，
左眼清

5. 棱镜分离进行比较，左眼相对较清（图 1-9-4），左眼前增加 +0.25DS，再比较，变为一样模糊（图 1-9-5）。

6. 双眼同时增加 −0.25DS 后，再次比较，依然一样，可判断为双眼已平衡，去掉棱镜。双眼每次同时加 −0.25DS，视力逐步提高至最佳（图 1-9-6）。

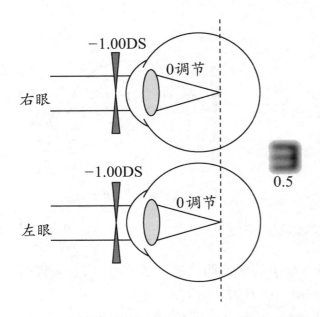

图 1-9-5 清晰眼前加 +0.25DS 后,双眼
一样模糊

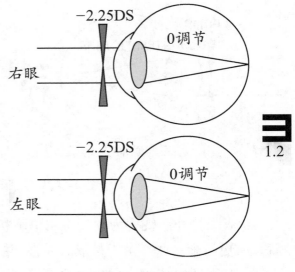

图 1-9-6 双眼 MPMVA

7. 双眼再同时增加 –0.25DS,顾客主观感
觉"更清晰"了,实际视力并没有提高。因为
过矫的 –0.25DS 令双眼产生 +0.25DS 的调节,
而焦点依然聚焦在视网膜上,视力不会再提升
(图 1-9-7)。由于调节的存在,感觉视标"更黑
更小"了,对比度增加了,主观容易判断为"更
清晰"。

8. 棱镜分离进行左、右眼比较是如何
做到的? 通过棱镜的作用,创设一个环境,令
顾客双眼同时注视,但左右眼的像却又是分
开的,可直观比较哪只眼看到的视标更清晰
一些。

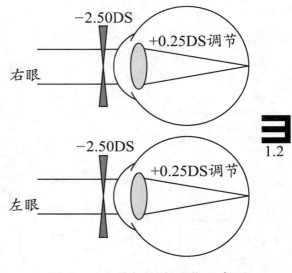

图 1-9-7 "变小变黑"示意图

先将双眼的棱镜转到视孔前面,旋转棱镜的大齿轮(图 1-9-8),使 0 位于鼻侧水
平位置,并听到"咔嗒"声,然后旋转小齿轮(图 1-9-9),使右眼的 ▲ 对齐"0"刻度上
的数字"3",表示右眼 3△BU,使左眼的"▲"对齐"0"刻度下的数字"3",表示左眼
3△BD(图 1-9-10)。

光线通过棱镜后,光线向棱镜底方向偏折,眼睛看到的物像向棱镜顶方向移位。
因此,右眼置入 BU 的棱镜,看到的视标向下移位,为第二行;左眼置入 BD 的棱
镜,看到的视标向上移位,为第一行。眼前所加的棱镜底向,与视标的位置刚好相
反(图 1-9-11)。

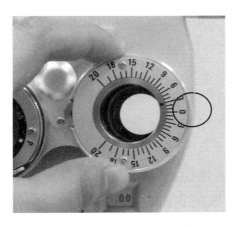
图 1-9-8　旋转棱镜大齿轮使"0"位于鼻侧水平位

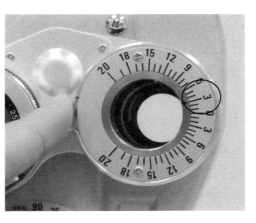
图 1-9-9　旋转棱镜小齿轮使右眼的"▲"对齐"0"刻度上的数字 3

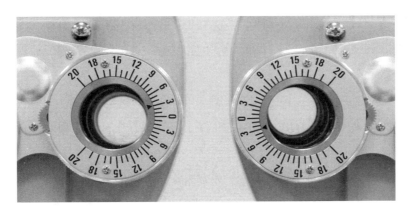
图 1-9-10　右眼 3$^\triangle$BU，左眼 3$^\triangle$BD

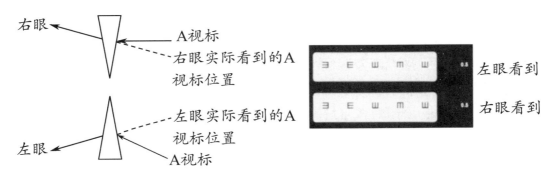
图 1-9-11　棱镜分离示意图

四、实施步骤

1. 将顾客的客观验光结果（电脑验光仪检查结果）置入验光盘中，并调整仪器至适合顾客（实施步骤同任务六中步骤 1~5）。

2. 完成单眼的雾视及 MPMVA（实施步骤同任务七中步骤 6~9）。

3. 运用双色试验判断 MPMVA 结果是否过矫（实施步骤同任务八中步骤 10）。

4. 遮盖左眼，右眼再雾视 +1.00DS，视力应雾视到 0.5~0.6。雾视后视力高于 0.6 者，确定视力,再加入足够量的正镜度(计算方法同雾视法),直至视力雾视到 0.5~0.6。雾视后视力低于 0.5 者,确定视力,每次只增加 −0.25DS,直至视力雾视到 0.5~0.6。

5. 遮盖右眼,重复步骤 11,将左眼雾视到 0.5~0.6。

6. 打开双眼,检查双眼视力。视力高于 0.6 者,确定视力,双眼同时再加入足够量的正镜度(计算方法同雾视法),直至双眼视力雾视到 0.5~0.6(正常双眼视觉情况下,不应该出现双眼视力低于 0.5 的情况)。

7. 请顾客闭上眼睛。如图(见图 1-9-10)置入棱镜,右眼 $3^{\triangle}$BU,左眼 $3^{\triangle}$BD,分离 0.5 或 0.6 单行视标(左右眼棱镜底向可以调换,但两眼的底向必须相反)。

8. 请顾客睁开双眼。询问顾客是否看到两行视标,并指导顾客比较两行视标是否一样模糊。

遮住左眼,"现在是不是看到一行视标?";遮住右眼,"现在是不是看到一行视标?";打开双眼,"现在是不是看到两行视标?"(可用手、遥控器或遮盖板遮盖)。

"两行视标是否一样模糊?""两行视标亮度不一样是正常的,主要分辨两行视标的模糊程度是否一样。"

9. 如顾客回答为"一样",进行下一步。如顾客回答为"不一样",询问"哪一行视标稍清晰?"在清晰眼前加 +0.25DS 正镜度,再次询问,再次调整。直至双眼"一样"模糊。

10. 双眼同时加 −0.25DS,重复 16 步骤,顾客再次回答"一样",则已双眼平衡;如果顾客回答"不一样",重复 15~17 步骤,直至双眼连续两个镜度"一样"模糊。该步骤是为了验证上一步是否真的已经达到双眼平衡。

11. 确定双眼平衡后去掉棱镜,检查双眼矫正视力。

12. 双眼每次同时增加 −0.25DS,鼓励顾客辨认更小一行视标,直至双眼 MPMVA。还可运用"变小变黑法"来判断双眼的 MPMVA 结果,详见情境一任务七。不同点在于调整度数时需双眼等量同时调整。

13. 投射红绿视标,运用双色试验判断双眼 MPMVA 结果有无过矫(详见情境一任务七,不同点在于调整度数时需双眼等量同时调整)。双眼 MPMVA 结果无过矫或足矫的情况下,取双眼 MPMVA 结果为主觉验光结果。

14. 检查完成,请顾客休息,仪器归零。向顾客解释检查结果。

"您左眼的检查结果是近视 ×××,矫正视力 ×××;右眼的检查结果是近视 ×××,矫正视力 ×××。"

15. 举例(记录格式)

接情境一任务八单眼验光结果继续完成双眼雾视、双眼平衡、双眼 MPMVA 和双眼双色试验。右眼单眼验光结果为 −1.75DS,左眼单眼验光结果为 −2.75DS。

实施步骤	右眼		左眼		双眼
	度数	视力	度数	视力	双眼视力和备注
单眼验光结果	−1.75DS	1.2			
单眼再次雾视	−0.75DS	0.5			
单眼验光结果			−2.75DS	1.2	
单眼再次雾视			−1.75DS	0.6	
			−1.50DS	0.5	
双眼视力	−0.75DS		−1.50DS		0.8
双眼雾视	−0.25DS		−1.00DS		0.5
棱镜分离	3△BU		3△BD		第一行清
	−0.25DS		−0.75DS		两行一样
验证	−0.50DS		−1.00DS		两行一样
去除棱镜					0.5
双眼 MPMVA	−0.75DS		−1.25DS		0.6
	−1.00DS		−1.50DS		0.8
	−1.25DS		−1.75DS		1.0
	−1.50DS		−2.00DS		1.2 MPMVA 结果
	−1.75DS		−2.25DS		1.2
双色试验	−1.50DS		−2.00DS		R>G MPMVA 无过矫

16. 思考结果的合理性　双眼平衡后双眼 MPMVA 的结果应该与单眼验光结果一样或比其正镜度更多。该例中双眼结果比单眼多 +0.50DS,双眼矫正视力 1.2,结果合理。验光结果记录如下:

	球镜度数	柱镜度数	轴位	矫正视力
右眼	−1.50DS	—	—	1.2
左眼	−2.00DS	—	—	

17. 球性主觉验光流程图(该流程仅适合已确定无散光的顾客):

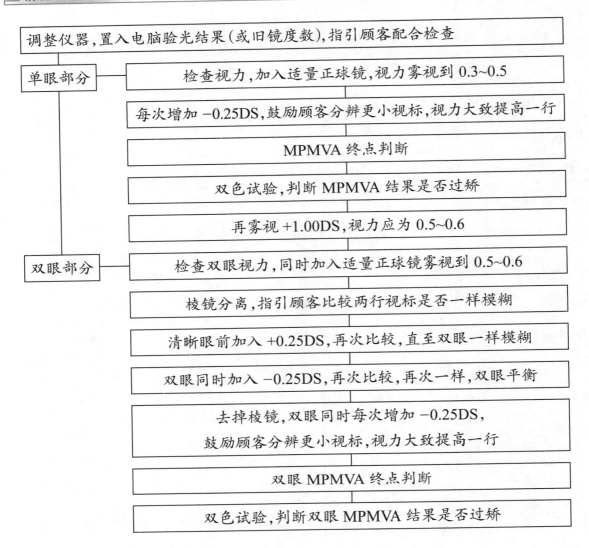

调整仪器,置入电脑验光结果(或旧镜度数),指引顾客配合检查

单眼部分

检查视力,加入适量正球镜,视力雾视到 0.3~0.5

每次增加 -0.25DS,鼓励顾客分辨更小视标,视力大致提高一行

MPMVA 终点判断

双色试验,判断 MPMVA 结果是否过矫

再雾视 +1.00DS,视力应为 0.5~0.6

双眼部分

检查双眼视力,同时加入适量正球镜雾视到 0.5~0.6

棱镜分离,指引顾客比较两行视标是否一样模糊

清晰眼前加入 +0.25DS,再次比较,直至双眼一样模糊

双眼同时加入 -0.25DS,再次比较,再次一样,双眼平衡

去掉棱镜,双眼同时每次增加 -0.25DS,
鼓励顾客分辨更小视标,视力大致提高一行

双眼 MPMVA 终点判断

双色试验,判断双眼 MPMVA 结果是否过矫

五、实训与评价

【实训】 选择电脑验光仪检查结果中无散光(或散光≤0.50DC,并进行等效球镜处理)的同学做你的顾客,以电脑验光仪检查结果为主觉验光的起始点,运用雾视法、MPMVA 和双色试验进行单眼球性主觉验光,再进行双眼雾视、双眼平衡、双眼 MPMVA 和双眼双色试验完成整个验光流程,并将双眼部分的过程和结果记录在下表中:

顾客姓名＿＿＿＿＿＿＿＿＿＿＿＿＿＿＿　　　　仪器编号＿＿＿＿＿＿＿＿＿＿＿＿

电脑验光结果:右眼＿＿＿＿＿＿＿＿＿＿＿＿

　　　　　　　左眼＿＿＿＿＿＿＿＿＿＿＿＿

实施步骤	右眼		左眼		双眼
	度数	视力	度数	视力	双眼视力和备注
单眼验光结果					
单眼再次雾视					

实施步骤	右眼		左眼		双眼
	度数	视力	度数	视力	双眼视力和备注
单眼验光结果					
单眼再次雾视					
双眼视力					
双眼雾视					
棱镜分离					
验证					
去除棱镜					
双眼 MPMVA					
双色试验					

球性主觉验光结果记录：

眼别	度数	矫正视力
右眼		
左眼		

【评价】 参照该评分标准进行自评、互评、组长评价和教师考核(操作应在 15 分钟内完成,如超过 15 分钟应重做)。

考核要点	分值	评分标准	扣分	得分
表达沟通	10	要求规范用语,表达清晰准确,语调亲切,与顾客有效交流,酌情扣分		
调整	10	正确开机,不会开机零分;调整组合台高度合适,调整验光盘水平、平行,调整光心距,一项不调扣5分;不会开视标投影仪,扣10分;未向顾客解释如何配合检查,扣10分		
单眼再雾视	10	未检查矫正视力,扣5分;未雾视+1.00DS,扣5分;视力未雾视到0.5~0.6的,扣10分		
双眼雾视	10	未检查双眼矫正视力,扣5分;双眼视力>0.6,不会调整的,扣10分;未双眼同时加减度数的,扣5分;未雾视到0.5~0.6的,扣10分		
棱镜分离	10	棱镜放置错误,扣10分;放置棱镜前未嘱顾客闭眼的,扣5分;未询问顾客是否看到两行视标的,扣5分;顾客不能看到两行视标,未进行处理的,扣5分;视标错误,扣5分		
双眼平衡	10	未指引顾客如何比较或指引错误的,扣5分;清晰眼前加+0.25DS,加错眼别,扣10分;模糊眼前加–0.25DS的,扣10分;双眼一样后,未同时加–0.25DS再次比较验证的,扣10分		
双眼MPMVA	10	未检查双眼视力的扣5分;每次只能加–0.25DS,否则扣10分;未鼓励顾客分辨更小视标,扣5分;未达到分辨不出方向就加度数的,扣5分;MPMVA结果判断错误,扣10分;未双眼同时加减度数的,扣5分		
双眼双色试验	10	红绿视标错误,扣5分;未指引顾客如何比较,扣10分;指引顾客比较红绿视标顺序错误,扣10分;加反度数,扣10分;判断MPMVA结果是否过矫错误的,扣10分;未双眼同时加减度数的,扣5分		
结果记录	10	记录规范清晰得分,不符合要求酌情扣分;忘记写仪器编号,扣5分;漏写一项,扣5分;向顾客解释错误一项,扣5分;仪器未归零,扣10分		
行为规范	10	要求穿工作服,仪容整洁,口气清新,态度严谨,言谈举止大方得体,酌情扣分		

自我评价:_____   同学互评:_____

　　组长评价:_____   教师评价:_____

完成自己的练习后,观察其他同学的操作过程,阅读操作记录,交流操作经验。

六、常见问题

1. 置入棱镜后,顾客不能看到两行视标。

检查是否有一只眼被遮盖。

检查旋转棱镜是否转到"咔嗒"位,有无错位。

检查双眼前的旋转棱镜"0"位是否转到水平鼻侧正确位置并听见"咔嗒"声,有无错位(图 1-9-12)。

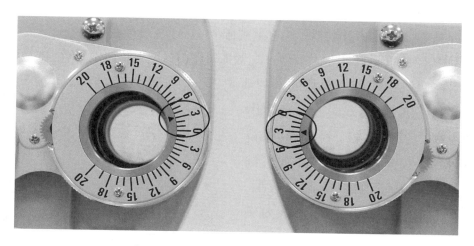

图 1-9-12 旋转棱镜"0"位错位

检查置入棱镜的底向是否错误,两眼前的棱镜底向必须是相反的,也就是说右眼为BD,左眼必须为 BU,或者反过来。如果两眼前都为 BU(图 1-9-13),双眼看到的像均向下移位,并不能分离。

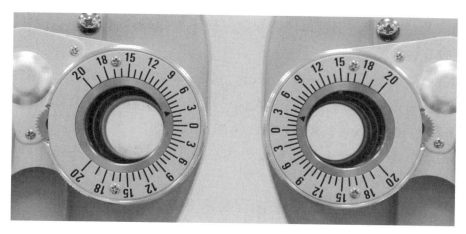

图 1-9-13 双眼棱镜均为 BU

分别遮盖顾客左右眼,引导顾客留意右眼可以看到一行视标,左眼也能看到一行视标,当双眼注视时可同时看到两行视标。

有些顾客垂直方向的融像能力很强,可将双眼前的棱镜度从 3 增加到 4。

如果通过上述检查和调整,顾客还是不能看到两行视标,改用 Worth-4-dot 检查该顾客是否具有双眼同时视的能力。

2. 顾客回答右眼清时,在右眼前加 +0.25DS,变为左眼清,左眼前加 +0.25DS 后,又变为右眼清,该怎么办?

由于光学镜片多采用 0.25D 为一级,没有中间 0.125D 的度数。遇到这样不能一样模糊的情况时,通常保留顾客的主视眼稍清一些,或参考顾客的旧镜矫正视力,保留旧镜清晰眼稍清。如配镜后非主视眼视力优于主视眼,将干扰顾客原视觉习惯,而引起各种不适感,故应避免非主视眼比主视眼清。

3. 什么是主视眼?如何检查顾客的主视眼?

就如双手中有一只手起主导作用一样,双眼中也有一只眼起主导作用。

让顾客手持一张中间有个圆孔的卡片或光碟,或指导顾客双手掌交叉为一个三角形,将手伸直与眼睛平齐,顾客双眼睁开通过中间的圆孔注视视力表上的某个视标,并保持不动(图 1-9-14)。检查者遮住顾客左眼,询问顾客是否还能看见该视标;再遮盖右眼,询问是否看见视标。能看见视标的眼为主视眼。

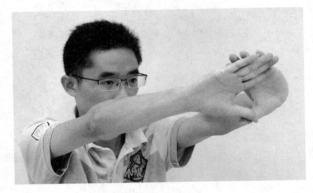

4. 棱镜分离时,通过调整顾客已经回答"两行视标一样模糊",为何还要加 –0.25DS 再比较一次?

图 1-9-14 主视眼检查

在雾视状态下进行棱镜分离双眼平衡的好处是,为了看清视标而被迫放松调节,双眼处于调节静止状态,但缺点是视标模糊,细微的清晰度差异顾客难于分辨出来,影响平衡的判断。因此一次的一样是不足以证明双眼已经平衡,双眼同时增加 –0.25DS 后,再次比较一样,才比较有说服力。

有些验光师认为,更理想的办法是在进行双眼 MPMVA 时,每增加 –0.25DS 都比较一次。但这样做,一方面太烦琐,验光时间太长;另一方面棱镜的存在会影响清晰度的判断,同时也打破了双眼融合,影响双眼 MPMVA 结果的判断。

折中的方法是,雾视状态下进行棱镜分离双眼平衡,连续两次一样,可判断为双眼已平衡,去掉棱镜继续双眼 MPMVA。

5. 棱镜分离时,通过调整顾客回答两行视标一样,双眼同时增加 –0.25DS 后,顾客回答不一样,右眼清,这是为什么?

可能的原因是,第一次调整为一样时,视标较为模糊,顾客很难分辨出细微的差异,双眼同时增加 –0.25DS 后,视标稍清晰,细微的差异被发现,再次表现出不一样。只需要继续在清晰眼前加 +0.25DS,一样后再双眼同时加 –0.25DS,再次一样,就可判断为已平衡。

6. 棱镜分离时,顾客总是说第一行视标比第二行亮一些,这正常吗?

由于双眼的黄斑功能并不完全一样,因此会出现两眼亮度不一的感觉。向顾客解释,这是正常现象,现在只需要比较视标的模糊程度是否一致,而不用理会背景的亮度是否一致。

7. 棱镜分离时,顾客发现两行视标分得很开,一个在右,一个在左,这样正常吗?

说明该顾客有比较大的隐斜视,没有棱镜分离时,隐斜视可被双眼的融合功能所代偿,并没有什么感觉。而此时通过棱镜分离,打破其双眼的这种融合功能,隐斜视被释放出来,这样两行视标除了上下分离外,还表现出水平方向上的"错位"。向顾客解释,这是正常现象。只要顾客还能看到完整的两行视标,依然可以继续完成该步骤。

七、注意事项

1. 应在顾客闭上双眼的时候,才置入和去掉棱镜,以减少验光过程中的不适感。

2. 棱镜分离法是以双眼视力的模糊程度是否一致,来进行判断和平衡的。因此,该方法只适用于双眼最佳矫正视力一致的顾客。对于双眼最佳矫正视力不同的顾客,应采用偏振红绿视标法。

3. 棱镜分离时,应引导顾客重点比较两行视标的模糊程度是否一样,视标本身就是模糊的,也不要受到背景亮度的干扰。

4. 棱镜分离进行两行视标比较前,应确保顾客能模糊分辨两行视标的方向,既不能太模糊,几乎看不到视标,也不能太清晰,即使动用了调节也不知道。

5. 双眼雾视、双眼 MPMVA、双眼双色试验,这些操作步骤都需要双眼同时等量加减度数,避免每次单只眼进行调整。

八、拓展知识

就双眼平衡的方法有很多种,但有两个共同点,一个是保持双眼注视状态,帮助放松调节;另一个是通过交替遮盖、棱镜、偏振片等方法将左右眼的像分离开来,方便清晰度或模糊度的判断与调整。下面再介绍几种比较常用的双眼平衡方法:

1. 偏振雾视法 双眼雾视、双眼 MPMVA 和双眼双色试验等步骤完全一致。仅仅不同的地方是,用偏振片配合偏振视标取代棱镜的分离作用。双眼雾视后,左右眼的内置辅镜均转到"P"位,投影视力表调到三行的偏振视标(图 1-9-15),此时顾客右眼只能看到第一、二行视标,左眼只能看到第二、三行视标,双眼可看到第三行视标,引导顾客比较第一行与第三行视标的模糊程度是否一致,接下来的调整步骤与棱镜分离完全一样。清晰眼前加 +0.25DS,再比较再调整至一样,双

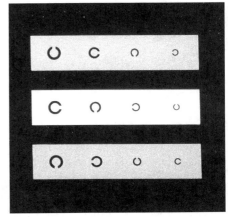

图 1-9-15 偏振视标

眼同时加 –0.25DS,再次比较一样为双眼平衡,继续完成双眼 MPMVA 和双眼双色试验。

2. 偏振法 与偏振雾视法基本一致,不同点是在单眼 MPMVA 的基础上进行双眼比较,而不是在雾视状态下进行比较。单眼验光完成后,置入偏振片,投射偏振视标,引导顾客比较第一行与第三行视标的清晰度,清晰眼前加 +0.25DS,直至双眼一样清晰,移开偏振片,双眼同时雾视 +1.00DS 后,再双眼 MPMVA,结果用双眼双色试验判断有无过矫。优点是清晰视力下,细微的差别容易被顾客发现,缺点是如果非主视眼过矫,还是可能会出现主视眼清晰,非主视眼模糊,结果在主视眼前加 +0.25DS,过矫眼并没有得到修正。

3. 偏振红绿视标法 单眼 MPMVA 的基础上,双眼置入偏振片,投射偏振红绿视标(图 1-9-16),右眼可见上下红绿视标,左眼可见水平红绿视标。在双眼注视状态下,依次将右眼和左眼调整到首次红绿一样的度数(如没有红绿一样,都调整为最后一个红比绿清),去掉偏振片,双眼同时雾视 +1.00DS,再双眼 MPMVA,双眼双色试验判断有无过矫。该方法不是以矫正视力作为依据来调整平衡,而是以双色试验结果作为依据调整平衡,因此也适用于双眼最佳矫正视力不一样的顾客。

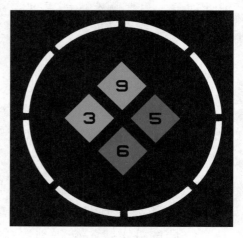

图 1-9-16 偏振红绿视标

 练习题 (单选题)

1. 下列为双眼平衡的方法是( )。

　A. 双色试验　　　　　　　　　　　　B. 偏振红绿视标法

　C. 雾视法　　　　　　　　　　　　　D. 双眼置入 $3^\triangle$BU 的棱镜

2. 右眼置入 $3^\triangle$BU,左眼置入 $3^\triangle$BD 的棱镜,顾客回答第一行稍清时( )。

　A. 右眼前加 +0.25DS　　　　　　　　B. 左眼前加 +0.25DS

　C. 右眼前加 –0.25DS　　　　　　　　D. 左眼前加 –0.25DS

3. 双眼平衡的目的在于( )。

　A. 平衡双眼的最佳矫正视力　　　　　B. 平衡双眼的调节力

　C. 平衡双眼的度数　　　　　　　　　D. 平衡双眼的调节力并降为零

4. 单眼 MPMVA 的结果为 OD–3.00DS,OS–2.75DS,平衡后双眼 MPMVA 的结果可能为( )。

　A. OD–3.50DS OS–3.00DS　　　　　　B. OD–3.00DS OS–3.00DS

　C. OD–2.50DS OS–2.25DS　　　　　　D. OD–2.75DS OS–3.50DS

5. OD–0.25DS OS–0.50DS 时,双眼视力 0.5,棱镜分离第一次回答一样,接下来( )。

　A. 调为 OD–0.50DS OS–0.50DS 再比较一次

　B. 调为 OD–0.50DS OS–0.75DS 再比较一次

C. 调为 OD0.00DS OS-0.25DS 再比较一次

D. 已经平衡,进行双眼 MPMVA

6. OD-2.00DS OS-1.75DS 时,双眼已平衡,双眼视力为 0.6,双眼 MPMVA 的结果可能为（　　）。

A. OD-3.00DS OS-2.75DS

B. OD-1.00DS OS-0.75DS

C. OD-3.00DS OS-2.25DS

D. OD-3.25DS OS-2.75DS

7. 顾客双眼最佳矫正视力不一致,应选用（　　）。

A. 棱镜分离法

B. 偏振法

C. 偏振红绿视标法

D. 无需进行双眼平衡

8. 进行双眼平衡时,当双眼无法一样时,应（　　）。

A. 主视眼清一些

B. 随便一只眼清一些

C. 非主视眼清一些

D. 必须调到双眼一样

9. 棱镜分离时,顾客看不到两行视标,可能的原因是（　　）。

A. 棱镜未调到正确位置

B. 遮盖了一只眼

C. 视标分得太开,顾客没有发现

D. 以上都是

10. 双眼 MPMVA 时,错误的是（　　）。

A. 先调右眼度数,再调左眼度数

B. 双眼同时加减度数

C. 每次双眼同时加 -0.25DS

D. 鼓励顾客分辨更小的视标

任务十　试戴调整与开具处方

一、学习目标

1. 能根据顾客的需求、问诊信息和检查结果,结合远视、近视和屈光参差的处方原则选择合适度数进行试戴。

2. 能指导顾客试戴。

3. 能根据顾客试戴效果进行分析并做出合理的调整。

4. 能开具合适的配镜处方。

二、任务描述

综合分析顾客的来诊目的、病史及用眼需求,结合近视、远视和屈光参差的处方原则,调整主觉验光结果放入试镜架中,指导顾客进行试戴,根据顾客反馈的信息,调整试戴度数,直至顾客获得清晰舒适的远近视力,按规范要求开具处方。

三、知识准备

验光结果并不一定就是配镜处方,验光的目的是尽可能找到顾客的最佳视力和准确度数,通过矫正镜片使无限远处物体发出的光线经调节静止的人眼聚焦在视网膜上,但顾客需要的并不一定是这么好的视力,配戴这样的度数也并不一定就舒适;配镜的目的是视觉上满足顾客的用眼需求,配戴时既要舒适,又能持久地阅读,对眼睛也不会造成损害。但要达到这样的目标并不是那么简单,实际工作中舒适比清晰更重要一些,因为一副不舒适的眼镜即使再清晰,顾客不愿意戴也就没有用了。

要想给顾客配一副清晰而舒适的眼镜,除了熟练掌握验光技术以外,还必须综合考虑顾客的年龄、来诊目的、旧镜度数和光心距、病史、用眼需求、职业特点、生活爱好、戴镜情况等因素,以准确的验光结果为基础,进行分析和平衡,按照顾客的配镜目的和要求,开具个性化的配镜处方。也就是说,验光结果完全相同的两位顾客,经过分析和试戴,得出的配镜处方可能是完全不同的。

现将分析平衡过程中需要考虑的因素,按近视、远视和屈光参差分类,总结归纳如下:

(一) 近视眼的处方原则

近视眼处方的基本原则是:最佳矫正视力的最低负镜度,切忌过矫。

1. 低度近视 儿童青少年,是近视高发、屈光度变化最快的时期,大多数顾客的近视都是从这个时期开始的,通常每年加深 0.50~0.75DS,直到 18~20 岁时才会趋于稳定不再加深。

这一阶段的配镜目的主要是提高视力以满足学习的需要,使不协调的调节和集合关系趋于平衡,减少视疲劳。配戴眼镜也有利于矫正不良的用眼习惯,例如眯眼、凑近看、阅读书写姿势不端正、歪头、借用他人近视眼镜等,减缓近视加深的速度。配镜处方原则是最佳矫正视力最低负镜度完全矫正,切忌过矫,定期(半年至一年)复查。研究提示,无论欠矫还是过矫都会加速近视的进展。低度近视顾客在主觉验光结果试戴时通常较少抱怨有不舒适的感觉。

在配戴方式上,建议低度近视顾客经常配戴。有些人认为近视度数低,看近清晰,可不配戴眼镜,但实际上如近视不矫正,看近时所用调节低于集合,容易导致视疲劳,甚至发生阅读时错行、跳行、视力模糊等现象。

矫正方法首选框架眼镜,安全、简单、实用。针对近视加深速度每年超过 1.00DS 的青少年,可考虑配戴角膜塑形镜(又称 OK 镜),以减缓近视的加深。

该阶段还需特别注意假性近视的鉴别。对于初次验光的儿童青少年,应采用睫状肌麻痹剂散光验光来鉴别。散瞳后视力提高两行或以上者,应怀疑假性近视的存在。如确诊为真性近视,应配镜矫正,因为欠矫状态也会导致近视加深过快。而对于假性近视者,根本不考虑配戴近视眼镜,应进行视功能训练或结合药物进行治疗。最近的研究表明,低度数的并不都是假性近视,绝对不能以度数的高低来判断是否假性近视。

成年人近视度数已经趋于稳定,一般不会发生较大变化。轻度近视顾客试戴时较少抱怨不适感,由于其对于日常生活的影响较小,可选择需要时才配戴,例如开车、开会、听课、看电影等时候才配戴,近距离工作可不配戴。除框架眼镜外,还可以选择角膜接触镜,既满足了美观的需要又方便运动。超过40岁的顾客,除了关注远视力以外,还需注意近视力的矫正,必要时需进行老视验光和开具老视处方。

老年人的轻度近视通常可抵消老视带来的视近困难问题,对远视力要求不高者,可不考虑配镜。这一阶段也会出现新增的近视,这与晶状体密度增加开始出现白内障有关,由于年纪越大适应能力越差,试戴时通常会有不适感,需双眼同时适当减少等量的度数,至顾客感觉舒适为止,方可开具处方。同时也需告诉顾客,配戴近视眼镜后视近会出现困难,看近时需摘掉近视眼镜。

2. 中度近视　相对来说,初次验配就已是中度近视的顾客会少一些。儿童青少年,如果首次配镜就已是中度近视,双眼 MPMVA 结果试戴通常会感觉头晕、眼胀、畏光等症状,双眼同时等量适当降低度数直至顾客感觉舒适,才开具处方,并叮嘱顾客逐步适应,3~6个月后还需复查,复查时应尽量完全矫正,欠矫也容易引起近视加深过快,故应经常配戴。

大部分顾客是从轻度近视开始配戴眼镜,逐年增加后变为中度近视,如验光结果比旧镜度数加深 <1.00DS,顾客试戴时较少抱怨不适感,比较容易接受新处方。改变≥1.00DS时,部分顾客试戴会感觉不适,需双眼同时等量适当降低度数至顾客能接受为止,并叮嘱顾客 3~6 个月后复查,复查时需重新验配,尽量完全矫正。

成年人的近视已趋于稳定,但适应能力降低,度数改变较大时,试戴调整更需耐心谨慎。除配戴框架眼镜外,还可考虑配戴角膜接触镜和进行屈光手术矫正。

中度近视的老年人,由于老视的出现,戴镜反而看不清近处,需要摘掉眼镜并将阅读物移近一点才能看清。必要时需验出老视度数,选配双光或渐变焦眼镜。年龄越大适应能力越差,超过 1.00DS 的度数调整要特别谨慎,应以配戴舒适为首要条件。

3. 高度近视　矫正视力通常不一定能到达正常,一方面是眼底可能出现一些病变,另一方面负透镜使物像缩小,更难辨认。因此,须定期检查眼底情况。另外提高视觉质量可考虑配戴角膜接触镜或进行屈光手术矫正。

高度近视初配眼镜者,由于眼调节力不足,容易产生视觉疲劳或视近模糊,验光结果试戴通常会出现头晕、刺眼、眼痛等不适感。虽然配镜后视力得到提高,但由于视网膜像的缩小、变亮,镜片的像差和棱镜作用较明显,常感觉物像大小、形状均发生改变而难以忍受。因此,初次配镜或新旧处方度数差异较大者,常不能完全矫正,需适当降低度数至顾客能接受,在"舒适度"与"清晰度"之间做出一个平衡的选择,3~6 个月配戴适应后再考虑更换,分期、分批矫正,亦有部分顾客近视度数太高,始终适应不了最佳矫正视力的度数。

(二) 远视眼的处方原则

基本处方原则:最佳矫正视力的最高正镜度。

轻度远视者,通常可以通过自身的调节代偿,看远看近均清晰,无视力下降或用眼疲劳等问题一般不易发现,只有少数通过例行检查才被发现。通常无需配镜矫正。

随着年龄的增加,调节力逐渐下降,远视逐渐释放出来。顾客通常最早出现的抱怨是视近困难,常被误以为是老视,但实际上只需矫正远视就足以解决问题,配镜只需看近不清不舒适时配戴;再随着年龄的增加才逐渐发展到看远也模糊,这时需看远看近均配戴眼镜。

绝大部分人出生时都是远视,随着发育远视度数逐渐减低至成为正视眼。过多的远视通常是导致婴幼儿和学龄前儿童弱视和斜视的主要原因之一,需使用睫状肌麻痹剂散瞳验光,细致检查出所有的远视度数,在保留适当生理性调节张力(约 +1.00D)的情况下尽量足度矫正,并配合视功能训练。高度数者,可适当降低配镜度数至顾客接受,3~6 个月后复查再逐步增加至足度矫正。

大多数学龄前儿童有低度的远视(≤+2.00DS),如远近视力正常,眼位正,无视疲劳症状者,为生理性远视,无需戴镜矫正。

频繁过度使用调节代偿远视,容易出现视觉疲劳症状,这时即使是轻度远视也要配镜矫正。

(三) 屈光参差的处方原则

首先遵循近视或远视的处方原则,即给予最佳矫正视力最低负镜度或最高正镜度。屈光参差导致的两眼视网膜像大小不一是导致配戴不舒适的主要原因,适当降低高度数眼的配镜度数,可提高舒适度。

学龄前儿童的屈光参差,尤其是远视性屈光参差,较高度数眼无论看远看近均模糊,处于被抑制状态,是引起屈光参差性弱视的主要原因。虽然两眼像不等大也会带来配镜不适,但年龄越小,适应能力强,加上这一阶段以矫正和防止弱视为主,应尽量完全矫正,以建立良好的双眼视功能。如首次配镜不能适应足度矫正者,适当降低高度数眼的配镜度数,待 3~6 个月适应后,再逐步调整为足度矫正。

青少年及成年人的屈光参差,不会引起新发的弱视,以兼顾清晰度和舒适度为主要矫正原则,通过适当降低高度数眼的配镜度数可提高舒适度,但双眼的矫正视力不一致时会影响其立体视。而角膜接触镜足度矫正可解决双眼像不等大的问题,提高配戴舒适度的同时也兼顾了清晰度和立体视,是这一阶段的首选矫正方式。

如儿童期的屈光参差性弱视未得到矫治,待到青少年或成年人时,已错过最佳矫治时期,如一只眼视力太差,无论视远视近均不用,已形成单眼视状态,通常只能矫正视力较好、度数较低眼,视力较差、度数高的眼也配同样度数,使眼镜的外观和重量上达到平衡。

老年人的屈光参差,由于适应能力更差,如已形成一眼视远为主、一眼视近为主的交替视状态,保留该状态,即将视力好度数低的眼足矫来看远,将视力差度数高的眼低配来看近。一副眼镜同时解决看远看近的问题,缺点是双眼视较差。

(四) 处方书写要求

1. 处方应包括的内容

(1) 顾客的姓名、性别、年龄、(职业)。

（2）双眼的屈光度数（包括球镜、柱镜、轴位、棱镜度、棱镜底向）、矫正视力、瞳距。

（3）验光师签名和检查日期。

（4）如有特殊情况或要求，要备注。

2. 仅有屈光不正者，其度数应记录为远用处方，看远看近均为该度数，瞳距用远用瞳距。

3. 有老视者，应分别记录其屈光不正度数为远用处方，近用度数为近用处方（或记录为老视近附加值 ADD），远用和近用瞳距均需记录。

4. 处方中的表示方法

S：球面镜　　　　　DS：球面镜的屈光度

C：柱镜　　　　　　DC：柱镜的屈光度

+：正透镜　　　　　−：负透镜

AX：(A、Axis)柱镜的轴位，采用 TABO 标示法

P：棱镜　　　　　　△：棱镜度单位

PD：瞳距(用"/"分隔远用和近用瞳距，通常远用瞳距写在前)

ADD：老视近附加

OD（RE、R）：右眼　OS（LE、L）：左眼　　　OU（BE）：双眼

5. 注意事项

（1）屈光度以小数记录法标注，小数点后两位，不足两位用 0 补足；最小跨度为 0.25D，低于 1.00D 时，小数点前要写 0。

（2）轴位记录时，"。"省略不写；不足三位时，可在前面用 0 补足。

（3）复性散光者，球柱镜记录为同号。

（4）混合散光者，以负柱镜形式记录。

6. 轴位 TABO 标注法：水平方向为 180，垂直方向为 90；从检查者的右手边起，逆时针方向递增；顾客左右眼相同。所用的验光盘、试镜架均为该标注法。

7. 处方举例

检查日期：20×× 年 ×× 月 × 日

姓名：王 ××　　　　　性别：女　　　　　年龄：15

	球镜	柱镜	轴位	棱镜	底向	矫正视力
远用	−2.25DS	−1.25DC	170	—	—	1.2
	−3.00DS	−1.50DC	005	—	—	1.2
近用	—	—	—	—	—	—
	—	—	—	—	—	—

瞳距：58/55　　　　　　　　　　　　　　　　验光师签名：张 ××

四、实施步骤

1. 综合分析顾客的年龄、来诊目的、旧镜度数和光心距、病史、用眼需求、职业特点、生活爱好和戴镜情况等,结合处方原则,调整主觉验光结果的度数,置入试镜架中。选择光心距与顾客瞳距相一致的试镜架,球镜应插在离顾客眼睛最近的镜片槽内,柱镜应插在外面的镜片槽内,轴位准确。调整试镜架,使双眼的镜眼距一致,约为 12mm,顾客双眼位于镜圈中心位置。

2. 检查顾客戴着试镜架的远矫正视力和近矫正视力,并询问是否清晰舒适。

3. 指引顾客到验光室外试戴,按照平时的用眼需求,戴着试镜架注视远处物体、行走、上下楼梯、看书、手机、使用电脑等,感受配戴后的视觉效果及舒适度,有无头晕、头疼、眼胀、眼痛、视物变形、视物重影、畏光等症状。

4. 若顾客抱怨不舒适,可根据处方原则适当降低度数,每次仅 0.25DS,再试戴,直至顾客觉得清晰舒适为止。

5. 解答顾客试戴中所遇到的正常光学现象。例如看东西变小了或变大了,左右摆动头部时眼前的东西也在晃动。

6. 待顾客试戴清晰舒适后,与顾客确认配镜处方,并按要求填写在处方单里。

7. 向顾客介绍适合的镜架和镜片,并建议顾客每半年至一年复查一次。

五、实训与评价

【实训一】 将任务九中的验光结果按照处方原则进行调整后,置入试镜架中,指导同学进行试戴,并根据同学反馈的信息判断是否需要进行调整,直至试戴清晰舒适,开具处方。

试戴过程记录:

试戴调整及依据:

检查日期: 　　年　月　日

姓名: 　　　　　性别: 　　　　　年龄:

	球镜	柱镜	轴位	棱镜	底向	矫正视力
远用						
近用						

瞳距: 　　　　　　　　　　　　　　　　　验光师签名:

【评价】 参照该评分标准进行自评、互评、组长评价和教师考核。

考核要点	分值	评分标准	扣分	得分
表达沟通	10	要求规范用语,表达清晰准确,语调亲切,与顾客有效交流,酌情扣分		
试戴	40	试镜架光心距选择错误,扣10分;试镜片不干净,扣10分;试镜片插入位置错误,扣10分;试镜片度数或轴位错误的,每一项扣10分;调整试镜架未调到双眼镜眼距一致,扣10分;未引导顾客如何试戴,扣10分		
调整	20	未根据顾客反馈的信息进行调试的,扣20分;调整度数错误的,扣20分;调整后顾客配戴更加不舒适的,扣10分		
填写处方	20	处方度数开具错误,扣20分;记录规范清晰得分,不符合要求酌情扣分;漏写一项,扣5分;向顾客解释错误一项,扣5分;仪器未归位,扣10分		
行为规范	10	要求穿工作服,仪容整洁,口气清新,态度严谨,言谈举止大方得体,酌情扣分		

自我评价:_____ 同学互评:_____

组长评价:_____ 教师评价:_____

【实训二】 参照案例一的分析思路,小组讨论案例后向全班同学汇报,并回答同学的疑问。

➢ **案例一**:张××,30岁,公司文员。

来诊原因:晚上开车看不清路标和指示牌。

戴镜史:以前配过一副近视眼镜,偶尔看不清的时候才戴,现在眼镜丢失,感觉不便。旧镜三年前配的,大概两百度,戴久了感觉眼睛比较累,所以较少戴。

眼病史、全身病史和手术史:无眼病史,无手术史,身体健康。

用眼需求:工作时以看文件,使用电脑为主,每天6~8小时。自己开车上下班,也经常自驾游。晚上喜欢用手机聊天和看连续剧。

双眼瞳距(远/近)		60mm	
旧镜度数	右眼 OD	—	光心距: —
	左眼 OS	—	
电脑验光结果	右眼 OD	−2.50DS	
	左眼 OS	−2.00DS	

续表

		右眼 OD	左眼 OS	双眼 OU
裸眼视力	远	0.2	0.4	0.5
	近	1.0	1.2	1.2
戴旧镜视力	远	—	—	—
	近	—	—	—
主觉验光结果	右眼 OD		−1.75DS 1.5	
	左眼 OS		−1.25DS 1.5	

给予右眼 1.75DS、左眼 −1.25DS 的度数，置入试镜架中试戴 15 分钟后，看远清晰无不适，但是看手机有点累的感觉，没有不戴镜舒服。双眼降低 −0.25DS 后试戴，看近舒适一些，但看远不够清晰。

分析：该顾客来诊原因是晚上开车看不清，经检查是轻度近视导致的，因此需配镜矫正。顾客工作和生活中均以看近为主，而顾客双眼的近视度数不高，近视力好，即使不戴镜看近也足够清晰，而 30 岁的年龄，近视已趋于稳定，在没有视疲劳问题的情况下，该眼镜主要解决视远模糊的问题，需要时才配戴，平时可以不戴。试戴时，看近有点累，没有不戴镜舒服，其原因是顾客长期不戴镜看近，少用调节，调节力已有所减退，戴镜矫正近视后看近需要付出与正视眼大致相等的调节，因此会感觉比较累。降低 −0.25DS 后，看近虽舒适一些，但看远不够清晰，不能很好地解决晚上开车看不清的问题。

综合考虑后，还是给予顾客右眼 −1.75DS，左眼 −1.25DS 的配镜处方，看远不清时才配戴，看近可不戴。度数低，可选择普通折射率的镜片；由于需要时才戴，经常随意放置眼镜，容易磨花镜片，应选择更耐磨的加硬加膜镜片；由于开车配戴为主，可考虑变色系列，提高夏日开车的视觉舒适度。镜架可根据顾客的脸型、肤色和目前的潮流趋势来进行选择。

请根据上述分析，填写处方单。

检查日期：　　　年　　月　　日

姓名：　　　　　　　　性别：　　　　　　　　年龄：

	球镜	柱镜	轴位	棱镜	底向	矫正视力
远用						
近用						

瞳距：　　　　　　　　　　　　　　　　　验光师签名：

➤ **案例二:**赵××,10岁,小学三年级学生。

来诊原因:最近一个多月看不清黑板上的字,要眯着眼才看得到,写完作业看远的时候会更不清,早上视力稍好一些,下午或晚上视近模糊的情况更严重。

戴镜史:上学期检查双眼视力均正常,未戴过眼镜。

眼病史、全身病史和手术史:无眼病史,无手术史,身体健康。

用眼需求:用眼以看黑板投影、看书、写作业为主,每天8~10小时;课余时间喜欢玩电脑游戏和看电视。

来诊目的:检查视力下降的原因,是否真近视?需要配镜吗?

双眼瞳距(远/近)		58mm		
旧镜度数	右眼 OD	—		光心距:
	左眼 OS	—		—
电脑验光结果	右眼 OD	−2.50DS		
	左眼 OS	−2.00DS		
		右眼 OD	左眼 OS	双眼 OU
裸眼视力	远	0.2	0.4	0.5
	近	0.8	0.8	0.8
戴旧镜视力	远	—	—	—
	近	—	—	—
主觉验光结果	右眼 OD	−1.75DS 1.5		
	左眼 OS	−1.25DS 1.5		

主觉验光过程中该顾客视力波动比较大,时而很模糊,时而清晰。试戴时感觉头晕、眼睛胀胀的不舒适。

考虑到顾客为青年且初次就诊,改用睫状肌麻痹剂散瞳验光,散瞳后裸眼视力 OD 1.0、OS 1.0,验光结果 OD +0.50DS 1.2、OS +0.75DS 1.2。

讨论:是否需要配镜?为什么?应如何处理?

➤ **案例三:**陈××,18岁,高职一年级学生。

来诊原因:戴旧镜总觉得左眼疼,不舒服,约两年。

戴镜史:两年前配的这副眼镜,大约三百度,看远清晰,刚配没多久就觉得戴的时间长了左眼胀疼,尤其是下午或者晚上。看近很少戴,因为戴着看书觉得很累。

眼病史、全身病史和手术史:无眼病史,无手术史,身体健康。

用眼需求:每天上课、做功课、看书6~8小时,课余喜欢打篮球(不戴镜)。

来诊目的:检查戴镜眼疼的原因,是否需要换眼镜。

双眼瞳距(远/近)		62mm		
旧镜度数	右眼 OD	−3.00DS		光心距:
	左眼 OS	−3.00DS		62mm
电脑验光结果	右眼 OD	−2.50DS		
	左眼 OS	−2.00DS		
		右眼 OD	左眼 OS	双眼 OU
裸眼视力	远	0.2	0.4	0.5
	近	1.0	1.2	1.2
戴旧镜视力	远	1.5	1.5	1.5
	近	0.8	0.6	0.8
主觉验光结果	右眼 OD	−1.75DS　　1.5		
	左眼 OS	−1.25DS　　1.5		

给予右眼 −1.75DS、左眼 −1.25DS 的度数,置入试镜架中试戴,15 分钟后,感觉比旧镜舒适,无头晕、眼痛等问题。但抱怨新度数没有旧镜看远清晰,担心上课看不清投影上的小字。双眼增加 −0.25DS 后试戴,感觉看远、看近均清晰,无不适,且双色试验判断为足矫。

讨论:应该开具多少度的配镜处方?填写在下面的处方单中。应采用怎样的配戴方式?多久需要复查一次?建议顾客选配怎样的镜架和镜片?

检查日期:　　年　月　日

姓名:　　　　　　性别:　　　　　　年龄:

	球镜	柱镜	轴位	棱镜	底向	矫正视力
远用						
近用						

瞳距:　　　　　　　　　　　　　　　验光师签名:

➤ **案例四**:翁 ××,女,12 岁,小学六年级学生。

来诊原因:上课看不清黑板半年多。

戴镜史:未戴过镜,未验过光。

眼病史、全身病史和手术史:无眼病史,无手术史,身体健康。

用眼需求:看黑板、投影,看书,做作业,每天 6~8 小时,课余每天练钢琴 1~2 小时。

来诊目的:检查视力下降的原因,是否需要配镜。

双眼瞳距(远 / 近)		52mm		
旧镜度数	右眼 OD	—		光心距: —
	左眼 OS	—		
电脑验光结果	右眼 OD	−2.50DS		
	左眼 OS	−2.00DS		
		右眼 OD	左眼 OS	双眼 OU
裸眼视力	远	0.2	0.4	0.5
	近	1.0	1.2	1.2
戴旧镜视力	远	—	—	—
	近	—	—	—
主觉验光结果	右眼 OD	−1.75DS　　1.5		
	左眼 OS	−1.25DS　　1.5		

给予右眼 −1.75DS、左眼 −1.25DS 的度数置入试镜架中试戴,15 分钟后,感觉看远看近都清晰,有点头晕感,抱怨走路时感觉路不平,无眼痛眼胀等问题。双眼减少 −0.25DS 后试戴,感觉看远还算清晰,舒适很多,行走时地面不平的现象没那么明显了。

讨论:是否需要配镜?应该开具多少度的配镜处方?填写在下面的处方单中。应采用怎样的配戴方式?多久需要复查一次?建议顾客选配怎样的镜架和镜片?就家长的疑问,应如何回答:"度数这么低,是否可以不配眼镜,通过其他方法治疗近视?""近视眼镜是不是越戴越深?""以后还会加深吗?"

检查日期:　　年　月　日

姓名:　　　　　性别:　　　　　年龄:

	球镜	柱镜	轴位	棱镜	底向	矫正视力
远用						
近用						

瞳距:　　　　　　　　　　　　验光师签名:

➤ **案例五:**黄 ××,女,12 岁,小学六年级学生。

来诊原因:发现双眼看远不清三年余。

戴镜史:一年前检查过,约两百度近视,家长不让配,通过某仪器进行治疗。

眼病史、全身病史和手术史:无眼病史,无手术史,身体健康。

用眼需求:看黑板投影,看书,做作业,每天6~8小时,周六上辅导班4小时,偶尔出去玩一下。

来诊目的:除了配镜还有没有其他治疗方法?如何保护眼睛不再近视加深?

双眼瞳距(远/近)		59mm		
旧镜度数	右眼 OD	—		光心距: —
	左眼 OS	—		
电脑验光结果	右眼 OD	–4.00DS		
	左眼 OS	–4.00DS		
		右眼 OD	左眼 OS	双眼 OU
裸眼视力	远	0.1	0.1	0.1
	近	0.8	0.8	0.8
戴旧镜视力	远	—	—	—
	近	—	—	—
主觉验光结果	右眼 OD	–3.50DS　　1.0		
	左眼 OS	–3.25DS　　1.0		

给予右眼 –3.50DS、左眼 –3.25DS 的度数,置入试镜架中试戴,五分钟后,感觉很头晕,戴不了;双眼减少 –0.25DS 后试戴,稍有改善,但还是觉得头晕不能适应;双眼再减少 –0.25DS 后试戴,看远没那么清晰,稍有头晕,试戴十五分钟后,头晕感改善,基本能适应和接受。检查试戴矫正视力 OD 0.6+,OS 0.6+,OU 0.8。

讨论:是否需要配镜?应该开具多少度的配镜处方?填写在下面的处方单中。应采用怎样的配戴方式?多久需要复查一次?建议顾客选配怎样的镜架和镜片?就家长的疑问,应如何回答:"有没有其他治疗方法?""如何控制近视不再加深?"

检查日期:　　年　月　日

姓名:　　　　　性别:　　　　　年龄:

	球镜	柱镜	轴位	棱镜	底向	矫正视力
远用						
近用						

瞳距:　　　　　　　　　　　　验光师签名:

> **案例六**:王××,35岁,普通职员

来诊原因:旧镜已配戴6年,看远越来越不清晰。

戴镜史:小学开始配戴近视眼镜,逐年加深,旧镜大约 –6.00DS,已戴6年余,自两年前生小孩后,看远越来越不清,曾多次想换眼镜,因度数太高,不舒适而未配成。

眼病史:无眼病史,眼科检查有高度近视眼底改变,无手术史,身体健康。

用眼需求:开摩托车接送小孩,看文件、看电脑每天2~4小时。

来诊目的:重新配一副清晰舒适的眼镜。

双眼瞳距(远 / 近)		60mm		
旧镜度数	右眼 OD	–6.00DS		光心距:60mm
	左眼 OS	–6.00DS		
电脑验光结果	右眼 OD	–15.00DS		
	左眼 OS	–15.00DS		
		右眼 OD	左眼 OS	双眼 OU
裸眼视力	远	0.02	0.02	0.02
	近	0.1	0.1	0.1
旧镜矫正视力	远	0.1	0.1	0.1
	近	0.1	0.1	0.1
主觉验光结果	右眼 OD	–14.00DS 1.0		
	左眼 OS	–14.25DS 1.0		

检查近视力时,发现顾客习惯很近的距离看书或手机,将近视力表拿到眼前12cm处,可分辨1.0的视标。

由于验光结果比旧镜度数增加了 –8.00DS,综合考虑顾客的年龄和戴镜史,不可能接受 –14.00DS 的新度数。检查者先给予双眼 –12.00DS 的度数进行试戴,顾客感觉比旧镜清晰很多,但头晕比较厉害,不敢走路。再给予双眼 –10.00DS 的度数再次进行试戴,15分钟后,顾客感觉没有上一副清晰,刚开始有点头晕,适应一段时间后基本没有头晕的感觉,但按照平时的习惯看不清报纸上的字,需拿远一点才看得清。

讨论:应该开具多少度的配镜处方?填写在下面的处方单中。应采用怎样的配戴方式?多久需要复查一次?建议顾客选配怎样的镜架和镜片?如何解释顾客试戴新度数时看近不清的问题?该如何处理?

检查日期：　　　年　月　日

姓名：　　　　　　　性别：　　　　　　　年龄：

	球镜	柱镜	轴位	棱镜	底向	矫正视力
远用						
近用						

瞳距：　　　　　　　　　　　　　　　　验光师签名：

> **案例七**：江××，女，15 岁，初中二年级学生。

来诊原因：看书约 10 分钟后，双眼疲劳、头痛、视物模糊，尤其晚上症状更加明显。

戴镜史：未戴过眼镜，双眼视力一直很好。

眼病史、全身病史和手术史：无眼病史，无手术史，身体健康。

用眼需求：看黑板投影、看书、做作业，每天 6~8 小时，看手机、电脑每天约 1 小时。

来诊目的：查明眼睛疲劳的原因，寻求解决方案。

双眼瞳距（远/近）		58mm		
旧镜度数	右眼 OD	—	光心距：—	
	左眼 OS	—		
电脑验光结果	右眼 OD	+0.50DS		
	左眼 OS	+0.50DS		
		右眼 OD	左眼 OS	双眼 OU
裸眼视力	远	1.2	1.2	1.2
	近	0.8	0.8	0.8
戴旧镜视力	远	—	—	—
	近	—	—	—
睫状肌麻痹散瞳验光结果	右眼 OD	+2.00DS　　1.2		
	左眼 OS	+2.00DS　　1.2		
复查主觉验光结果	右眼 OD	+1.50DS　　1.2		
	左眼 OS	+1.50DS　　1.2		

给予复查主觉验光结果试戴 15 分钟，感觉看远比不戴眼镜稍微模糊一点，看近比较舒服，清晰，无头晕、眼胀、疲劳等感觉。

讨论:顾客看书疲劳的原因是什么?应如何解决?应该开具多少度的配镜处方?填写在下面的处方单中。应采用怎样的配戴方式?多久需要复查一次?建议顾客选配怎样的镜架和镜片?

检查日期: 　　年　　月　　日

姓名: 　　　　　　性别: 　　　　　　年龄:

	球镜	柱镜	轴位	棱镜	底向	矫正视力
远用						
近用						

瞳距: 　　　　　　　　　　　　　　验光师签名:

➢ **案例八**:崔××,女,10岁,小学四年级学生。

来诊原因:体检发现左眼远视力差,只有0.3,特来检查。自觉双眼看远看近均清晰,无视物疲劳。

戴镜史:未戴过眼镜;去年检查视力时已发现左眼视力稍有下降,约0.8。

眼病史、全身病史和手术史:无眼病史,无手术史,身体健康。

用眼需求:看黑板、投影、看书、做作业为主,每天6~8小时;课余使用电脑手机每天约1小时;很少户外活动,无其他特殊的视觉需求。

来诊目的:很担心左眼视力越来越差,如何保护不再加深?是否需要配镜?

双眼瞳距(远/近)		56mm		
旧镜度数	右眼OD	—	光心距: —	
	左眼OS	—		
电脑验光结果	右眼OD	0.00DS		
	左眼OS	−2.00DS		
		右眼OD	左眼OS	双眼OU
裸眼视力	远	1.5	0.3	1.5
	近	1.0	1.2	1.2
戴旧镜视力	远	—	—	—
	近	—	—	—
主觉验光结果	右眼OD	+0.50DS	1.5	
	左眼OS	−1.50DS	1.5	

先给予主觉验光结果试戴,顾客感觉很头晕,不能接受;考虑顾客是第一次配镜,而两眼的屈光参差量有 2.00D,未矫正前以右眼看远为主,左眼看近为主,因此考虑先降低两眼间的屈光参差量,并保持原用眼习惯,待适应后再逐步足度矫正。调整试戴度数为 OD PL(平光) OS −1.25DS,顾客试戴后感觉舒服很多,基本无头晕等症状,看远时左眼没有右眼清晰,看近感觉清晰舒适。

讨论:左眼视力为何会下降这么快?如何保护不再加深?应该开具多少度的配镜处方?填写在下面的处方单中。应采用怎样的配戴方式?多久需要复查一次?建议顾客选配怎样的镜架和镜片?

检查日期:　　　年　　月　　日

姓名:　　　　　　　性别:　　　　　　　　年龄:

	球镜	柱镜	轴位	棱镜	底向	矫正视力
远用						
近用						

瞳距:　　　　　　　　　　　　　　　　验光师签名:

> **案例九:**谢 ××,女,10 岁,小学四年级学生。

来诊原因:戴旧镜看远不清三个多月。

戴镜史:一年前发现近视,配镜后一直常戴,旧镜度数右眼 −0.75DS,左眼 −2.00DS。

眼病史、全身病史和手术史:无眼病史,无手术史,身体健康。

用眼需求:看黑板、投影、看书、做作业为主,每天 6~8 小时;每天用电脑手机约 1 小时;很少户外活动,无其他特殊的视觉需求。

来诊目的:检查近视度数是否加深,是否需要更换眼镜。

双眼瞳距(远/近)		58mm		
旧镜度数	右眼 OD	−0.75DS	光心距:58mm	
	左眼 OS	−2.00DS		
电脑验光结果	右眼 OD	−2.00DS		
	左眼 OS	−4.00DS		
		右眼 OD	左眼 OS	双眼 OU
裸眼视力	远	0.3	0.1	0.3
	近	1.2	0.6	1.2
戴旧镜视力	远	0.6	0.3	0.6
	近	1.2	1.0	1.2
主觉验光结果	右眼 OD	−1.50DS　　　1.5		
	左眼 OS	−3.50DS　　　1.5		

先给予主觉验光结果试戴,顾客感觉看远看近均清晰,稍有头晕感,试戴一段时间后头晕感减少,基本无不适。无其他视物变形、眼痛、眼胀等不适。

讨论:应该开具多少度的配镜处方?填写在下面的处方单中。应采用怎样的配戴方式?多久需要复查一次?建议顾客选配怎样的镜架和镜片?

检查日期: 　年　月　日

姓名:　　　　　　　　性别:　　　　　　　　年龄:

	球镜	柱镜	轴位	棱镜	底向	矫正视力
远用						
近用						

瞳距:　　　　　　　　　　　　　　　　验光师签名:

> **案例十**:伍××,男,30 岁。

来诊原因:看远不清十余年,一直配不到合适的眼镜。

戴镜史:读高中时戴过眼镜,但由于戴着眼镜不舒适,当时仅上课时戴。高中毕业后就没有戴过眼镜,旧镜已遗失多年。

眼病史、全身病史和手术史:无眼病史,无手术史,身体健康。

用眼需求:看电脑、文件、手机为主,每天 4~8 小时;喜欢打羽毛球,经常开车,晚上视力很差很少开。无其他特殊的视觉需求。

来诊目的:看看是否能配到一副舒适清晰的眼镜,开车的时候戴。

双眼瞳距(远/近)		64mm		
旧镜度数	右眼 OD	—		光心距:
	左眼 OS	—		—
电脑验光结果	右眼 OD	−2.00DS		
	左眼 OS	−4.00DS		
		右眼 OD	左眼 OS	双眼 OU
裸眼视力	远	0.3	0.1	0.3
	近	1.2	0.6	1.2
戴旧镜视力	远	—	—	—
	近	—	—	—
主觉验光结果	右眼 OD	−1.50DS　　1.5		
	左眼 OS	−3.50DS　　1.5		

先给予主觉验光结果试戴,顾客感觉很头晕,视物有倾斜感,不能接受。考虑到顾客已经 30 岁,而且很长时间不戴眼镜,较难适应两眼屈光参差带来的配戴不适,但又需要满足其开车的远视力,因此考虑降低左眼的度数以增加舒适度。调整度数为 OD −1.50DS OS −2.50DS 后给顾客试戴 15 分钟,感觉看远清晰,只是左眼模糊了很多,但舒适度明显改善,几乎没有不舒适的感觉,看近也清晰,无不适感。

讨论:应该开具多少度的配镜处方? 填写在下面的处方单中。应采用怎样的配戴方式? 多久需要复查一次? 建议顾客选配怎样的镜架和镜片?

检查日期:　　　年　月　日

姓名:　　　　　　性别:　　　　　　　年龄:

	球镜	柱镜	轴位	棱镜	底向	矫正视力
远用						
近用						

瞳距:　　　　　　　　　　　　　　　　验光师签名:

【评价】 就各组同学的案例汇报进行小组间互评。

组别	内容正确齐全（30 分）	表达清晰（20 分）	有创新性（20 分）	组员合作（20 分）	富有激情（10 分）	合计

六、常见问题

1. 如何判断是真性近视还是假性近视?

假性近视是由于调节痉挛,调节不能放松而导致的视远模糊。使用睫状肌麻痹剂进行调节麻痹,可进行鉴别,也就是俗称的"散瞳验光"。如使用睫状肌麻痹前后,裸眼远视力没有明显差异,且在调节麻痹状态下依然检查出近视度数,即为真性近视。如使用睫状肌麻痹剂后,裸眼远视力明显提高,调节麻痹状态下验光发现近视度数明显减少甚至为正视或远视,则可判断为假性近视。

2. 近视眼镜是越戴越深的吗?

近视加深主要与自身体质和用眼习惯有关。大量的科学研究表明,长时间待在室内,并以近距离工作为主,是导致近视加深的主要原因。每天保持 3 小时以上的户外活动,或连续视近 30~40 分钟就注视远处 5~10 分钟,可以有效地减缓近视加深。因此,不是因为配戴近视眼镜而导致近视加深,而是因为没有注意用眼习惯的改变,尤其青少年处于生长发育期,近视依然还会加深,戴旧镜看不清了,只好重新配度数合适的新眼镜矫正更深的近视。

3. 一只眼视力正常,另一只眼近视,需要戴眼镜吗?

答案是需要。这种情况通常是由于两眼发育速度不一致导致的,可能由不对称的用眼习惯引起,例如偏头、歪头读书写字等。不配戴眼镜,双眼中的视力正常眼会逐渐变为以看远为主,而近视的眼则以看近为主,更加容易导致近视眼的度数加深。配戴眼镜后,改变用眼习惯,视近时双眼的调节与集合功能平衡,可减缓近视度数的加深。

4. 有没有什么方法可以治疗近视,不用配戴眼镜?

近视是由于人眼的轴长变长或人眼屈光系统的屈光力增加导致的,这些都是不可逆转的,所以至今没有找到治疗近视的方法,也就是说无法将近视度数降为零。但通过配戴度数正确、加工合格的眼镜,并改变不良的用眼习惯,可以减缓近视发展的速度;也可以选择角膜塑形镜,其对控制近视加深效果比较明确。

5. 什么时候才能做屈光手术(俗称"近视手术")?

近视手术是通过激光将近视度数精准地磨制在角膜上来实现近视矫正的,是不可逆的,因此必须等到近视度数不再加深,稳定 2 年以上,才适合做近视手术。青少年阶段眼保健的关键是改变不良的用眼习惯,减缓近视加深,预防高度近视。

6. 高度近视会有什么危害?

高度近视眼,由于眼轴拉长,视网膜、脉络膜、巩膜相对变薄,容易出现视网膜脱离、视网膜变性、黄斑病变、青光眼等并发症,而这些并发症对眼睛的伤害都是不可逆的,甚至是致盲的。因此,应每半年至一年到医院进行详细检查,早发现早防治。

七、注意事项

1. 试镜架使用前检查有无损坏或毛刺,以免弄伤顾客。

2. 插入试镜片前,要将试镜片擦拭干净。

3. 试戴调试过程是顾客主观体验的过程,对于顾客的疑问和描述要耐心倾听,并尽可能给出通俗易懂的解答和说明;对于顾客的不适感,要能换位思考,遵循处方原则耐心调整,并向顾客解释清楚。尽可能消除顾客的顾虑,安心配戴。

4. 试戴时间一般为 15~30 分钟,年龄大者或度数改变较大者,应适当延长试戴时间,直至顾客满意为止。

5. 向顾客说明实际配戴眼镜的效果与试镜架试戴效果有一定的差异,初戴时需适应1~2 周的时间,属于正常现象。

八、拓展知识

1. 框架眼镜是矫正近视最普遍的方法,特点是安全、方便、选择范围广、验配要求相对不高。但是给生活也带来一些不方便,尤其是运动时,框架眼镜成为安全隐患。视野有所限制。屈光度高者或屈光参差者,配戴常常有不舒适感。

2. 角膜接触镜与框架眼镜相比较,视野更大,视觉质量更好,运动时更方便,尤其对于高度数者或屈光参差者,配戴角膜接触镜更加舒适。缺点是与眼表直接接触,护理不当容易引发并发症,有严格的验配要求。

角膜接触镜还分软性角膜接触镜、硬性角膜接触镜和角膜塑形镜。软性角膜接触镜材质柔软,配戴舒适容易适应,可偶尔配戴或长期配戴,镜片需定期更换,更换周期越短越好。硬性角膜接触镜由于质地坚硬、初戴不舒适、需要较长时间适应、验配技术要求更高等原因,配戴者相对较少。但相对于软性角膜接触镜,并发症少更安全,光学质量更佳,可长期配戴。角膜塑形镜是特殊设计的硬性角膜接触镜,配戴一定时间后,摘下角膜接触镜,角膜前表面弯曲度暂时性改变,近视得以矫正。一旦停止配戴,角膜恢复原形,近视度数也随之恢复。验配技术要求更高更复杂,须在医疗机构内由专业人员操作。

3. 屈光手术可分为角膜手术和眼内手术。常见的是角膜手术,根据顾客的屈光不正度精确计算后,用激光对角膜前表面进行切削,改变角膜屈光度来矫正屈光不正度。由于该方法是直接切削角膜表面,如近视度数继续增加,无法再更换"角膜镜片",因此手术只适合 20 岁以上成年人,且近视度数已稳定两年者。度数越高,需切削的角膜越多,因此手术前需检查角膜厚度是否满足要求,还需对眼部做详细的术前检查,符合条件者才能进行屈光手术。眼内手术主要是通过摘除晶状体植入人工晶状体,或保留原晶状体,再植入一个人工晶状体来达到矫正目的,通常高度近视而又不能进行角膜手术时可考虑该手术方式。

4. 通常镜架的选择按照顾客喜好、脸型、肤色及职业进行挑选,近视度数高的应考虑全框镜架,镜框可以遮盖较厚的镜片边缘,更加美观和耐用;应选择镜圈小的镜架,相对会更轻一些;镜架材料也应选择较轻的钛或 TR-90;镜架设计应配戴较稳,不容易因为镜架变形而引起配戴不适。近视度数低的不考虑无框镜架,由于镜片太薄,容易出现崩口和断裂。在选择镜架的时候还应注意镜圈的几何中心距应与顾客的瞳距相一致,差距越小则移心量越小,近视镜片周边的厚度越薄,远视镜片可以选择更小直径的镜片来加工,镜片中心厚度也会更薄。对于脸宽而瞳距小的顾客或脸窄而瞳距大的顾客,需要镜架设计来补偿。

5. 根据顾客的度数来选择镜片,度数越高,为了达到美观和舒适的效果,通常需要选择高折射率的镜片,但也要留意,折射率越高,相对透光率降低,色散也会大一些,对矫正视力会有一定影响。两眼度数相差较大的情况下,一般不建议选择不同折射率的镜片,因为镜片材质、设计或膜层的不同,也会导致顾客的配戴不适。但双眼度数相差太大时,不得不考虑双眼折射率不同的镜片,此时尤其要注意镜片加膜的颜色要尽可能一致。

 练习题 (单选题)

1. 近视过矫是指比真实近视度数( )。

   A. 多加了正球镜度

   B. 多加了负球镜度

   C. 多加了柱镜度

   D. 多加了负柱镜度

2. 近视过矫后,为视物清晰,则( )。

   A. 必须使用调节

   B. 不需要使用调节

   C. 必须放松调节

   D. 看近时使用比正视眼更少的调节

3. 下面可以不配镜的是( )。

   A. 3 岁儿童,内斜视,双眼 +3.00DS

   B. 5 岁儿童,无斜视,双眼 +2.00DS,裸眼视力 1.0

   C. 6 岁儿童,右眼平光,左眼 +4.00DS

   D. 7 岁儿童,裸眼远视力 0.2,双眼 +5.00DS

4. 高度近视试戴主觉验光结果度数后不能适应,正确的处理方法是( )。

   A. 继续配戴,克服困难

   B. 可增加度数进行适应

   C. 适当降低近视度数至顾客舒适,适应后再逐渐增加度数

   D. 不予处理

5. 近视度数增加最快的阶段是( )。

   A. 老年期

   B. 成人期

   C. 儿童青少年期

   D. 更年期

6. 成人高度近视,首次配镜不能适应,处理方法正确的是( )。

   A. 先给予足矫,尽量要求去适应

   B. 不能使用就不配

C. 完全矫正后进行视功能训练

D. 先降低度数至能接受,3~6个月后复查,适应后再逐渐增加度数

7. 远视性屈光参差者,屈光度高的眼容易发生(　　　)。

　A. 近视

　B. 远视

　C. 弱视

　D. 散光

8. 远视眼的处方原则,正确的是(　　　)。

　A. 一旦有远视,无论度数高低,都必须配镜

　B. 高度远视一般不需配镜

　C. 低度远视,如无视物模糊和视物疲劳可不戴镜

　D. 低度远视,应尽量配戴眼镜

9. 假性近视,应(　　　)。

　A. 马上配戴近视眼镜

　B. 根本不考虑配戴近视眼镜

　C. 配戴近视眼镜后进行药物治疗

　D. 配戴近视眼镜后加强视觉卫生指导

10. 下面处方书写中规范的是(　　　)。

　A. +1.50/1.50×60

　B.+1.50DS/+1.50DC×60

　C. −1.75DS/+1.50DC×60

　D. +1.25DS/−1.50DC×60

11. 眼镜处方书写中 OD 代表的意思是(　　　)。

　A. 右眼

　B. 左眼

　C. 裸眼视力

　D. 瞳距

12. 双眼屈光参差试镜时出现复视症状,则下列处理方法正确的是(　　　)。

　A. 适当降低屈光不正度数较高眼的度数,减少双眼视网膜像不等

　B. 继续配戴原处方眼镜进行适应

　C. 加用棱镜改变复视症状

　D. 进行双眼视功能训练以便进行适应

13. 双眼视物成像不等是指(　　　)。

　A. 双眼能够同时见到两个形状不同的物体

　B. 双眼能够同时见到两个大小不同的物体

C. 一眼黄斑成像与对侧眼视盘成像不同

D. 双眼视网膜成像大小不等或形状不等

14. 远视眼配戴眼镜引起视疲劳的原因常见于（　　　　）。

A. 远视过矫

B. 远视欠矫

C. 使用玻璃镜片较树脂镜片易疲劳

D. 使用低折射率镜片较高折射率镜片易疲劳

（刘　念　刘文彦）

情境二
散 光 验 光

··· 情 境 描 述 ···

小张在眼镜店接待了一位戴眼镜的高中生王同学,17岁。由于戴旧镜晚上看不清投影屏幕,想重新配一副清晰舒适的眼镜。王同学在当地重点中学就读,每天7节课,晚上还有两个小时的晚自修,每天看书做功课的时间超过8小时。上课坐在第二排,白天能基本看清黑板和投影屏幕,有时需把眼镜推高一些才看得清。课余偶尔会和同学打篮球、羽毛球和游泳,使用手机聊天和玩游戏的时间不多,每天不超过1小时。自小学五年级发现视力下降,开始戴近视眼镜,最开始一百多度,双眼度数差不多,每年都会增加一百度左右,目前大概四百多度还有些散光。无其他眼病史,无手术史,身体健康。家中父母无近视,独子。

现戴旧镜是一年前配的,经常戴,无不适。板材镜架,无明显变形和划痕,镜片也无脱膜或划痕。但由于鼻托位不能调校,戴着不合适,容易滑下来,需经常推眼镜。检查项目及结果见表2-0-1。

表2-0-1　检查结果记录表

双眼瞳距(远/近)		63mm/59mm		
旧镜度数	右眼 OD	−4.25DS/−1.00DC×85		光心距:
	左眼 OS	−4.50DS/−0.75×95		62mm
电脑验光结果	右眼 OD	−5.25DS/−1.25DC×80		
	左眼 OS	−5.50DS/−1.00DC×90		
		右眼 OD	左眼 OS	双眼 OU
裸眼视力	远	0.06	0.06	0.08
	近	0.6	0.6	0.6
戴旧镜视力	远	0.6	0.6	0.6
	近	1.2	1.2	1.2
主觉验光结果	右眼 OD	−5.00DS/−1.00DC×85		1.2
	左眼 OS	−5.25DS/−1.00DC×95		1.2

给予主觉验光结果试戴 15 分钟,看远看近均觉得清晰舒适,无头晕、眼胀、视物变形、眼疲劳等感觉。王同学因双眼近视均加深 –0.75DS,旧镜矫正视力不能满足其上课等需要,需重新配镜,开具处方填写在资料卡中(表 2-0-2)。

表 2-0-2 资料卡

姓名:王××　　　　　　　性别:男　　　　　　　年龄:17 岁

地址:××市 ×× 区 ×× 路 86 号 1007 房　　　联系电话:134××××875

职业:高中学生　　　　　　　　　　　　　　日期:20×× 年 7 月 13 日

验光处方		球镜	柱镜	轴位	棱镜	矫正视力	瞳距
远用	右眼	–5.00DS	–1.00DC	85	—	1.2	63mm
	左眼	–5.25DS	–1.00DC	95	—	1.2	
近用	右眼	—	—	—	—	1.2	—
	左眼	—	—	—	—	1.2	
单眼瞳距		OD	OS		瞳高	OD	OS
镜架							
镜片							
备注							
总价		定金		尾款		顾客确认	

验光师签名:张××　　　　　　　　　　承件人签名:

定配师签名:

取件日期:　　年　　月　　日　　时　　　　　取件人签名

接着引导王同学,根据他的度数、脸型、职业、爱好等,挑选合适的镜架和镜片,填写在资料卡内,并约定取件时间。

任务一　问　　诊

一、学习目标

1. 运用有效的沟通方式与顾客交流。
2. 有目的性的开放式提问。
3. 从交流信息中归纳出顾客的来诊原因、戴镜史、病史、用眼需求和主要目的。
4. 从交流信息中初步了解顾客的屈光状态。

二、任务描述

通过问诊与顾客建立互信友好的关系,明确顾客来诊的主要原因以及配镜目的,尽可能详细了解一切与验光配镜相关的信息,初步判断顾客可能的屈光状态。

三、知识准备

问诊通常包括:一般询问、来诊原因(主诉)、戴镜史、眼病史、全身病史、手术史、用眼需求和来诊目的(详见情境一任务一)。

1. 散光眼的表现　看远不清,有的会有重影感,或看近不清,有的有视疲劳症状。如近视度数较高,散光度数较低,表现可与近视眼一样;如远视度数较高,散光度数较低,表现可与远视眼一样。

有些人看远时特别喜欢眯眼,即使想睁大也比较困难,或者喜欢低头双眼转向上注视。通常是由于散光较高,需通过眯眼等代偿动作遮盖部分瞳孔,起到针孔镜的作用,使物体看得清一些。有些人也可表现为抱怨配戴眼镜感觉不舒服,或配不到合适的眼镜。

2. 眼镜度数错误的表现　有散光但没有配散光,如为低度散光,影响不大,通常能矫正到正常视力,但看近可能会出现视疲劳。如为高度散光,矫正视力通常达不到正常,看远看近都不清晰。

眼镜散光度数比实际度数低,可能为验光结果不准确,也可能因为上次配镜时试戴不适,人为降低散光度数来配。

散光度数比实际高,这种情况比较少见,多数为验光误差导致。

四、实施步骤

详见情境一任务一。

五、实训与评价

【实训】　请找一位同学扮演你的顾客,按照下列案例提供的信息,设计问题,并记录顾客的回答,模拟问诊过程。并按照后面评价表的评分要求进行自评、互评和教师评价,对自己所掌握的情况进行总结。

➤ **案例一**:王××,男,27岁,网络销售客服。

来诊原因:近半年看电脑屏幕时觉得眼睛干涩不舒服,大约半小时就出现疲劳感,医生检查眼部健康状况良好,要求顾客来验光。

戴镜史:未配戴过眼镜,以前体检时检查过视力,均能达到1.0。

眼病史、全身病史和手术史:无眼病史,无手术史,身体健康。

用眼需求:每天工作使用电脑8~10小时,手机微信、聊天等约2小时。其他生活爱好对用眼没有特殊要求。

来诊目的:眼睛干涩不舒服的原因是什么? 是否需要配镜?

检查者提问	顾客回答

> **案例二**: 曾 ××, 男, 15 岁, 初中生。

来诊原因: 晚上看不清投影, 眼睛容易疲劳 3 个月。

戴镜史: 未配戴过眼镜, 体检时视力有点下降, 平时觉得都看得清, 未在意。

眼病史、全身病史和手术史: 无眼病史, 无手术史, 身体健康。

用眼需求: 看黑板、投影、看书写作业为主, 每天 6~8 小时, 看手机电脑每天 1~2 小时, 课余喜欢打篮球。

来诊目的: 检查眼疲劳的原因, 是不是真近视? 是否需要配镜?

检查者提问	顾客回答

> **案例三**: 洪 ××, 男, 4 岁, 幼儿园小朋友。

来诊原因: 家长发现小朋友平时喜眯眼视物, 习惯近距离看电视。

戴镜史: 未配戴过眼镜, 未检查过视力。

眼病史、全身病史和手术史: 无眼病史, 无手术史, 足月顺产。

用眼需求: 室外玩耍, 每天看电视约 2 小时, 偶尔玩一下手机。

来诊原因: 检查视力, 明确是否出现近视。

检查者提问	顾客回答

➢ **案例四**:钱××,男,24 岁,大学毕业后待业。

来诊原因:看远不清,眯眼能看清;因经常眯眼,自觉眼睛太小。

戴镜史:以前曾经配过眼镜,但因为散光很高,戴着难受就不戴了。

眼病史、全身病史和手术史:无眼病史,无手术史,身体健康。

用眼需求:看电脑、手机为主,每天 6~8 小时,不开车,无其他对用眼有特殊要求的生活爱好。

来诊目的:希望配一副清晰舒适的眼镜。

检查者提问	顾客回答

【评价表】

评价主体	评价项目	学习任务的完成情况	签名
学生互评或教师评价	案例一完成情况		
	案例二完成情况		
	案例三完成情况		
	案例四完成情况		
自评	是否掌握问诊的一般流程及提问技巧		
	存在问题及建议		

六、常见问题

1. 看东西有重影,是否就一定有散光?

答案是并不一定。首先要鉴别是双眼重影还是单眼重影。如果单眼注视没有,双眼注视时才有重影,疑似斜视引起,应做详细的视功能检查;如果单眼注视有重影,可能是近视、散光未矫正引起;如果单眼的近视已矫正还有重影或"拖尾"现象,提示还有未矫正的散光。

2. 为何会有散光?

绝大部分的散光是眼球发育过程中形成的,具体病因还不明确。圆锥角膜、翼状胬肉、角膜瘢痕、眼部手术、视网膜疾病等可导致获得性散光。白内障时由于晶状体不同部位屈光指数的差异也会导致散光。

3. 散光是什么意思？

大部分的散光是角膜散光,如果人眼的角膜像篮球一样圆,则不会出现散光;如果像橄榄球一样,是椭圆的,则会出现散光,而且橄榄球长轴所放的位置不同,散光的轴向就不同。

4. 散光可以通过配眼镜矫正吗？

当然可以,镜片也可以加工出和人眼散光匹配的散光度数。

5. 有散光的人多吗？

据统计学分析,人群中 50%~60% 的人有散光(以≥0.50DC 计),而这些有散光的人中,大约 70% 的人属于低度散光(≤1.00DC)。

七、注意事项

1. 顾客常常误以为看东西有重影就是有散光,但实际并不一定是这样,最终要以验光结果为准。

2. 如发现顾客散光较高,且逐年增加,矫正视力下降达不到到正常时,需转诊给眼科医生,鉴别是否有圆锥角膜。

3. 有些顾客散光很高,但由于其屈光不正的等效球镜度接近为零,最小弥散圆聚焦在视网膜上。又通过眯眼等代偿动作,产生针孔镜作用,故裸眼视力并没有预想的那么低。

4. 未矫正的低度散光比高度散光更容易引起视疲劳。

5. 相同度数下,逆规散光对视力的影响比顺规散光明显,而斜轴散光比逆规更明显。

八、知识拓展

散光也是引起视疲劳的原因之一。

单纯性和复性远视散光,无论看远看近,为了看清物体,都需要动用调节才能将最小弥散圆调整到视网膜上,过多地付出调节可引起视疲劳症状。即使动用调节后最小弥散圆在视网膜上,但还是模糊的,无论看远看近都模糊,也会加重视疲劳。

单纯性和复性近视散光,看远时和近视眼一样,为了看清物体而不动用调节,但看近的时候,眼睛会频繁调节以寻求最佳聚焦点和最佳视力,从而引起视近疲劳症状。

相对来说斜轴散光比逆规散光更容易引起视疲劳,而逆规散光又比顺规散光更容易引起视疲劳。

练习题（单选题）

1. 相同度数的情况下,（　　　　）散光对视力的影响最大？

　　A. 顺规散光　　　　B. 逆规散光　　　　C. 斜轴散光　　　　D. 都一样

2. 从屈光不正度上进行分析,以下哪只被检眼的裸眼视力相对会好一些?( )

    A. –1.00DS/–1.00DC×180   B. –1.00DS/–1.00DC×135

    C. –1.00DS/–1.00DC×90   D. –2.00DS/–1.00DC×180

3. 某顾客抱怨视物有重影,遮盖一只眼时重影消失,双眼注视时重影明显,可能的原因是( )。

    A. 双眼均有低度散光   B. 双眼均有高度散光

    C. 斜视   D. 单眼散光太高

4. 某顾客 15 岁,去年右眼验光的结果为 –2.00DS/–1.00DC×180,矫正视力 1.0,半年前右眼验光结果为 –4.50DS/–2.25DC×30,矫正视力 0.6,现右眼验光结果为 –6.00DS/–5.00DC×40,矫正视力 0.3,视力下降的原因可能是( )。

    A. 圆锥角膜   B. 白内障   C. 青光眼   D. 近视正常发展

5. 某顾客 30 岁,右眼戴旧镜矫正视力为 0.6,旧镜度数为 –3.00DS/–2.00DC×180,重新验光右眼的结果为 –2.00DS/–4.00DC×180,矫正视力 1.0。新旧眼镜度数差异这么大的原因可能是( )。

    A. 散光发展太快

    B. 散光度数高,配戴不舒适,上次配镜时降低了度数

    C. 新的验光结果错了

    D. 以上都对

任务二 瞳距尺测双眼远用瞳距

一、学习目标

1. 熟练规范使用瞳距尺测量双眼远用瞳距。
2. 正确记录和使用双眼远用瞳距。
3. 能向顾客解释测量瞳距的意义。

二、任务描述

熟练使用瞳距尺测量顾客的双眼远用瞳距,并按要求正确记录。

三、知识准备

在没有瞳距仪的情况下,可以用瞳距尺和笔灯测量瞳距。

双眼远用瞳距是顾客双眼注视远处目标,两眼视轴相平行时,镜眼距平面处两瞳孔中心间的距离。但实际测量时,检查者与顾客相对而坐,相距约一臂远的距离,如何实现顾客两眼视轴相平行的状态呢?

第一步,让顾客双眼注视检查者的左眼,这时顾客的右眼与检查者的左眼是正对的,顾客右眼视轴平行向前。第二步,让顾客双眼注视检查者的右眼,这时顾客的左眼与检查者的右眼是正对的,顾客左眼视轴平行向前(图2-2-1)。通过该方法将顾客双眼注视远处的平行视轴分两步来实现。

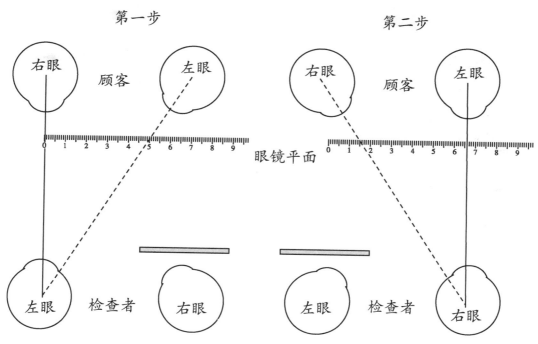

图 2-2-1　瞳距尺测双眼远用瞳距示意图

由于顾客两眼的瞳孔中心难于确定,还可用瞳孔缘或角膜缘来替代瞳孔中心作为参考点,从顾客右眼的外侧缘测到左眼的内侧缘(或右眼内侧缘测到左眼的外侧缘),前提条件是顾客双眼瞳孔大小相等、位置对称(图2-2-2,图2-2-3)。但测量时瞳距尺很难通过瞳孔或角膜的中心点,而瞳孔缘或角膜缘界线不清晰,无论外侧缘还是内侧缘都需用肉眼估计,容易产生误差。

为了解决上述问题,可以用笔灯放在顾客所注视的检查者眼睛的正下方,并保持笔灯光线与视轴相平行(图2-2-4),通过角膜上的映光点来定位测量的起始点和终止点。该方

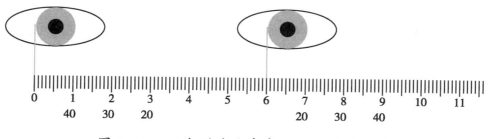

图 2-2-2　以角膜缘为参考点进行瞳距测量

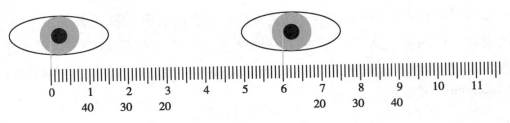

图 2-2-3 以瞳孔缘为参考点进行瞳距测量

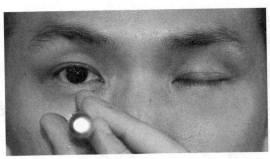

A. 正面　　　　　　　　　　　　　B. 侧面

图 2-2-4 笔灯摆放位置

法称为角膜映光法。

四、实施步骤

用角膜映光法测量双眼远用瞳距,具体步骤如下:

1. 顾客与检查者相距 40cm,平视相对而坐。

2. 检查者右手持瞳距尺,右手拇指和示指捏住瞳距尺非零刻度的一端,其余三指轻放在顾客头部颞侧,以保持瞳距尺的稳定性。将瞳距尺轻放在顾客鼻根部,与双眼距离约 12mm,尺上缘与瞳孔下缘水平(图 2-2-5)。

3. 检查者睁左眼,闭右眼,笔灯放在左眼正下方,光线正对顾客右眼。请顾客双眼同时注视检查者睁开的左眼;检查者将瞳距尺的零刻度对准顾客右眼的角膜映光点(图 2-2-6)。

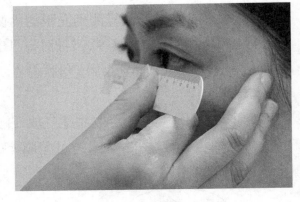

图 2-2-5 瞳距尺握持及摆放方法

4. 叮嘱顾客头不要动。检查者保持头、瞳距尺和右手不动,睁右眼,闭左眼,笔灯移到右眼正下方,光线正对顾客左眼。请顾客双眼同时注视检查者睁开的右眼;检查者用右眼单眼读出顾客左眼角膜映光点对应在瞳距尺上的刻度(图 2-2-7),即为顾客的双眼远用瞳距。

5. 反复测量三次,取平均值记录在验光处方单上。

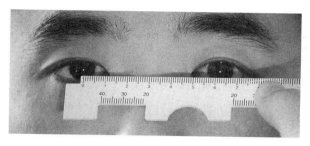

图 2-2-6　瞳距尺的零刻度对准顾客右眼的角膜映光点

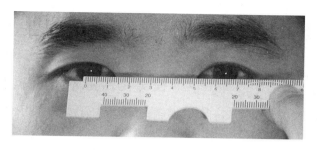

图 2-2-7　读出顾客左眼角膜映光点对应瞳距尺刻度

五、实训与评价

【实训】　熟练使用瞳距尺和笔灯为同学测量双眼远用瞳距,并与老师测量的结果进行比较,误差应≤2mm。

	姓名	自测双眼远用瞳距	老师测量的结果
顾客一			

【评价】　参照该评分标准进行自评、互评、组长评价和教师考核(操作应在 5 分钟内完成,如超过 5 分钟应重做)。

考核要点	分值	评分标准	扣分	得分
表达沟通	10	要求规范用语,表达清晰准确,语调亲切,与顾客有效交流,酌情扣分		
顾客位置	10	距离太近或太远,扣 5 分;不在同一水平,扣 5 分。		
瞳距尺摆放	20	瞳距尺摆放与顾客双眼不平行、不稳、太高或太低、镜眼距不合适、尺子弯曲、压红顾客鼻梁的,每项扣 5 分,扣完为止		
测量方法	30	未指引顾客双眼注视的,扣 10 分;顾客注视不正确继续测量的,扣 10 分;检查者不能单眼读数的,扣 10 分;测量过程中检查者头或瞳距尺动,扣 10 分;笔灯摆放错误或不准确,扣 5~10 分		

考核要点	分值	评分标准	扣分	得分
结果记录及准确性	20	误差≤2mm 不扣分；误差 2.5~3.5mm 扣 10 分；误差 ≥4mm，扣 20 分；记录单位错误，或位置错误，或不规范清晰的，扣 5~10 分		
行为规范	10	要求穿工作服，仪容整洁，口气清新，态度严谨，言谈举止大方得体，酌情扣分		

自我评价：_____ 同学互评：_____

组长评价：_____ 教师评价：_____

六、常见问题

1. 不能闭一只眼睁一只眼，双眼读数不可以吗？

由于双眼中有一只眼为主视眼，如果检查者读数时不闭一只眼，对齐零刻度和角膜映光点读数都会用同一只主视眼，这样就不能实现顾客双眼视轴平行的前提条件，测出来的结果误差较大。可通过每天对着镜子进行练习，逐渐可掌握该技能。

2. 瞳距尺总是摆不稳，怎么办？

用自己的主利手握持瞳距尺，拇指和示指捏住瞳距尺的非零刻度段，另外三只手指自然贴在顾客头部的颞侧，作为支撑点，可增加稳定性。

3. 在测量过程中，总是不自主地动头，怎么办？

在练习过程中，请另一位同学先用双手帮忙固定自己的头，不自主动头时会感觉到同学双手的压力，多练习即可做到。或对着镜子练习移动笔灯，观察自己的头有没有动。

4. 瞳距尺的零刻度端模糊不清，该怎么办？

最好更换新的瞳距尺。在没有条件更换的情况下，可以用瞳距尺上"1"刻度代替"0"刻度，然后将读数结果减去 10mm 就是顾客的双眼瞳距。例如：测量某顾客双眼远用瞳距时，用"1"刻度对准顾客右眼的角膜映光点，顾客左眼的角膜映光点读数为 71mm，其双眼远用瞳距应为 71mm−10mm=61mm。

七、注意事项

1. 检查者与顾客的眼睛应在同一水平高度。

2. 请勿手握瞳距尺的零刻度端，会遮挡住零刻度而不方便读数。

3. 瞳距尺要轻放在顾客的鼻梁上，太过用力瞳距尺会被压弯，影响读数的准确性，同时也会压疼顾客的鼻梁。

4. 瞳距尺的摆放要注意平稳，与顾客两瞳孔下缘的连线平行，与顾客双眼的镜眼距要一致，不能太高以免遮住角膜映光，不能太低影响读数。

5. 测量过程中要保持检查者与顾客的头部都不能动。

6. 检查者必须单眼读数。

7. 检查过程中,注意判断顾客是否按要求注视检查者睁开的眼睛,如未按要求注视,提醒顾客重新注视。

8. 笔灯摆放位置要在检查者睁开眼睛的正下方,并保持光线与视轴相平行。照斜了,映光点就不能代表视轴所在的位置,影响测量结果的准确性。

9. 当检查者的瞳距大于顾客的瞳距时,测出的双眼远用瞳距结果将会偏大;反之,如果检查者的瞳距小于顾客的瞳距,测量结果将偏小。如果检查距离为 40cm,检查者与顾客的瞳距差值为 8mm 时,测量结果误差为 0.5mm。检查距离越近,误差将会越大。

八、拓展知识

1. 由于大部分的人脸并不是左右完全对称的,也就是说鼻梁并不一定在两眼的正中央。使用上述方法只是测量了双眼瞳孔中心间的距离,而定配眼镜时,两镜片间的光心距也只是按照这个参数进行了平均分配,这样的眼镜戴在一个鼻梁稍有偏斜的人脸上,双眼的瞳孔中心都没有正对镜片的光学中心(图 2-2-8)。绝大部分的情况下,这样的误差很小,不会带来配镜不适的问题,但对于一些高度数或特殊设计的眼镜,这样的误差就会导致配镜不适。这种情况下,需要测量顾客的单眼瞳距。瞳距仪测量瞳距时,一次完成双眼和单眼的瞳距测量,非常方便。但瞳距尺和笔灯测量瞳距时,双眼瞳距和单眼瞳距的测量方法稍有不同。

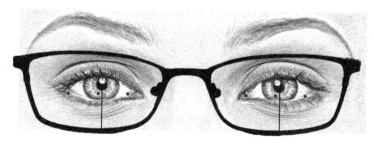

图 2-2-8　鼻梁不正导致镜片光学中心与瞳孔中心未对齐

2. 角膜映光法测量单眼远用瞳距与角膜映光法测双眼远用瞳距的方法基本一致,瞳距尺摆放位置不同,要求瞳距尺凹槽中央对齐顾客鼻根部中央(图 2-2-9)。顾客双眼注视

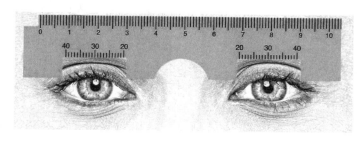

图 2-2-9　单眼瞳距测量

检查者左眼时,检查者左眼单眼读出顾客右眼角膜映光所对应的刻度,为右眼单眼瞳距;顾客双眼注视检查者右眼时,检查者右眼单眼读出顾客左眼角膜映光所对应的刻度,为左眼单眼瞳距。单眼瞳距总和应等于双眼瞳距。

3. 双眼瞳孔大小不相等时,如何测量双眼瞳距?

如果采用角膜映光法测双眼远用瞳距,不受瞳孔大小的影响。如果采用瞳孔缘为参考点来测量双眼远用瞳距,则需要测出右眼外侧缘至左眼内侧缘的距离,再测出右眼内侧缘至左眼外侧缘的距离,然后取两者的平均值(图 2-2-10)。

4. 双眼瞳孔位置不对称时(图 2-2-11),如何测量双眼瞳距?

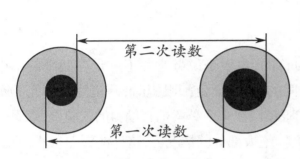
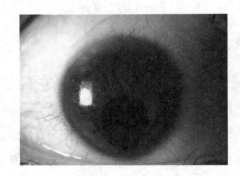

图 2-2-10 双眼瞳孔不等大的瞳距测量 图 2-2-11 瞳孔位置不居中或瞳孔变形

如果采用角膜映光法测双眼远用瞳距,只要顾客能按要求注视,则不受影响。还可以采用角膜缘作为瞳距测量的参考点来进行测量。

5. 斜视的顾客,如何测量瞳距?

较为常见的是共同性斜视,顾客右眼注视时左眼偏斜,左眼注视时右眼偏斜,偏斜眼的视觉信号是被大脑抑制的,也就是说定配眼镜时只需要将镜片的光学中心对准眼正位时的瞳孔中心就可以了。因此,在测量时,需遮盖顾客左眼,使其右眼注视检查者左眼,将瞳距尺零刻度对齐角膜映光点(图 2-2-12),然后再遮盖顾客右眼,使其左眼注视检查者右眼,角膜映光点所对应的刻度为瞳距(图 2-2-13)。

如果是使用瞳距仪测量斜视顾客的瞳距,则需使用瞳距仪中的遮盖板来使顾客左右眼分辨注视瞳距仪内的注视灯。

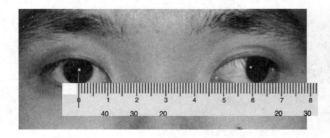
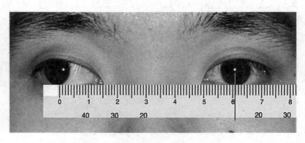

图 2-2-12 顾客右眼注视,0 刻度对齐角膜映光点 图 2-2-13 顾客左眼注视,角膜映光点所对刻度读数

练习题（单选题）

1. 下面关于瞳距与光心距的说法不正确的是（   ）。

    A. 瞳距是指双眼瞳孔几何中心间的距离

    B. 光心距是指双眼眼镜透镜光学中心间的距离

    C. 配戴近视眼镜视近时瞳距与眼镜光心距一致

    D. 配戴近视眼镜视远时瞳距与眼镜光心距一致

2. 瞳距是指（   ）。

    A. 双眼主点水平连线距离   B. 双眼结点水平连线距离

    C. 双眼透镜光学中心间距离   D. 双眼瞳孔几何中心间距离

3. 从统计学来看,双眼单眼瞳距不一致的概率大约为（   ）。

    A. 100%   B. 80%

    C. 60%   D. 40%

4. 测量斜视眼的瞳距方法是（   ）。

    A. 平视时右眼瞳孔内缘至左眼瞳孔外缘的距离

    B. 平视时右眼角膜内缘至左眼角膜外缘的距离

    C. 交替遮盖法检查右眼瞳孔内缘至左眼瞳孔外缘的距离

    D. 右眼角膜内缘到鼻中线的距离与左眼角膜内缘到鼻中线的距离和

5. 采用交替遮盖法测量斜视眼瞳距的目的是（   ）。

    A. 测量更为简单

    B. 可以治疗斜视,对缓解斜视性视疲劳有帮助

    C. 这样的瞳距可以使定配后的眼镜从外观上更美丽

    D. 无论哪只眼注视时视线均能通过眼镜镜片的光学中心

6. 遇到双眼瞳孔大小不等的情况时,双眼瞳距的测量方法是（   ）。

    A. 测量左眼瞳孔内缘至右眼瞳孔外缘的距离

    B. 测量左眼瞳孔外缘至右眼瞳孔内缘的距离

    C. 远用瞳距与近用瞳距的和除以 2

    D. 角膜映光法,顾客右眼角膜映光点至左眼角膜映光点间的距离

7. 可以使用角膜映光法测量双眼远用瞳距是（   ）。

    A. 双眼瞳孔大小不等

    B. 单眼瞳孔不居中

    C. 双眼瞳孔位置不对称

    D. 以上都对

任务三　检查针孔视力判断视力下降的原因

一、学习目标

1. 能说明针孔镜的结构。
2. 能判断哪种情况下应进行针孔视力检查。
3. 熟练使用针孔镜检查针孔视力。
4. 能根据针孔视力检查结果判断视力下降的原因。

二、任务描述

选择远视力下降的顾客,实施针孔视力检查,初步判断远视力下降的原因。

三、知识准备

顾客远视力下降的原因可以分为两大类,一类是由于屈光不正引起的,通常配戴正确度数的矫正眼镜,视力能提高至正常;另一类是由于眼部疾病引起的,配戴眼镜通常视力不能提高至正常。如何鉴别顾客视力下降的原因呢? 验光结果不能得到满意的矫正视力时,是由于验光结果不准确,还是由于伴有器质性眼病?

这些可以用针孔视力来进行初步的鉴别。

在试镜片箱中找到针孔镜,并描述其结构特征。

针孔镜的结构:是在遮盖片的中央有一个直径约为1mm的圆孔。如果针孔太小会产生衍射现象,视标变模糊,视力下降。如果针孔太大,与被检眼瞳孔直径相近,则失去了针孔镜的作用(图2-3-1)。

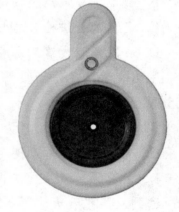

图 2-3-1　针孔镜

在被检眼前置入针孔镜片,增加了焦深,缩小视网膜模糊斑的大小(图2-3-2),如果被

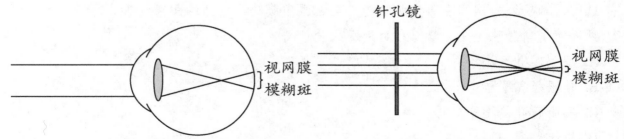

A. 未置入针孔镜时视网膜模糊斑大小　　B. 置入针孔镜后视网膜模糊斑变小

图 2-3-2　针孔镜成像示意图

检眼没有器质性眼病,视力将会提高,否则视力不提高甚至会下降。

被检眼的远视力≤0.8 才需要检查针孔视力。

针孔镜还可以鉴别顾客戴旧镜视力达不到正常的原因。顾客配戴旧镜,加一针孔镜检查视力,如视力提高,说明旧镜度数已经不合适,应重新验光;如视力不提高,提示可能存在其他器质性眼病。

四、实施步骤

1. 检查针孔视力为远视力检查。
2. 按情境一任务五的实施步骤要求进行远视力检查。
3. 置入针孔镜后,指引顾客从针孔中注视视标,再检查一次远视力。
4. 分析针孔视力是否提高。针孔视力提高者,视力下降的原因为屈光不正;针孔视力不提高者,视力下降的原因可能为器质性眼病。

五、实训与评价

【实训】 为同学检查裸眼远视力和针孔视力,通过比较两者的结果,初步判断视力下降的原因;或检查戴镜远视力和针孔视力,通过比较两者的结果,初步判断眼镜的度数是否合适。

顾客一姓名(编号):　　　　　　　　　　　　　　　　　　仪器编号:

		远视力（DVA）	针孔视力（PH）	视力下降的原因为:			
裸眼视力（VAsc）	OD						
	OS						

		球镜度（DS）	柱镜度（DC）	轴位（AX）	远视力（DVA）	针孔视力（PH）	度数是否合适
戴镜视力（VAcc）	OD						
	OS						

【评价】 参照该评分标准进行自评、互评、组长评价和教师考核(操作应在 10 分钟内完成,如超过 10 分钟应重做)。

考核要点	分值	评分标准	扣分	得分
表达沟通	10	要求规范用语,表达清晰准确,语调亲切,与顾客有效交流,酌情扣分		
检查前准备	10	仪器设备准备错误或遗漏的,扣5分;检查距离不正确,扣10分		
远视力检查	25	未告诉顾客注视哪里,扣5分;未指导顾客如何指视标,扣10分;指示棒位置不正确,扣5分;从大到小,先纵后横,顺序错误扣10分;先右眼后左眼,顺序错误扣10分;视力检查结果判断错误,扣20分		
针孔视力检查	30	远视力>0.8检查针孔视力的,扣30分;未指引顾客通过针孔注视远视标的,扣10分;指示棒位置不正确,扣5分;从大到小,先纵后横,顺序错误扣10分;先右眼后左眼,顺序错误扣10分;视力检查结果判断错误,扣20分;视力下降原因分析错误的,扣20分		
结果记录	15	记录规范清晰得分,不符合要求酌情扣分;记录错误或漏一项,扣5分;忘记写仪器编号,扣5分;向顾客解释错误一项,扣5分		
行为规范	10	要求穿工作服,仪容整洁,口气清新,态度严谨,言谈举止大方得体,酌情扣分		

自我评价:＿＿＿＿＿＿＿＿＿＿＿＿　　同学互评:＿＿＿＿＿＿＿＿＿＿＿＿

组长评价:＿＿＿＿＿＿＿＿＿＿＿＿　　教师评价:＿＿＿＿＿＿＿＿＿＿＿＿

六、常见问题

1. 为何加了针孔镜后,视力反而下降了?

针孔镜只适合视力≤0.8的被检眼进行检查,如被检眼视力较好,视网膜模糊斑较小,置入针孔镜后,减小模糊斑的效果不明显,而针孔又遮挡了部分光线,导致视标对比度下降,反而会出现视力下降的现象。

如果被检眼有核性白内障,置入针孔镜后,也会导致视力下降,注意鉴别。

2. 以前听说针孔镜可以治愈近视眼,是真的吗?

不是的,针孔镜只是因为增加焦深和减小视网膜模糊斑的大小,而使被检眼感觉视物清晰,并不能治愈近视眼。

七、注意事项

1. 检查针孔视力是为了判断被检眼视力低于正常是否由屈光不正引起;或判断矫正

视力低于正常是否由矫正度数不正确引起。

2. 仅在视力低于正常时才检查针孔视力。

3. 检查时注意指引顾客寻找针孔的位置,并从针孔看出去。

4. 如果使用试镜架为顾客检查针孔视力,注意试镜架的光心距与顾客瞳距匹配,否则顾客很难找到针孔,通过针孔注视视力表。

5. 如检查戴镜的针孔视力,可请顾客自己拿着针孔镜放在被测眼前,帮助顾客找到针孔。

6. 针孔视力检查后怀疑器质性眼病引起的视力下降,应指导顾客到医院就诊。

八、拓展知识

针孔镜还可以用于鉴别顾客验光后矫正视力达不到正常的原因,是由于被检眼存在其他器质性眼病,还是由于验光结果度数不准确导致的。

例如:某顾客右眼主觉验光结果为-2.50DS/-1.50DC×120,矫正视力0.6。这时可在试镜片前再置入针孔镜检查视力,如视力提高,说明验光结果不够精准,需查找原因并重验;如视力不提高,怀疑还存在有其他的器质性眼病,建议到医院做进一步的检查。

 练习题(单选题)

1. 某顾客右眼主觉验光结果为-5.00DS/-1.00DC×75,矫正远视力为0.6,加上针孔片后,远视力为1.0,其矫正视力达不到正常的原因可能为(   )。

   A. 角膜白斑
   B. 屈光不正未完全矫正
   C. 白内障
   D. 逆规散光

2. 因屈光不正导致的视力下降,置入针孔镜后视力可提高的原因是(   )。

   A. 针孔镜增加了焦深
   B. 针孔镜使视网膜模糊斑变小
   C. 针孔镜降低了视标的对比度
   D. A 和 B

3. 下列哪种原因导致的视力下降,置入针孔镜后视力不能提高?(   )

   A. 近视眼
   B. 复性近视散光
   C. 黄斑变性
   D. 混合散光

4. 下列关于针孔镜的作用,描述正确的是(   )。

   A. 鉴别视力下降的原因
   B. 找出被检眼的散光
   C. 治疗近视眼
   D. 找出被检眼的近视度数

任务四 运用交叉柱镜精确散光轴位和度数

一、学习目标

1. 能说明交叉柱镜的结构。

2. 能熟练写出交叉柱镜的度数并进行转换。

3. 能熟练标出交叉柱镜的符号并判断是否正确。

4. 熟练运用交叉柱镜精确散光轴位和度数。

二、任务描述

对于客观验光中已经发现有散光的顾客,在球性验光流程的基础上,需运用交叉柱镜来精确散光轴位和度数,完成散光验光。

三、知识准备

1. 认识交叉柱镜的结构(图 2-4-1 和图 2-4-2) 交叉柱镜由两个度数相同、符号相反、轴位互相垂直的柱镜组成,形成一个混合散光柱镜。两轴分别用不同颜色的符号标注,负柱镜的轴用红色或"–"标注,正柱镜的轴用白色或"+"标注。两轴间 45°处有一手柄,用来翻转交叉柱镜,手柄处的屈光度为零(图 2-4-3)。由于柱镜中度数与轴是相互垂直的,因此红色或"–"代表的负柱镜轴,正好是正柱镜的度数所在;而白色或"+"代表的正柱镜轴,正好是负柱镜的度数所在。常用的度数为 ±0.25D 和 ±0.50D,综合验光仪上外置辅镜为 ±0.25D,内置辅镜为 ±0.50D。由于其英文为 Jackson-Cross-Cylinder,因此可简称为 JCC。

2. 根据交叉柱镜摆放的位置,可写出其度数。如下图(图 2-4-4)±0.25D 的交叉柱镜,手柄在 180°,红点在 45°,其度数为:+0.25DS/–0.50DC×45 或 –0.25DS/+0.50DC×135。

将其翻转 180°后,如下图(图 2-4-5),手柄依然在 180°,红点在 135°,其度数为:+0.25DS/ –0.50DC×135 或 –0.25DS/+0.50DC×45。

请写出交叉柱镜手柄在 45°轴时的度数(图 2-4-6)。

3. 交叉柱镜精确散光的原理 如客观验光所获得的散光度数和轴位是完全正确的,按照球性验光完成单眼主觉验光后,被检眼的屈光不正已完全矫正,平行光线在眼内形成

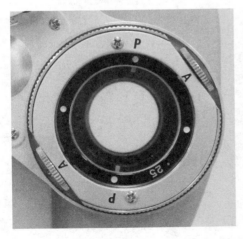 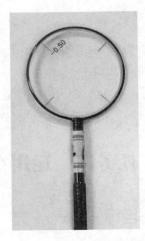

图 2-4-1 综合验光仪上的交叉柱镜   图 2-4-2 手持式交叉柱镜

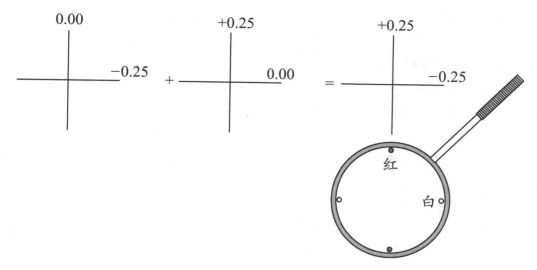

图 2-4-3 交叉柱镜力量图和结构图

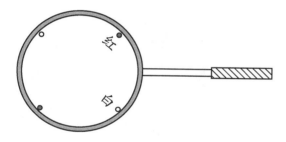

图 2-4-4 交叉柱镜手柄 180°,红点在 45°

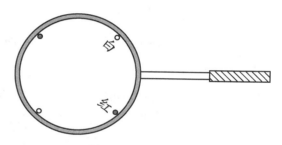

图 2-4-5 交叉柱镜手柄 180°,红点在 135°

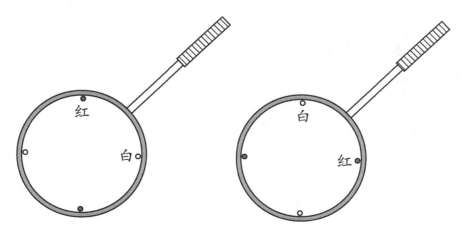

图 2-4-6 交叉柱镜手柄 45°

一个焦点,并聚焦在视网膜上,所看到的蜂窝状视标是清晰的(图2-4-7)。

如果此时将JCC放在正视眼或已完全矫正的屈光不正眼前,两条互相垂直的焦线分别位于视网膜前和后,最小弥散圆位于视网膜上,视网膜像变模糊(图2-4-8)。JCC翻转时,只调换了前、后

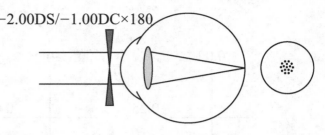

图 2-4-7　完全矫正屈光不正后成像示意图

焦线的位置,最小弥散圆位置始终在视网膜上,故像的模糊程度没有改变(图2-4-9)。两面进行比较时,顾客会回答"一样"。

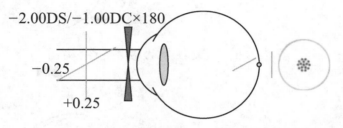

图 2-4-8　完全矫正屈光不正眼前加入JCC后成像示意图

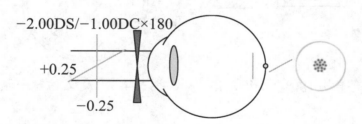

图 2-4-9　完全矫正屈光不正眼前加入JCC翻转后成像示意图

如果将JCC放在未完全矫正屈光不正的眼前,JCC与被检眼前初始柱镜所产生的新柱镜与被检眼自身的散光相近时,史氏光锥变小,蜂窝状视标相对清晰一些(图2-4-10);翻转JCC后,JCC与被检眼前初始柱镜所产生的新柱镜与被检眼自身的散光相反时,史氏光锥变大,蜂窝状视标相对更模糊一些(图2-4-11)。两面进行比较时,顾客会回答第一

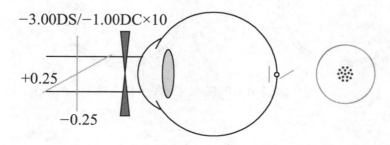

图 2-4-10　未完全矫正屈光不正眼前加入JCC后成像示意图

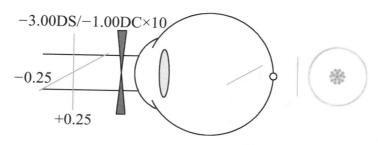

图 2-4-11　未完全矫正屈光不正眼前加入 JCC 翻转后成像示意图

种情况清晰。

由图分析,在实施 JCC 精确散光轴位和度数前,应将焦点或最小弥散圆调至视网膜上。因此,应该取双色试验中"红绿一样"时的球镜度,也就是双色试验的结果为 JCC 精确的工作球镜。

4. 交叉柱镜精确散光的轴位　将 JCC 的手柄与被检眼前需精确的初始柱镜轴位对齐,简称"柄对轴"。翻转 JCC,比较哪一面看到的蜂窝状视标"更黑更圆"。

根据顾客的回答,JCC 停留在更好的一面,将初始柱镜轴向着 JCC 红点的方向旋转 5°~10°,再重新"柄对轴"进行两面比较,再调整,直至顾客回答两面"一样"。

下面以初始柱镜 –0.75DC×90 为例,分析 JCC 进行散光轴位精确的原理。

这是"第一面",JCC 的红点或"–"在 135°轴,JCC 与初始柱镜叠加后产生的新柱镜轴位为 105°,在初始柱镜轴和 JCC 负柱镜轴之间(图 2-4-12)。

这是"第二面",JCC 的红点或"–"在 45°轴,JCC 与初始柱镜叠加后产生的新柱镜轴位为 77°,在初始柱镜轴和 JCC 负柱镜轴之间(图 2-4-13)。

JCC 与初始柱镜斜交叠加后会形成新柱镜,新柱镜的轴位在 JCC 负柱镜轴和初始柱镜轴之间(为何只看 JCC 的负柱镜轴?因为精确的对象为负柱镜)。如果顾客真实的散光轴位为 80°,第二面中新柱镜的轴更接近顾客的真实情况,顾客看到的蜂窝状视标会更黑更圆,而第一面中新柱镜的轴更远离顾客的真实情况,顾客看到的蜂窝状视标会更模糊一些。因此顾客会回答"第二面"更黑更圆。"第二面"时 JCC 红点在 45°,指引检查者将初始柱镜轴从 90°调至 80°。重复上面步骤,当初始柱镜轴与顾客真实散光一致时,屈光不正完全矫正,JCC 两面比较将会"一样"。

通常第一次调整轴位 10°,再次调整方向与上一次方向相同,可继续调整 10°,如与上一次方向相反,则调整 5°。如出现始终在 5°范围内反复调整,而顾客没有回答"一样"的情况时,选择更接近水平或垂直的轴位作为精确后的轴位,或取中间值作为精确后的轴位。

例如:初始柱镜轴 170°,第一次顾客回答较好面,红点在 35°,初始柱镜轴调至 180°;第二次顾客回答较好面,红点在 135°,初始柱镜轴调至 175°;第三次顾客回答较好面,红点在 40°,初始柱镜轴调至 180°;第四次顾客回答较好面,红点在 135°,初始柱镜轴调至 175°;继续下去,顾客没有回答"一样",始终在 180°和 175°之间反复,取 180°作最终结果。

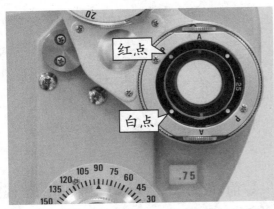

A. JCC 的红点在 135°轴

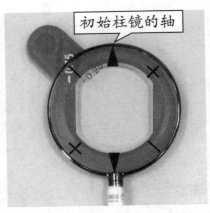

B. JCC 的 "–" 在 135°轴

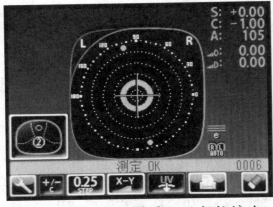

C. JCC 与初始柱镜叠加后新柱镜为
−1.00DC×105

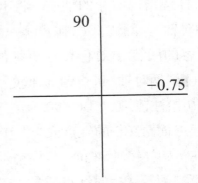

D.初始柱镜的光学十字图

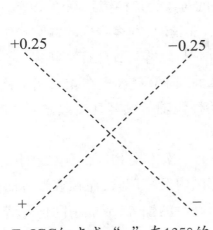

E. JCC红点或 "–" 在135°的
光学十字图

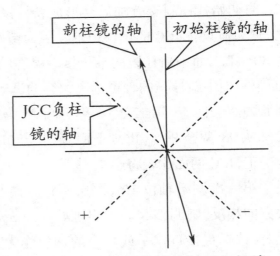

F. JCC与初始柱镜叠加后新柱镜
的光学十字图

图 2-4-12 "第一面"JCC 红点或 "–" 在 135°轴

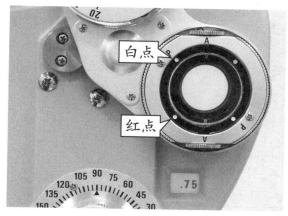

A. JCC 的红点在 45°轴

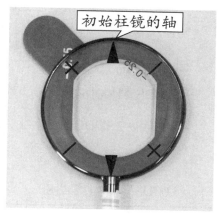

B. JCC 的"−"在 45°轴

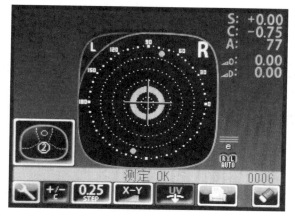

C. JCC 与初始柱镜叠加后新柱
镜为 −0.75DC×77

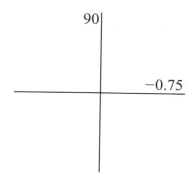

D. 初始柱镜的光学十字图

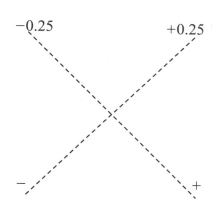

E. JCC红点或"−"在45°的
光学十字图

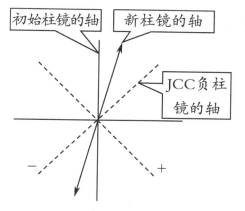

F. JCC与初始柱镜叠加后
新柱镜的光学十字图

图 2-4-13 "第二面"JCC 红点在 45°轴

初始柱镜	JCC 精确散光轴位,顾客回答较好面
−3.00DS/−1.00DC×170	红点在 35°
−3.00DS/−1.00DC×180	红点在 135°
−3.00DS/−1.00DC×175	红点在 40°
−3.00DS/−1.00DC×180	红点在 135°
−3.00DS/−1.00DC×175	红点在 40°
−3.00DS/−1.00DC×180	此为精确结果

5. 交叉柱镜精确散光的度数　将 JCC 的任意一个轴与被检眼前需精确的初始柱镜轴位对齐,简称"轴对轴"。翻转 JCC,比较哪一面看到的蜂窝状视标"更黑更实"。

根据顾客的回答,JCC 停留在更好的一面,如果是红点或"−"与初始柱镜轴对齐,初始柱镜度数增加 −0.25DC;如果是白点或"+"与初始柱镜轴对齐,初始柱镜度数增加 +0.25DC;再进行两面比较,再调整,直至顾客回答两面"一样"。

下面以刚才精确轴位后的初始柱镜 −0.75DC×80 为例,用 JCC 精确散光度数。

这是"第一面",JCC 的白点或"+"与初始柱镜轴对齐,JCC 与初始柱镜叠加后产生的新柱镜度数为 −0.25DC(图 2-4-14)。

这是"第二面",JCC 的红点或"−"与初始柱镜轴对齐,JCC 与初始柱镜叠加后所产生的新柱镜度数为 −1.25DC(图 2-4-15)。

JCC 与初始柱镜同轴位或轴位相垂直叠加后会形成新柱镜,新柱镜的度数为两者的代数和。如果顾客真实的散光度数为 −1.25DC,第二面中新柱镜的度数会更接近顾客的真实情况,顾客看到的蜂窝状视标会"更黑更实",而第一面中新柱镜的度数会更远离顾客的真实情况,顾客看到的蜂窝状视标会更模糊。因此顾客会回答"第二面"更黑更实。"第二面"时 JCC 红点与初始柱镜轴对齐,引导检查者将初始柱镜度数从 −0.75DC 调至 −1.00DC。重复上面步骤,当初始柱镜度数与顾客真实散光一致时,屈光不正完全矫正,JCC 两面比较将会"一样"。

JCC 精确柱镜轴位和度数时,应始终保持最小弥散圆在视网膜上,才能得到精准的结果,因此当柱镜度数调整 0.25D 时,等效球镜度改变了 0.12D,球镜度数应做出相应的调整。但实际工作中,被检眼很少如此敏感,因此要求柱镜度数每调整 0.50D,球镜度数应等效调整 0.25D。具体如下:柱镜每增加 −0.50DC,球镜增加 +0.25DS;柱镜每减少 −0.50DC,球镜增加 −0.25DS,以保持等效球镜度不变。

如出现始终在 0.25D 范围内反复调整,而顾客没有回答"一样"的情况时,选择更低的度数作为精确后的度数。

例如:初始柱镜轴已确定为 180°,初始柱镜度数为 −1.00DC,精确度数时,第一次顾客

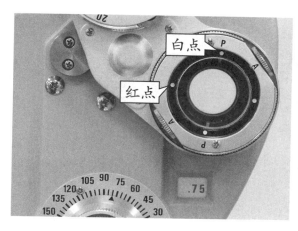

A. JCC 的白点与初始柱镜轴对齐

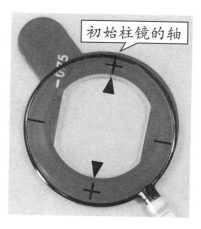

B. JCC 的"+"与初始柱镜轴对齐

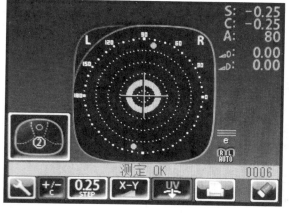

C. JCC 与初始柱镜叠加后新柱镜为−0.25DC×80

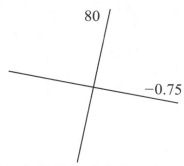

D. 初始柱镜的光学十字图

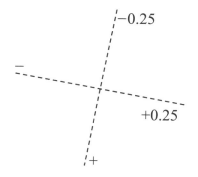

E. JCC的白点或"+"与初始柱镜轴对齐的光学十字图

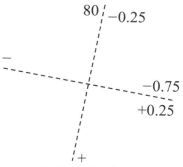

F. JCC与初始柱镜叠加后的光学十字图

图 2-4-14 "第一面"JCC 白点在 80°轴

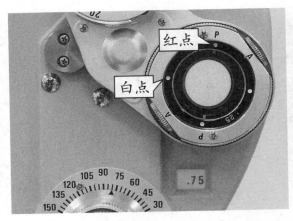

A. JCC 的红点与初始柱镜轴对齐

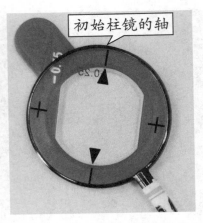

B. JCC 的"–"与初始柱镜
轴对齐

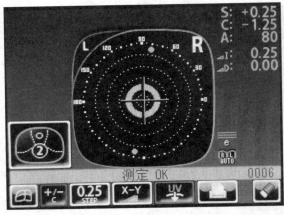

C. JCC 与初始柱镜叠加后新柱镜为
−1.25DC×80

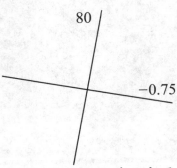

D.初始柱镜的光学十字图

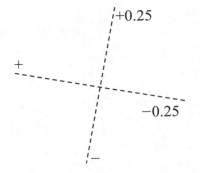

E. JCC的红点或"–"与初始柱镜
轴对齐的光学十字图

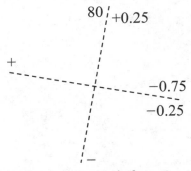

F. JCC与初始柱镜叠加后
的光学十字图

图 2-4-15　"第二面"JCC 红点在 80°轴

回答较好面,红点与轴对齐,初始柱镜度数调整为 –1.25DC;第二次顾客回答较好面,红点与轴对齐,初始柱镜度数调整为 –1.50DC,球镜增加 +0.25DS;第三次顾客回答较好面,红点与轴对齐,初始柱镜度数调整为 –1.75DC;第四次顾客回答较好面,白点与轴对齐,初始柱镜度数调整为 –1.50DC;继续下去,顾客没有回答"一样",始终在 –1.50DC 与 –1.75DC 之间反复,取 –1.50DC 为最终结果。

初始柱镜	JCC 精确散光轴位,顾客回答较好面
–3.00DS/–1.00DC×180	红点与轴对齐
–3.00DS/–1.25DC×180	红点与轴对齐
–2.75DS/–1.50DC×180	红点与轴对齐
–2.75DS/–1.75DC×180	白点与轴对齐
–2.75DS/–1.50DC×180	红点与轴对齐
–2.75DS/–1.50DC×180	此为精确结果

四、实施步骤

在球性主觉验光流程的基础上进行补充和调整:

1. 将电脑验光结果或旧镜度数置入综合验光仪中(起始度数中已有散光者才用该流程)。

2. 先右眼后左眼,单眼雾视到 0.3~0.5,单眼 MPMVA,与球性主觉验光流程一致。

3. 双色试验除了判断 MPMVA 结果有无过矫以外,需找到双色试验结果,第一次红绿一样的球镜度数作为 JCC 精确的工作球镜(没有红绿一样的情况,取第一个绿比红清的球镜度)。

4. 投射蜂窝状视标,置入 JCC,先精确散光轴位再精确散光度数。

5. JCC 精确散光轴位,旋转 JCC 外围大齿轮至"柄对轴"(图 2-4-16),大拇指翻转小齿轮(图 2-4-17),指引顾客进行两面比较。

"我拿两面镜片给你进行比较,这是第一面,这是第二面,通过哪面镜片看到的视标更黑更圆?""还是一样模糊?"

较好面散光轴位向着红点方向转 5°~10°(图 2-4-18)。直至顾客回答两面"一样",则散光轴位确定。或在 5°范围内反复

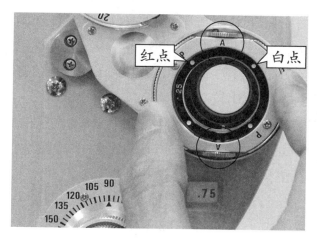

图 2-4-16　旋转 JCC 至"柄对轴"

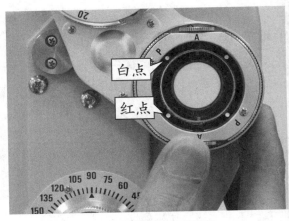 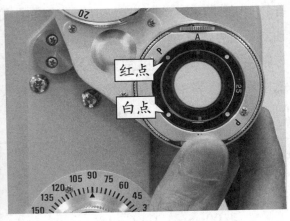

A. 第一面　　　　　　　　　　　B. 第二面

图 2-4-17　翻转 JCC

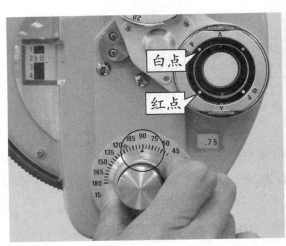 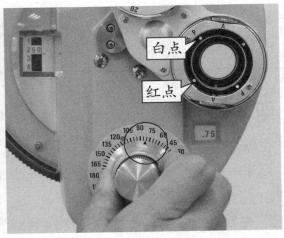

A. 初始柱镜轴 90，红点 45　　　B. 初始柱镜轴调至 80

图 2-4-18　较好面散光轴位向着红点方向旋转

时，选接近水平或垂直的轴位作为结果。

6. JCC 精确散光度数，旋转 JCC 外围大齿轮至"轴对轴"（图 2-4-19），大拇指翻转小齿轮（图 2-4-20，图 2-4-21），指引顾客进行两面比较。

"我拿两面镜片给你进行比较，这是第一面，这是第二面，通过哪面镜片看到的视标更黑更实？""还是一样模糊？"

较好面红点对轴加 −0.25DC（图 2-4-20），白点对轴加 +0.25DC（图 2-4-21），每增加 −0.50DC 柱镜，球镜度数加 +0.25DS；每

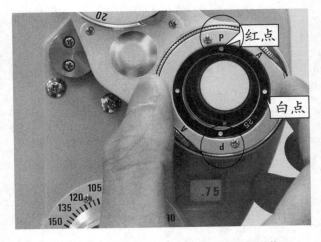

图 2-4-19　旋转 JCC 至"轴对轴"

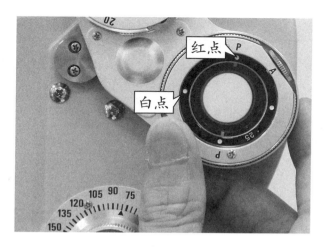

图 2-4-20 "第一面"红点对轴

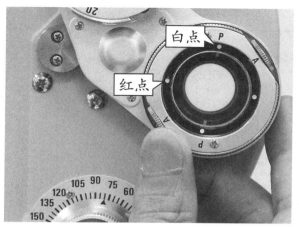

图 2-4-21 "第二面"白点对轴

减少 –0.50DC 柱镜,球镜度数加 –0.25DS,直至顾客回答两面"一样",则散光度数确定,或在 0.25DC 范围内反复时,选度数更低的作为结果。

7. 检查视力,再雾视 +1.00DS,视力雾视到 0.5~0.6。

8. 左眼步骤与右眼一样。

9. 双眼部分与球性主觉验光步骤一样。

10. 检查完成,请顾客休息,仪器归零。向顾客解释检查结果。

"您的检查结果是右眼近视 ***,散光 ***,散光轴位是 ****,矫正视力 *;左眼近视 ***,散光 ***,散光轴位是 ****,矫正视力 ***。"

11. 举例 以右眼为例,记录格式如下:

电脑验光结果:右眼:–2.00DS/–0.75DC×10

右眼	视力		备注
–2.00DS/–0.75DC×10	1.2		
–0.50DS/–0.75DC×10	0.4		
–0.75DS/–0.75DC×10	0.5		
–1.00DS/–0.75DC×10	0.6		
–1.25DS/–0.75DC×10	0.8		
–1.50DS/–0.75DC×10	1.0		
–1.75DS/–0.75DC×10	1.2	R>G	MPMVA 结果,无过矫
–2.00DS/–0.75DC×10	1.2	R=G	双色试验结果
JCC 精确散光轴位和度数			
–2.00DS/–0.75DC×10	较好面红点在 55°		
–2.00DS/–0.75DC×20	较好面红点在 155°		

续表

右眼	视力		备注
−2.00DS/−0.75DC×15	一样		散光轴位 15
−2.00DS/−0.75DC×15	较好面红点对轴		
−2.00DS/−1.00DC×15	较好面红点对轴		
−1.75DS/−1.25DC×15	一样		散光度 −1.25DC
−1.75DS/−1.25DC×15	1.5		单眼验光结果
−0.75DS/−1.25DC×15	0.6		再雾视到 0.6

12. 运用 JCC 精确散光轴位和度数的主觉验光流程图(该流程仅适合于起始度数中已有散光者)。

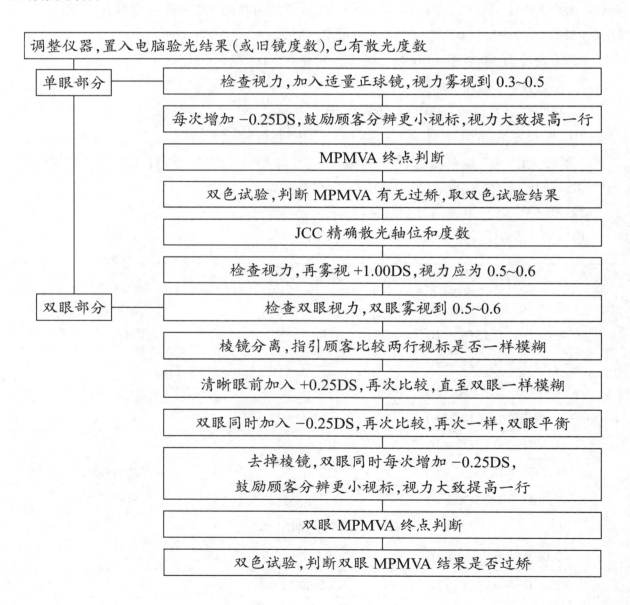

五、实训与评价

【实训】 选择电脑验光检查结果中已有散光的同学做你的顾客,以电脑验光结果为主觉验光的起始点,运用雾视法、MPMVA、双色试验和 JCC 进行单眼散光主觉验光,再进行双眼雾视、双眼平衡、双眼 MPMVA 和双眼双色试验完成整个验光流程,并将单眼部分的过程和结果记录在下表中:

顾客姓名＿＿＿＿＿＿＿＿＿＿＿＿＿＿＿ 仪器编号＿＿＿＿＿＿＿＿＿

电脑验光结果:右眼＿＿＿＿＿＿＿＿＿＿＿＿＿＿＿＿＿＿＿＿＿＿＿＿＿

左眼＿＿＿＿＿＿＿＿＿＿＿＿＿＿＿＿＿＿＿＿＿＿＿＿＿

右眼	视力		备注

JCC 精确散光轴位和度数

左眼	视力		备注

续表

左眼	视力	备注
JCC 精确散光轴位和度数		

（双眼部分记录省略）

散光主觉验光结果记录：

眼别	度数	矫正视力
OD		
OS		

【评价】 参照该评分标准进行自评、互评、组长评价和教师考核（操作应在 15 分钟内完成，如超过 15 分钟应重做）。

考核要点	分值	评分标准	扣分	得分
表达沟通	5	要求规范用语,表达清晰准确,语调亲切,与顾客有效交流,酌情扣分		
调整	5	正确开机,不会开机扣 5 分;调整组合台高度合适,调整验光盘水平、平行,调整光心距,一项不调扣 5 分;不会开视标投影仪,扣 5 分;未向顾客解释如何配合检查,扣 5 分		
单眼雾视	10	未检查裸眼视力,扣 5 分;未检查电脑验光结果的矫正视力,扣 5 分;估算雾视量不正确,扣 10 分;加反雾视度数,扣 10 分;未雾视到 0.3~0.5,扣 10 分;未鼓励顾客分辨更小视标,扣 5 分		
MPMVA	10	每次只加 –0.25DS,加错一次扣 5 分;未鼓励顾客分辨更小视标,扣 5 分;结果判断错误,扣,10 分;结果不合理,扣 10 分		

续表

考核要点	分值	评分标准	扣分	得分
双色试验	10	指引顾客分辨红绿视标的顺序错误,扣5分;红比绿清时加正镜,扣10分;红比绿清时加负镜加到绿清的,扣10分;红绿一样时,没有加+0.25DS进行验证,扣10分;绿比红清,加负镜,扣10分;绿比红清未加正镜至红清的,扣10分;双色试验结果判断错误的,扣10分		
JCC精轴	20	选错工作球镜,扣10分;JCC摆放错误,扣20分,未指引顾客如何配合检查,扣5分;翻转JCC不到位,扣5分;较好面判断错误,扣10分;调错方向,扣20分;结果判断错误,扣20分		
JCC精度	20	JCC摆放错误,扣20分,未指引顾客如何配合检查,扣5分;翻转JCC不到位,扣5分;较好面判断错误,扣10分;调错度数,扣20分;未等效球镜度,扣20分;结果判断错误,扣20分		
再次雾视	5	未检查矫正视力,扣5分;未雾视+1.00DS扣5分;雾视后视力<0.5或>0.6,酌情扣分		
记录	10	未写"+""−",扣10分;未写轴位扣10分;未写DS、DC扣5分;记录不完整不清晰的,酌情扣分;忘记写仪器编号,扣5分;漏写一项,扣5分;向顾客解释错误一项,扣5分;仪器未归零,扣10分		
行为规范	5	要求穿工作服,仪容整洁,口气清新,态度严谨,言谈举止大方得体,酌情扣分		

自我评价:＿＿＿＿＿＿＿＿＿＿　　同学互评:＿＿＿＿＿＿＿＿＿＿

组长评价:＿＿＿＿＿＿＿＿＿＿　　教师评价:＿＿＿＿＿＿＿＿＿＿

六、常见问题

1. 如何分清"柄对轴"和"轴对轴"?

精确散光轴位时,"柄对轴"。综合验光仪JCC上的A对齐初始柱镜轴位,呈"骑跨"状(图2-4-22)。可以通过柱镜轴位刻度盘来判断,也可以通过视孔轴位的白色轴位线来判断。

精确散光轴位时,"轴对轴"。综合验光仪JCC上的P对齐初始柱镜轴位(图2-4-23)。

从A顺时针旋转到P,只需要45°,如果旋转方向相反,需要旋转135°。一定要旋转

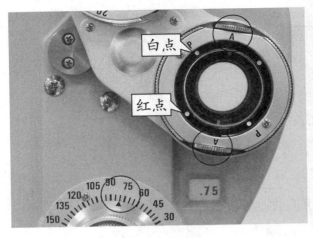

图 2-4-22 JCC "柄对轴"

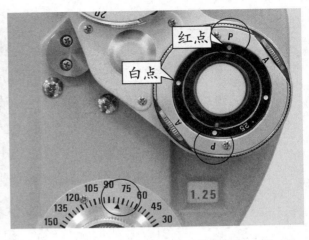

图 2-4-23 JCC "轴对轴"

到"咔嗒"位。

2. 翻转 JCC 时,总是不能一次到位,需要在中间停顿一下,怎么办?

仔细观察一下,这是由于翻之前,大拇指的着力点在齿轮的中央,JCC 才翻转一半就被拇指卡住了。因此,翻之前,大拇指的着力点应该在齿轮的最边缘处。

3. 根据顾客的回答,柱镜轴位从 180° 调至 170°,再调至 175°,再次比较时,较好面红点在 40°,应调至 180° 还是 5°轴?

通常会理解为,此次回答轴位旋转方向与上一次一样,应调整到 5°轴。但大家忽略了一个问题,180°轴是询问过的,且顾客当时的回答指引检查者从 180° 调至 170°,由此判断顾客轴位不应该出现在 180°~10° 这个范围内。除非第一次的回答时顾客因为还没有完全理解而判断错误,无论何种原因都应该从 175° 调至 180°,再次比较。

4. 根据顾客的回答,柱镜度数从 −1.00DC 调至 −1.50DC,此时应该先等效球镜度还是先两面比较?

必须先等效球镜,球镜度数加 +0.25DS,将最小弥散圆重新调回视网膜上后,才进行下一次的两面比较。

5. 根据顾客的回答,柱镜度数从 −1.00DC 调至 −1.50DC,也将球镜度数从 −3.00DS 等效至 −2.75DS,再次比较时,顾客回答较好面白点对轴,将柱镜度数从 −1.50DC 调至 −1.25DC 时,是否需要等效球镜度?

此次调整柱镜度数只改变了 −0.25DC,等效球镜度只有 0.12D,可以忽略不计。但上次 −1.25DC 精确时,工作球镜为 −3.00DS,这次 −1.25DC 精确时,工作球镜为 −2.75DS,的确有所不同。

七、注意事项

1. 在使用 JCC 进行检查时,摆放位置要准确。

2. 在进行翻转时,翻转要迅速,翻转要到位,每面停留数秒(2~5 秒),每面停留时间要相等。

3. 比较翻转前后两面,在精确轴位时更强调哪面看到的视标更圆,在精确度数时强调哪面看到的视标更黑更实,两面"一样"并非一定指"清楚",也可以指"模糊度"相同。

4. 当柱镜度数调整比较大时(≥0.75DC),应再重新精确一次轴位。如轴位和度数变化都比较大时,应重新雾视、MPMVA 和双色试验,再重新精确轴位和度数。

5. JCC 精确后的矫正视力与精确前相比应该更好或至少一样。

八、拓展知识

实际工作中,有时会遇到这样的情况,以顾客旧镜度数为起始点进行主觉验光,而旧镜度只有球镜无散光,但按照球镜主觉验光流程来检查,发现球镜矫正视力并不理想,顾客抱怨视标有重影感或"拖尾"现象。这时就需要检查者思考是否有遗漏的散光未检查出来?那在主觉验光流程中用什么办法可以检查出遗漏的散光呢?

交叉柱镜除了可以精确已有的散光度数和轴位以外,还可以用来检查有无遗漏的散光。原理如下:

如果该被检眼无散光,双色试验结果时焦点在视网膜上(图 2-4-24),视标清晰;置入 JCC 后,形成史氏光锥(图 2-4-25),两条互相垂直的焦线分别位于视网膜前和后,且离视网膜的距离相等,最小弥散圆位于视网膜上,视网膜像变模糊。JCC 翻转后(图 2-4-26),只调换了前后焦线的位置,最小弥散圆大小不变,且还在视网膜上,故像的模糊程度没有改变,顾客会回答"一样"。将 JCC 手柄分别放在 180° 和 45° 进行翻转比较,两次都回答"一样",则证明该被检眼没有遗漏的散光。

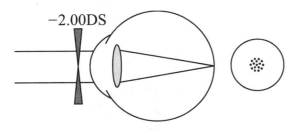

图 2-4-24 双色试验结果时焦点在视网膜上,未加 JCC,视标清晰

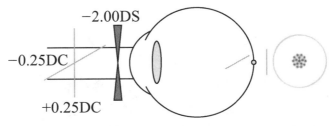

图 2-4-25 置入 JCC,焦点变成史氏光锥,视标变模糊

如果该被检眼有遗漏的散光,双色试验结果时史氏光锥的最小弥散圆在视网膜上(图 2-4-27),两条互相垂直的焦线分别位于视网膜前和后,视标是模糊的;置入 JCC 后,相当于加入 +0.25DS/−0.50DC 的球柱镜片,当 JCC 中红点的轴位与被检眼散光的轴位相接近时(图 2-4-28),矫正

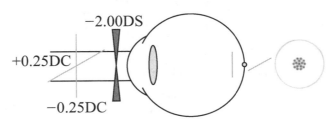

图 2-4-26 翻转 JCC 后,两焦线位置调换,视标模糊程度未变

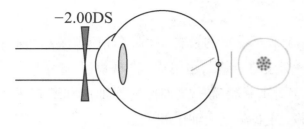

图 2-4-27 有遗漏散光时,双色试验结果最小弥散圆在视网膜上,视标模糊

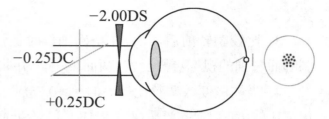

图 2-4-28 置入 JCC 后,如果 JCC 红点轴位与被检眼散光轴位接近,史氏光锥变小,视标较清晰

部分散光,史氏光锥变小,顾客会感觉清晰一些;翻转 JCC 后红点的轴位与被检眼散光的轴位相反时(图 2-4-29),散光更大,顾客会感觉更模糊一些。

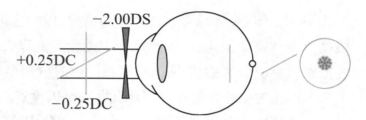

图 2-4-29 翻转 JCC 后,红点轴位与被检眼散光轴位相反,史氏光锥变大,视标更模糊

起始度数中没有散光度数,或电脑验光仪检查结果中已有散光,但综合分析觉得并不可信时,可先去掉电脑验光结果中的散光,用该方法重新判断有无散光。具体实施步骤如下:

1. 单眼进行雾视、MPMVA 和双色试验步骤如前,取红绿一样的双色试验结果为工作球镜。

2. 投射蜂窝状视标,置入 JCC,手柄放在 180°,翻转比较。可通过旋转柱镜轴位至 180°,然后将 JCC 调至“柄对轴”状态来实现(图 2-4-30)。询问顾客“哪面镜片看到的视标更黑更圆”,再将手柄调至 45°,翻转比较。只需要将柱镜轴位调至 45°就可实现(图 2-4-31)。

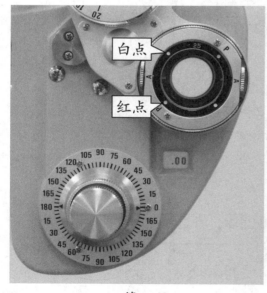

A. 第一面

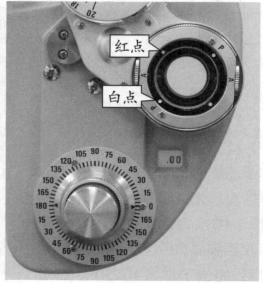

B. 第二面

图 2-4-30 JCC 手柄在 180°进行翻转比较

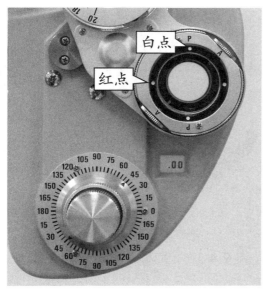 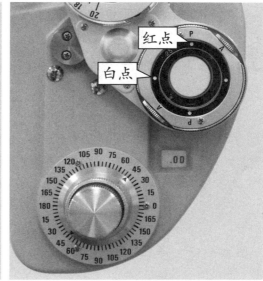

A. 第一面   B. 第二面

图 2-4-31　JCC 手柄在 45°进行翻转比较

3. 如果顾客回答都一样,判断无散光,继续按照球性主觉验光流程完成左眼和双眼部分;如果不一样,判断有散光。

4. 有散光者,记住较好面 JCC 中红点所在的轴位。如果两次四面的比较,只有一面比较清晰,则较好面红点所在轴位(图 2-4-32)即为负柱镜的轴(图 2-4-33);在该轴位加上 JCC 的度数 +0.25DS/−0.50DC(图 2-4-34)。

如果两次四面的比较,有两面比较清晰的,则两次较好面红点所在轴位的中间值为负柱镜的轴。例如,JCC 手柄在 180°进行翻转比较,顾客回答"不一样",较好面红点在 45°;JCC 手柄在 45°进行翻转比较,顾客回答"不一样",较好面红点在 180°,则负柱镜的轴可初步判断为 20°(180°至 45°的中间值为 22.5°,取更接近水平轴位的 20°)。

5. 由于该方法找到的轴位和度数都是粗略的,接着用 JCC 精确散光的轴位和度数,

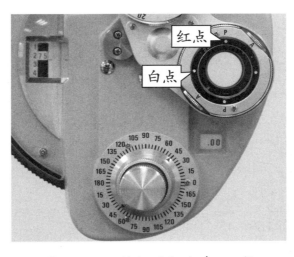

图 2-4-32　较好面红点在 90°轴

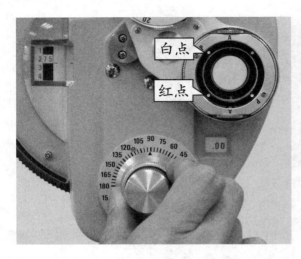

图 2-4-33 将柱镜轴调至 90°

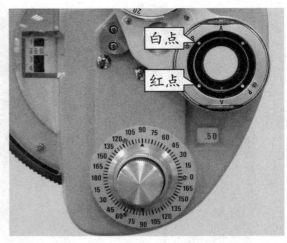

图 2-4-34 置入 +0.25DS/−0.50DC×90

步骤同前。

6. 相同步骤完成左眼,双眼部分同前。

7. 检查完成,请顾客休息,仪器归零。向顾客解释检查结果。

"您 * 眼的检查结果是近视 ***,散光 ***,轴位 ***,矫正视力 ***;* 眼的检查结果是近视 ***,散光 ***,轴位 ***,矫正视力 ***。"

8. 举例 记录格式如下:

电脑验光结果:右眼 −2.00DS/−0.75DC×10,旧镜度数右眼 −2.00DS,计划以旧镜度数作为起始度数,用 JCC 来查找有无遗漏的散光。

右眼	视力		备注
−2.00DS	1.0		
−0.75DS	0.4		
−1.00DS	0.5		
−1.25DS	0.6		
−1.50DS	0.8		
−1.75DS	1.0	R>G	MPMVA 结果,无过矫
−2.00DS	1.0	R=G	双色试验结果

JCC 查找有无遗漏的散光

JCC 手柄 180° 进行比较,"不一样",较好面红点在 45°

JCC 手柄 45° 进行比较,"不一样",较好面红点在 180°

判断有散光,散光轴位在 180°~45° 之间,取中间值 20°

加入 JCC 度数后,−1.75DS/−0.50DC×20

右眼	视力		备注
JCC 精确散光轴位和度数			
−1.75DS/−0.50DC×20	较好面红点在 155°		
−1.75DS/−0.50DC×10	一样		散光轴位 10
−1.75DS/−0.50DC×10	较好面红点对轴		
−1.75DS/−0.75DC×10	一样		散光度数 −0.75
−1.75DS/−0.75DC×10	1.5		单眼验光结果
−0.75DS/−0.75DC×10	0.6		再雾视到 0.6

左眼单眼部分及双眼部分记录省略。

9. 运用 JCC 查找有无遗漏散光的主觉验光流程图（该流程仅适合于起始度数中无散光者）。

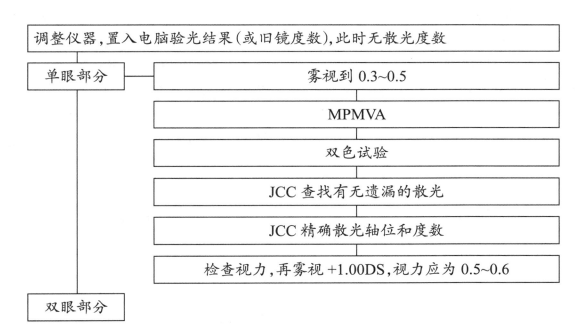

![练习题] **练习题**（单选题）

1. 在 −2.00DS/−1.50DC×25 时用 JCC 精确散光的轴位，顾客回答较好面，交叉柱镜中白点在 70°，那柱镜的轴应调为（　　　）。

   A. 70°　　　　　　B. 35°　　　　　　C. 15°　　　　　　D. 160°

2. 被检眼前度数为 −1.25DC×180，如果顾客实际轴位为 10°，当 JCC 手柄在 180°，第一面红点在 45°，第二面红点在 135°，那顾客会回答（　　　）。

A. 两面一样清
B. 第一面清

C. 第二面清
D. 两面一样模糊

3. 在 −3.00DS/−0.50DC×80 时用 JCC 精确散光的轴位,第一次顾客回答较好面中 JCC 红点在 125°;调整轴位后,第二次回答较好面中 JCC 的红点在 45°;调整轴位后,第三次回答较好面中 JCC 的红点在 130°;第四次回答较好面中 JCC 的红点在 45°,那轴位精确的结果是 (　　)。

A. 80°
B. 85°

C. 90°
D. 95°

4. 在 −3.00DS/−0.50DC×80 时用 JCC 精确散光的度数,第一次顾客回答较好面中 JCC 红点对轴;调整柱镜后,第二次回答较好面中 JCC 的白点对轴,那柱镜精确的结果是 (　　)。

A. −0.50DC×80
B. −0.25DC×80

C. −0.75DC×80
D. −1.00DC×80

5. 在 −3.00DS/−0.50DC×80 时用 JCC 精确散光的度数,第一次顾客回答较好面中 JCC 红点对轴;调整柱镜后,第二次回答面中 JCC 的红点对轴,第三次回答一样,那精确的结果是 (　　)。

A. −3.00DS/−1.00DC×80
B. −3.25DS/−1.00DC×80

C. −2.75DS/−0.75DC×80
D. −2.75DS/−1.00DC×80

6. 双色试验的结果是 −1.50DS/−0.75DC×170,接着进行 JCC 精确检查,轴位先顺时针移动 10°,然后逆时针移动 5°,散光度数调整为 −1.50DC,这时试镜架上的度数为 (　　)。

A. −1.50DS/−1.50DC×165
B. −1.25DS/−1.50DC×165

C. −1.75DS/−1.50DC×5
D. −1.75DS/−1.50DC×155

7. 双色试验的结果为 −2.00DS/−0.75DC×10,经 JCC 精确度数后,散光度数变为 −1.50DC,球镜应调整为 (　　)。

A. −2.25DS
B. −1.75DS

C. −2.50DS
D. −1.50DS

8. 下列关于 ±0.25JCC 的表达式正确的是 (　　)。

A. −0.25DS
B. +0.25DS/+0.50DC×90

C. −0.25DS/+0.50DC×90
D. +0.50DS/−1.00DC×90

9. 在 −4.75DS/−1.75DC×45 时用 JCC 精确散光的轴位,顾客回答清晰的那一面,JCC 中白点在 180°,那柱镜的轴应调为 (　　)。

A. 60°
B. 30°
C. 90°
D. 180°

10. JCC 精确散光轴向时,将 (　　) 对准初始柱镜的轴位进行翻转比较。

A. 手柄
B. 负柱镜轴向
C. 正柱镜轴向
D. 180°或90°

11. 在 −1.75DS/−1.25DC×90 时用 JCC 精确散光的轴位,顾客回答清晰的那一面,JCC 中红点在 45°,那柱镜的轴应调为(　　　　)。

    A. 100°　　　　　　　　B. 80°　　　　　　　　C. 45°　　　　　　　　D. 135°

12. JCC 检查有无遗漏散光时,手柄 180°翻转比较,顾客回答较好面白点在 135°,手柄 45°翻转比较,顾客回答"一样",则判断(　　　　)。

    A. 该被检眼无散光

    B. 该被检眼有散光,负柱镜轴在 45°

    C. 该被检眼有散光,负柱镜轴在 180°

    D. 该被检眼有散光,负柱镜轴在 135°

13. JCC 的用途为(　　　　)。

    A. 避免镜度过矫　　　　　　　　　　B. 判断 MPMVA 有无过矫

    C. 精调散光　　　　　　　　　　　　D. 粗调散光

14. JCC 的手柄与两主经线的位置关系是(　　　　)。

    A. 与正负柱镜轴的夹角均为 45°　　　　B. 与正柱镜的轴向平行

    C. 与负柱镜的轴向平行　　　　　　　　D. 与正负柱镜的轴向均垂直

15. 下面不符合 JCC 的结构特点的是(　　　　)。

    A. 两镜片度数相同但符号相反　　　　B. 两镜片轴向垂直

    C. 手柄与正柱镜轴向相同　　　　　　D. 混合散光镜片

16. 下列关于 JCC 检查实施步骤说法正确的是(　　　　)。

    A. 应在雾视状态下进行

    B. 所使用的视标为红绿视标

    C. 应注视 0.1 视标

    D. 应先进行轴位的精确,再进行度数的精确

17. JCC 检查时所使用的视标是(　　　　)。

    A. 红绿视标　　　　　　　　　　　　B. 蜂窝状视标

    C. 十字环形视标　　　　　　　　　　D. C 字视标

18. JCC 精确散光实施的前提条件是(　　　　)。

    A. 双色试验结果　　　　　　　　　　B. 雾视到 0.6 时

    C. MPMVA 的度数　　　　　　　　　　D. 初始度数

19. JCC 精确散光轴位时,将 JCC 的手柄与(　　　　)对齐。

    A. 柱镜试片的轴向　　　　　　　　　B. 柱镜试片轴向的垂直方向

    C. 交叉柱镜正轴向　　　　　　　　　D. 交叉柱镜负轴向

20. JCC 精调散光的度数时,将 JCC 的(　　　　)与试镜片轴对齐。

    A. 手柄　　　　　　　　　　　　　　B. 正轴或负轴

    C. 必须是红点　　　　　　　　　　　D. 必须是白点

任务五　运用散光表检查散光

一、学习目标

1. 能说出散光表的结构。
2. 能运用散光表判断被检者有无散光,并找出粗略的散光度数和轴位。
3. 熟练按照流程完成散光主觉验光。

二、任务描述

能按散光验光流程,运用散光表找出散光,并用交叉柱镜精确散光轴位和度数,完成主觉验光。

三、知识准备

1. 在视标投影仪中找到散光表(图 2-5-1),描述其结构特征:

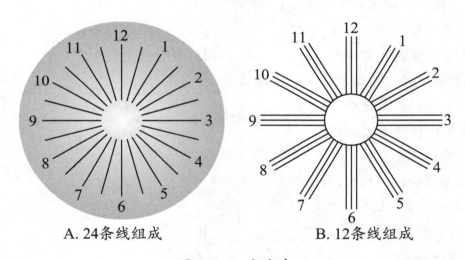

A. 24条线组成　　　　B. 12条线组成

图 2-5-1　散光表

散光表是由 12 条或 24 条放射状均匀分布的线条组成,每条放射线间隔 30° 或 15°,正好像一个钟的表面,每条放射线指向相当于整点或半点。散光表中的线条要求粗细一致且颜色均一。

2. 散光表作用原理分析　正视眼注视散光表时,由于所有线条都聚焦为一点,且该像点正好在视网膜上,因此正视眼所看到的线条都一样清晰(图 2-5-2)。

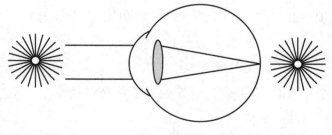

图 2-5-2　正视眼注视散光表示意图

未矫正的近视眼注视散光表时,虽然像点聚焦在视网膜前,但所有线条都聚焦在这一点上,因此近视眼看到的线条都一样模糊(图 2-5-3)。

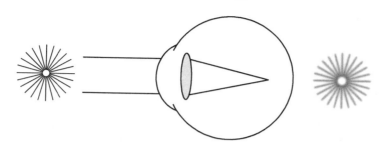

图 2-5-3　近视眼注视散光表示意图

而未矫正的散光眼,物像不能聚焦为一点,而是一个史氏光锥,如最小弥散圆在视网膜前,为单纯性或复性近视散光状态,其中一条焦线更靠近视网膜,所对应的散光表中的线条更清晰一些,而相垂直的另一条焦线所对应的线条会更模糊一些(图 2-5-4)。如刚好是史氏光锥中的最小弥散圆聚焦在视网膜上,则散光表中的所有线条也都是一样模糊的(图 2-5-5)。如为单纯性或复性远视散光状态,未动用调节代偿的情况下,有些线条清晰有些线条模糊(图 2-5-6),但如果动用调节代偿至最小弥散圆在视网膜上,则线条变为一样模糊。

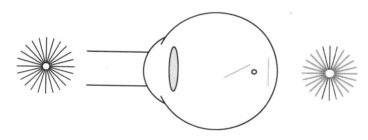

图 2-5-4　单纯性或复性近视散光注视散光表示意图

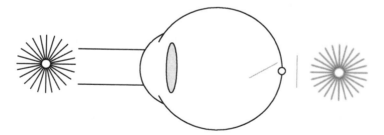

图 2-5-5　最小弥散圆在视网膜上注视散光表示意图

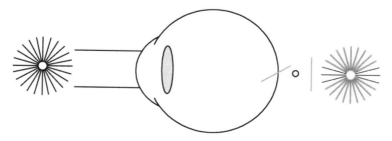

图 2-5-6　单纯性或复性远视散光注视散光表示意图

根据分析总结,运用散光表判断被检眼是否有散光,比较直观和容易,但要确保结果的准确性,应先进行适当的雾视,使两条焦线都雾视到视网膜前。

3. 运用散光表找出散光轴位和度数的分析 某被检眼注视散光表时,顾客判断散光表上的线条"不一样",其中 12 点至 6 点的线条最清晰(图 2-5-7),根据"30 度"法则(清晰线条较小数目字 ×30= 散光轴位),可以判断该眼的负柱镜轴位为 180°,与模糊焦线相一致。

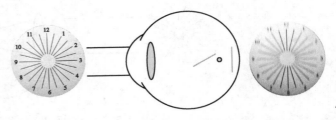

图 2-5-7 散光表中 12~6 点线条最清晰的示意图

在该轴位上逐渐增加负柱镜,每次 –0.25DC,散光表中的线条会逐渐变清晰,当度数加至 –0.75DC 时,散光表中的线条均匀一样,可判断该眼的散光度数为 –0.75DC。当度数加至 –1.00DC 时,变为与原清晰线条相垂直的线条 3~9 点更清晰,提示柱镜度数加过了(图 2-5-8)。

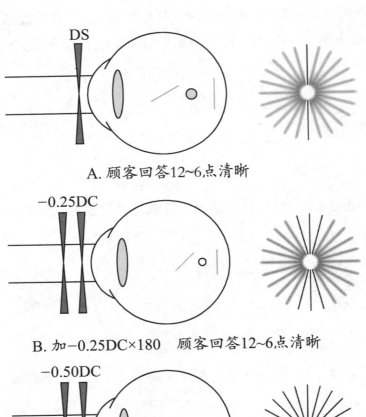

DS

A. 顾客回答12~6点清晰

–0.25DC

B. 加–0.25DC×180 顾客回答12~6点清晰

–0.50DC

C. 加–0.50DC×180 顾客回答12~6点清晰

图 2-5-8 逐渐增加负柱镜度

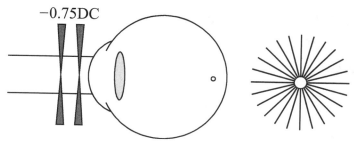

D. 加−0.75DC×180 顾客回答"一样"

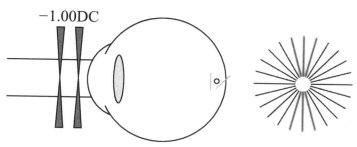

E. 加−1.00DC×180 顾客回答3~9点清晰

图 2-5-8（续）

四、实施步骤

1. 将电脑验光结果或旧镜度数置入综合验光仪中（起始度数中无散光者才用该流程）。

2. 先右眼后左眼，单眼雾视到0.3~0.5，单眼MPMVA，与球性主觉验光流程一致。留意最佳视力是否能达到1.0或以上，顾客是否有"影"或"拖尾"的抱怨。

3. 再次雾视 +0.75~+1.00DS，视力大致0.6，使整个史氏光锥雾视到视网膜前。

4. 投射出散光表视标，指引顾客注视散光表。

"您现在看到的一个像钟一样的视标。""所有的线条是否一样模糊？""哪条线相对较为清晰一些？或更黑更实一些？""清晰线条指着几点钟？"

5. 根据"清晰线条较小数目字 ×30= 散光轴位"的原则，找到负柱镜轴。

6. 在该轴位上逐渐增加负柱镜，每次 −0.25DC，每次询问顾客是否原线条最清晰，直至所有线条一样；如没有"一样"出现，则选择与原清晰线条相垂直线条变清晰的前一个度数。

7. 再次 MPMVA，双色试验判断 MPMVA 结果是否过矫，并找到双色试验结果。

8. 投射蜂窝状视标，JCC 精确散光轴位和度数。

9. 检查视力，再雾视 +1.00DS，视力应为 0.5~0.6。

10. 左眼步骤与右眼一样。

11. 双眼部分与球性主觉验光步骤一样。

12. 检查完成，请顾客休息，仪器归零。向顾客解释检查结果。

"您的检查结果是右眼近视 ***，散光 ***，散光轴位是 ****，矫正视力 ***；左眼

近视 ***,散光 ***,散光轴位是 ****,矫正视力 ***。"

13. 举例 以右眼为例,记录形式如下:

以右眼旧镜度数为初始度数,–2.00DS,无散光。

右眼	视力		判断结果
–2.00DS	1.0		
–0.75DS	0.4		
–1.00DS	0.5		
–1.25DS	0.6		
–1.50DS	0.8		
–1.75DS	1.0		MPMVA 结果
–2.00DS	1.0		
–1.00DS	0.6		再雾视 +0.75DS
注视散光表:线条不均匀,清晰线条 0.5~6.5,轴位 0.5×30=15			
–1.00DS/–0.25DC×15			清晰线条 0.5~6.5
–1.00DS/–0.50DC×15			清晰线条 0.5~6.5
–1.00DS/–0.75DC×15	0.8		线条一样
–1.25DS/–0.75DC×15	1.0		
–1.50DS/–0.75DC×15	1.2	R>G	MPMVA 结果,无过矫
–1.75DS/–0.75DC×15	1.2	R=G	双色试验结果
JCC 精确轴:15 → 5 → 10(一样)			散光轴 10
JCC 精确度:–0.75DC → –1.00DC → –0.75DC(一样)			散光度 –0.75DC
–1.75DS/–0.75DC×10	1.2		单眼验光结果
–0.75DS/–0.75DC×10	0.6		再雾视 +1.00DS

左眼单眼部分和双眼部分记录省略。

14. 运用散光表检查散光的主觉验光流程图,该流程仅适合于起始度数中无散光者。

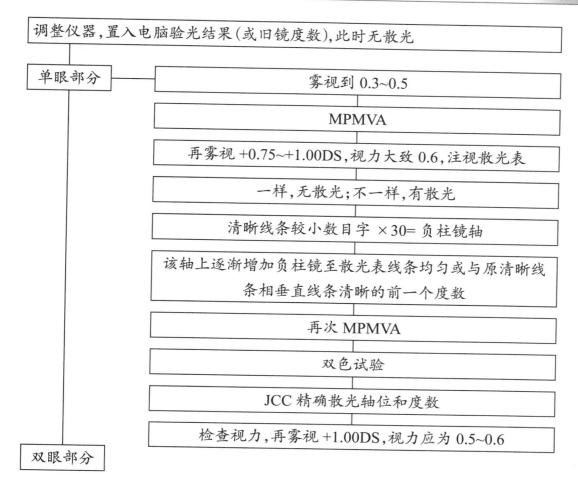

调整仪器,置入电脑验光结果(或旧镜度数),此时无散光

单眼部分

雾视到 0.3~0.5

MPMVA

再雾视 +0.75~+1.00DS,视力大致 0.6,注视散光表

一样,无散光;不一样,有散光

清晰线条较小数目字 ×30= 负柱镜轴

该轴上逐渐增加负柱镜至散光表线条均匀或与原清晰线条相垂直线条清晰的前一个度数

再次 MPMVA

双色试验

JCC 精确散光轴位和度数

检查视力,再雾视 +1.00DS,视力应为 0.5~0.6

双眼部分

五、实训与评价

【实训】 选择电脑验光检查结果中已有散光的同学作为你的顾客,以电脑验光结果为主觉验光的起始点(考虑到要练习散光表检查散光,此处用等效球镜度作为起始度数,去掉散光),运用雾视法、MPMVA、散光表、双色试验和 JCC 进行单眼散光主觉验光,再进行双眼雾视、双眼平衡、双眼 MPMVA 和双眼双色试验完成整个验光流程,并将单眼部分的过程和结果记录在下表中:

顾客姓名＿＿＿＿＿＿＿＿＿＿＿＿＿＿＿ 仪器编号＿＿＿＿＿＿＿＿＿＿＿＿＿＿＿

电脑验光结果:右眼＿＿＿＿＿＿＿＿＿＿＿＿＿＿＿＿＿＿＿＿＿＿＿＿＿＿＿＿＿＿

左眼＿＿＿＿＿＿＿＿＿＿＿＿＿＿＿＿＿＿＿＿＿＿＿＿＿＿＿＿＿＿

为了体验散光,没有散光的同学,可在被检眼前配戴 +0.75DC×90 的试镜架,体验散光主觉验光。

右眼	视力	双色	判断结果

续表

右眼	视力	双色	判断结果

注视散光表:

	视力	双色	判断结果

JCC 精确轴:

JCC 精确度:

	视力	双色	判断结果

左眼	视力	双色	判断结果

续表

左眼	视力	双色	判断结果
注视散光表：			
JCC 精确轴：			
JCC 精确度：			

（双眼部分记录省略）

散光主觉验光结果记录：

眼别	度数	矫正视力
OD		
OS		

【评价】 参照该评分标准进行自评、互评、组长评价和教师考核(操作应在 15 分钟内完成,如超过 15 分钟应重做)。

考核要点	分值	评分标准	扣分	得分
表达沟通	5	要求规范用语,表达清晰准确,语调亲切,与顾客有效交流,酌情扣分		
调整	5	正确开机,不会开机扣 5 分;调整组合台高度合适,调整验光盘水平、平行,调整光心距,一项不调扣 5 分;不会开视标投影仪,扣 5 分;未向顾客解释如何配合检查,扣 5 分		
单眼雾视	10	未检查裸眼视力,扣 5 分;未检查电脑验光结果的矫正视力,扣 5 分;估算雾视量不正确,扣 10 分;加反雾视度数,扣 10 分;未雾视到 0.3~0.5,扣 10 分;未鼓励顾客分辨更小视标,扣 5 分		

续表

考核要点	分值	评分标准	扣分	得分
MPMVA	10	每次只加 –0.25DS,加错一次扣 5 分;未鼓励顾客分辨更小视标,扣 5 分;结果判断错误,扣 10 分;结果不合理,扣 10 分		
散光表	20	注视散光表前忘记雾视到 0.6 的,扣 20 分;清晰线条计算轴位错误的,扣 10 分;每次加负柱镜度数不是 0.25DC 的,扣 10 分;散光度数判断错误的,扣 10 分;加柱镜度数过程中调错轴位的,扣 10 分;散光表后忘记再次 MPMVA 的,扣 10 分;MPMVA 结果判断错误,扣 10 分;结果不合理,扣 10 分		
双色试验	10	指引顾客分辨红绿视标的顺序错误,扣 5 分;红比绿清者加正镜,扣 10 分;红比绿清时加负镜加到绿清的,扣 10 分;红绿一样时,没有加 +0.25DS 进行验证,扣 10 分;绿比红清,加负镜,扣 10 分;绿比红清未加正镜至红清者,扣 10 分;双色试验结果判断错误的,扣 10 分		
JCC 精确	20	选错工作球镜者,扣 10 分;JCC 摆放错误,扣 20 分,未指引顾客如何配合检查,扣 5 分;翻转 JCC 不到位,扣 5 分;较好面判断错误,扣 10 分;调错方向,扣 20 分;调错度数,扣 20 分;未等效球镜度,扣 20 分;结果判断错误,扣 20 分		
再次雾视	5	未检查矫正视力,扣 5 分;未雾视 +1.00DS,扣 5 分;雾视后视力 <0.5 或 >0.6,酌情扣分		
记录	10	未写"+""–",扣 10 分;未写轴位扣 10 分;未写 DS、DC 扣 5 分;记录不完整不清晰的,酌情扣分;忘记写仪器编号,扣 5 分;漏写一项,扣 5 分;向顾客解释错误一项,扣 5 分;仪器未归零,扣 10 分		
行为规范	5	要求穿工作服,仪容整洁,口气清新,态度严谨,言谈举止大方得体,酌情扣分		

自我评价:_____ 同学互评:_____

组长评价:_____ 教师评价:_____

六、常见问题

1. 注视散光表前为何是雾视 +0.75~+1.00DS？

注视散光表前，已完成单眼的雾视和 MPMVA，此时史氏光锥的最小弥散圆在视网膜上，而要将视网膜后的焦线也雾视到视网膜前，只需要散光度数总量的 1/2 就已足够（图2-5-9）。因此，雾视 +0.75DS 可以检查 1.50DC 的散光；雾视 +1.00DS 可以检查 2.00DC 的散光。而再高的散光不建议用该方法。

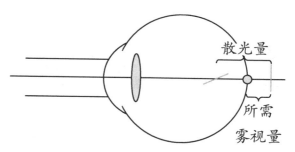

图 2-5-9　所需雾视量为散光量的一半

2. 询问顾客散光表中哪条线最清晰时，顾客回答 12 点至 1 点的三条线都清晰，该如何处理？

取三条线的中间那条来计算负柱镜轴位，该例为 0.5×30=15°轴。

3. 询问顾客散光表中哪条线最清晰时，顾客很犹豫，觉得好几条线都清晰，该怎么办？

遇到这种情况，也可以询问顾客哪条线最模糊，与最模糊线条相垂直的线就为最清晰线条。例如：顾客回答 11~5 最模糊，则可判断为 2~8 最清晰，取较小数目字 2×30，负柱镜轴为 60。

4. 顾客回答 1~7 点线条最清晰，按照"30度"法则，负柱镜轴位在30°，但是加 −0.25DC×30 后，最清晰线条变成了 1 和 2 之间的 1.5 那条，该怎么办？

指引顾客主要比较相垂直的两条焦线哪条更清晰，该例应比较 1 点和 4 点哪条更清晰，如果还是 1 点，可继续增加负柱镜度数，如果变为 4 点了，应考虑柱镜度数已过矫，退回到上一个负柱镜度数。

例如：顾客回答 1~7 点线条最清晰，计算负柱镜轴位为 30°，则：

所加负柱镜	最清晰线条	相垂直线进行比较
−0.25DC×30	1.5~7.5 最清晰	1 比 4 清晰
−0.50DC×30	2~6 最清晰	1 比 4 清晰
−0.75DC×30	4~10 最清晰	4 比 1 清晰

该例散光表找散光的结果应为 −0.50DC×30。

5. 在加负柱镜的过程中，是否需要像 JCC 精确柱镜度数一样，保持等效球镜度不变？

不需要。因为在注视散光表前已通过雾视将整个史氏光锥移到视网膜前，所加负柱镜只是将远离视网膜的焦线逐渐往后移，直到两条焦线重合，史氏光锥变为焦点。

6. 顾客回答 3~9 点线条最清晰,我在 180°轴加了负柱镜,为何越加柱镜,顾客回答这条线越清晰呢?

这是最容易犯的经验性错误,3~9 为清晰线条,很容易就想成轴位在 180 了,实际上负柱镜的轴应该在 90°而不是 180°。

7. 散光表与 JCC 查找散光,哪个方法更好?

	散光表	JCC
判断有无散光	简单直观	需两个轴位分别翻转 JCC 进行比较
找散光轴位	相对精准一点,最小跨度 15°	粗略的在四个方向查找,45、90、135 和 180
找散光度数	逐渐加到所有线条一样时的度数,相对更接近被检眼的真实度数	仅仅加入 JCC 的度数 +0.25DS/–0.50DC,柱镜度数与真实度数可能差距较大
操作步骤	稍烦琐一些,用散光表前需雾视到 0.6,用散光表后需再次 MPMVA	双色试验后,置入 JCC 进行操作,容易与 JCC 精确散光轴位和度数混淆
共同点	都需要 JCC 精确散光轴位和度数	

七、注意事项

1. 指引顾客注视散光表前一定要先进行适当的雾视,通过散光表查找散光后一定要再次的 MPMVA。

2. 该方法比较适合于 ≤2.00DC 的散光,再高的散光不建议使用该方法。散光越高,单纯球镜矫正最佳视力越差,整个史氏光锥移到视网膜前的雾视量越大,被检眼雾视后的视力越差,因此不能机械地认为使用散光表前雾视到 0.6 就可以了。

3. 当顾客回答 12~6 点清晰时,负柱镜轴位在 180°而不是 90°;当顾客回答 3~9 点清晰时,负柱镜轴位在 90°而不是 180°。

4. 运用散光表找到的散光结果是比较粗略的,必须使用 JCC 来精确散光轴位和度数。

八、拓展知识

12~6 点线条最清晰时,负柱镜轴位在 180,两条主径线正好相互垂直;但如果是 1~7 点线条最清晰时,负柱镜的轴位在 30,两条主径线并不垂直,这是为什么呢?

用轴位 TABO 标注法对散光表进行轴位标记,12~6 点是 90°轴,3~9 点是 180°轴,而 1 点为 60°轴,2 点为 30°轴,以此类推。由于被检眼与散光表是镜面关系(图 2-5-10),当顾

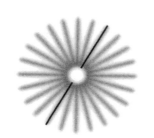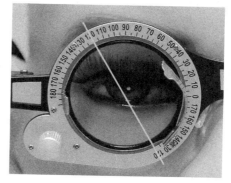

A. 散光表中 1~7 点为 30° 轴　　　　B. 对应被检眼为 120° 轴

图 2-5-10　被检眼与散光表是镜面关系

客回答 1~7 点线条清晰时, 在散光表中是 60° 轴, 而这条线投射到被检眼时是 120° 轴, 就像照镜子一样。也就是说被检眼中清晰焦线轴位为 120°, 而需要负柱镜矫正的模糊焦线轴位正好与之垂直为 30°, 与 "30 度" 法则得到的结果是一致的 (1×30=30)。

　　注视散光表前再次雾视的量不是很好控制, 还可以采用这样的步骤来解决。单眼完成初次 MPMVA 后, 请顾客注视散光表, 逐渐增加正球镜, 每次 +0.25DS, 直至清晰线条变模糊, 此时再用散光表查找散光轴位和度数。

练习题 (单选题)

1. 在使用散光表之前, 必须先用球镜确保散光眼的两条焦线都在视网膜之前, 处于 (　　) 状态。

　　A. 人工假性近视　　　　　　　　　　B. 人工高度近视

　　C. 人工混合散光　　　　　　　　　　D. 人工复性近视散光

2. 下列关于散光表的说法不合适的是 (　　)。

　　A. 散光表是初步判断有无散光的一种主觉验光工具

　　B. 散光表可初步判断散光的轴位

　　C. 散光表可精准获得散光度数及轴位

　　D. 散光表可初步判断散光的度数

3. 散光表是由 24 条放射状均匀分布的线条组成, 每条放射线间隔 (　　)。

　　A. 10°　　　　　　　B. 15°　　　　　　　C. 20°　　　　　　　D. 25°

4. 注视散光表前, 应在 MPMVA 结果上进行再次雾视, 雾视到视力为 (　　) 左右。

　　A. 1.0　　　　　　　B. 0.4　　　　　　　C. 0.6　　　　　　　D. 0.2

5. 下列关于散光表检测时雾视的说法合适的是 (　　)。

　　A. 无需雾视　　　　　　　　　　　　B. 雾视达复性近视散光状态

　　C. 雾视达 0.2 状态　　　　　　　　　D. 雾视时远视加正镜片, 近视加负镜片

6. 散光表检测时,在客观验光基础上进行雾视,其目的是达到( )状态。

    A. 复性近视散光   B. 单纯近视

    C. 单纯远视   D. 混合散光

7. 散光表检测时,如果清晰度有差异,让顾客判断几点钟方向的线条( )。

    A. 清晰   B. 最清晰   C. 模糊   D. 最模糊

8. 散光表检测时,假设顾客觉得 1 点钟和 7 点钟线条最清晰,则判断散光眼的其中一条主径线在该方向上,另一条主径线在( )线条的方向上。

    A. 6~12 点钟   B. 4~10 点钟

    C. 5~11 点钟   D. 3~9 点钟

9. 散光表检测时,如散光轴向结果为 30°,则顾客觉得( )线条最清晰。

    A. 1~7 点钟   B. 2~8 点钟

    C. 3~9 点钟   D. 4~10 点钟

10. 散光表检查时,如 4~10 点钟线条最清晰,判断散光轴位是( )。

    A. 15°   B. 80°   C. 120°   D. 30°

11. 在实际工作中,确定散光轴位的方法用清晰线条较小数目字乘以( )的法则。

    A. 10 倍   B. 20 倍   C. 30 倍   D. 40 倍

任务六 运用裂隙片检查散光

一、学习目标

1. 能说出裂隙片的结构。
2. 能运用裂隙片判断被检眼是否有散光,并找出粗略的散光度数和轴位。
3. 总结归纳出裂隙位置与负柱镜轴位之间的关系。

二、任务描述

某顾客曾经得过角膜炎,角膜瞳孔区边缘有一小瘢痕,由于受到该瘢痕的影响,电脑验光仪检查结果可信度低。改用裂隙片在试镜架上找出被检眼散光的轴位和度数,再在综合验光仪上进行散光主觉验光。

三、知识准备

1. 在试镜片箱中找到裂隙片(图 2-6-1),并描述其结构特征:

裂隙片是在遮盖片的中央做一条宽 0.5~2mm 的裂隙。若

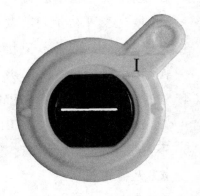

图 2-6-1 裂隙片

裂隙宽度小于 0.5mm,在转动裂隙片时,不容易对准被检眼的视轴,而且还会因裂隙太窄减少光线通过,使视力表变暗,不易辨别最清晰的子午线;若裂隙宽度大于 2mm,又与被检眼瞳孔的直径相近,则裂隙片就失去了阻断裂隙垂直方向光线的能力,也就失去了作用。所以裂隙片的宽度以 1mm 为宜。

2. 裂隙片作用原理分析 裂隙片中裂隙所在的位置允许光线穿过,而垂直于裂隙的方向却被遮挡住,因此其作用相当于一个柱镜,力量与裂隙所在的位置一致,轴位则垂直于裂隙。裂隙在 180°轴,相当于轴位在 90°的柱镜(图 2-6-2)。

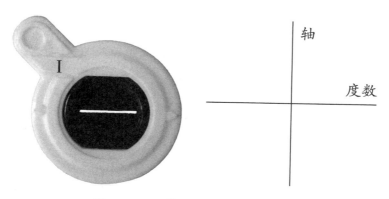

图 2-6-2 裂隙片的光学原理

正视眼与近视眼注视远视标时,由于光线均聚焦为一点,眼前置入裂隙片后,无论裂隙旋转到哪个轴位,所形成的焦线都在同一平面,因此顾客感觉视标的清晰度没有发生改变(图 2-6-3)。

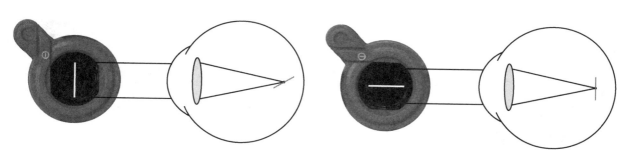

图 2-6-3 近视眼前加裂隙片后成像示意图

散光眼注视远视标时,光线不能聚焦为一点而是一个史氏光锥(图 2-6-4A),眼前置入裂隙片后,旋转裂隙时,顾客会感觉到视标清晰度发生了改变。这是由于,当裂隙的轴与清晰焦线相一致时,遮挡了模糊焦线的光线,视标会变清晰(图 2-6-4B);而当裂隙的轴与模糊焦线相一致时,遮挡了清晰焦线的光线,视标会变模糊(图 2-6-4C)。

因此,在被检眼前旋转裂隙片可以找到被检眼的两条主径线,加减球镜度数分别找出两条主径线上的度数,将两主径线度数叠加,就可以得出被检眼的屈光不正度。

如果被检眼动用了调节,可以使得史氏光锥中的最小弥散圆移到视网膜上,而两条

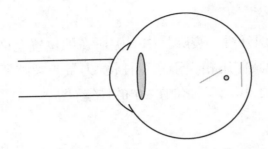

A. 未加裂隙片前散光眼成像示意图

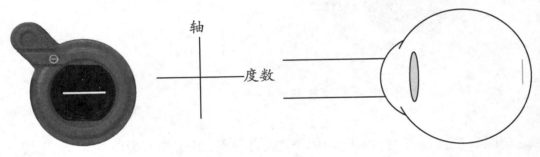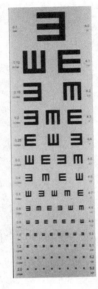

B. 裂隙的轴与清晰焦线相一致，成像变清晰

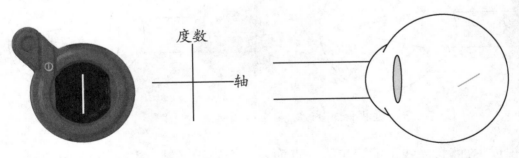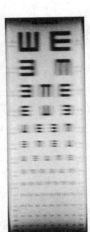

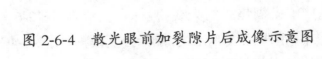

C. 裂隙的轴与模糊焦线相一致，成像变模糊

图 2-6-4　散光眼前加裂隙片后成像示意图

焦线分别在视网膜前和后,且离视网膜的距离一样,此时旋转裂隙片的结果也会感觉一样模糊,错误判断为无散光。因此,使用裂隙片和散光表的要求一样,应先完成单眼雾视和MPMVA后,再次雾视 +0.75~+1.00DS,使整个史氏光锥都移到视网膜前,才可以避免调节的干扰,并找出清晰位和模糊位。

没有散光的同学们也可以在眼前配戴 +0.75DC×90 的柱镜来体验一下。

3. 裂隙片与散光表对比(表 2-6-1)。

表 2-6-1   裂隙片与散光表对比表

	裂隙片	散光表
共同点	均需要将整个史氏光锥雾视到视网膜前再进行	
判断有无散光	将裂隙旋转 180°,如清晰度不变则无散光,如清晰度发生改变,则有散光	注视散光表,线条一样模糊,无散光;线条清晰度不一样,有散光
找散光轴位	清晰位裂隙所在轴位为负柱镜轴	清晰线条较小数目字 ×30
找散光度数	模糊位 MPMVA 度数减去清晰位 MPMVA 度数即为散光度	逐步增加负柱镜度数,每次 −0.25DC,直至线条一样模糊
找散光方法的不同点	先找到两主径线,再分别找出各个主径线上的度数	先找柱镜轴,再找柱镜度

四、实施步骤

1. 选择与顾客瞳距相匹配的试镜架,将电脑验光结果或旧镜度数置入试镜架中(起始度数中无散光者才用该流程)。球镜插入离被检眼近的槽,留出外面的槽置入裂隙片。调整试镜架与顾客双眼平行,镜眼距合适(图 2-6-5)。

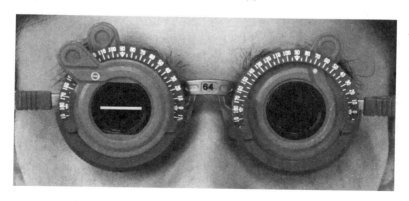

图 2-6-5   置入裂隙片于水平位置

2. 先右眼后左眼,单眼雾视到 0.3~0.5,单眼 MPMVA,与球性主觉验光流程一致。留意最佳视力是否能达到 1.0 或以上,顾客是否有"影"或"拖尾"的抱怨。

3. 再次雾视 +0.75~+1.00DS,视力大致 0.6,使整个史氏光锥雾视到视网膜前。

4. 请顾客注视雾视后最佳视力的上一行;置裂隙片于水平位置(图2-6-5),再将裂隙片顺时针或逆时针旋转180°,询问顾客视标的清晰度是否一样。

"我在你眼前加一个裂隙片,你要从这个缝隙里看出去,能看到这行视标吗?"

"我将旋转这个裂隙片,你要留意视标的清晰度有没有发生改变。"

如果顾客回答"一样"则无散光;如果顾客回答"不一样"则有散光。有散光者,再次旋转裂隙片,并指引顾客找出清晰位和模糊位。

"当我转到最清晰的位置时,请告诉我。""当我转到最模糊的位置时,也请告诉我。"

5. 将裂隙片停在最清晰的位置,检查视力。先逐步增加正球镜至视标变模糊,再每次 –0.25DS 逐步增加负球镜至 MPMVA,记录此时的度数为柱镜形式,轴位为裂隙的垂直方向(例如最清晰位,裂隙在 180,MPMVA 的度数为 –2.00DS,则记录为 –2.00DC×90)。

6. 保留球镜不变,将裂隙转至最模糊位置,检查视力。每次 –0.25DS 逐步增加负球镜至 MPMVA,记录此时的度数为柱镜形式,轴位为裂隙的垂直方向。(例如最模糊位,裂隙在 90°,MPMVA 的度数为 –3.00DS,则记录为 –3.00DC×180。)

7. 将两次的柱镜联合起来,即为顾客的屈光不正度(–2.00DC×90 联合 –3.00DC×180,屈光不正度为 –2.00DS/–1.00DC×180)。

8. 由于该方法得到的结果相对比较粗略,应继续双色试验、JCC 精确散光轴位和度数、双眼雾视、双眼平衡和双眼 MPMVA。

9. 举例　以右眼为例,右眼旧镜度数 –2.00DS 为起始度数,结果记录如下:

右眼	视力		判断结果
–2.00DS	1.0		
–0.75DS	0.4		
–1.00DS	0.5		
–1.25DS	0.6		
–1.50DS	0.8		
–1.75DS	1.0		MPMVA 结果
–2.00DS	1.0		
–1.00DS	0.6		再雾视 +0.75DS
注视 0.5 行视标,旋转裂隙片,视标清晰度不一样,判断有散光			
裂隙停留在清晰位 90°,检查视力,先加正再加负至 MPMVA			
–1.00DS	0.8		
–0.75DS	0.6		
–1.25DS	1.0		–1.25DC×180
–1.50DS	1.0		

续表

右眼	视力		判断结果
裂隙停留在模糊位180°,检查视力,加负至MPMVA			
−1.25DS	0.5		
−1.50DS	0.6		
−1.75DS	0.8		
−2.00DS	1.0		−2.00DC×90
−2.25DS	1.0		
两主径线度数联合置入试镜架中,再次MPMVA,双色试验			
−1.25DS/−0.75DC×90	1.2	R>G	MPMVA结果,无过矫
−1.50DS/−0.75DC×90	1.2	R=G	双色试验结果
JCC精确散光轴位:90 → 80 → 85 →一样			散光轴85
JCC精确散光度数:−0.75DC →一样			散光度 −0.75DC
−1.50DS/−0.75DC×90	1.2		单眼验光结果
−0.50DS/−0.75DC×90	0.6		再雾视 +1.00DS

10. 运用裂隙片检查散光的主觉验光流程图,该流程仅适用于起始度数中无散光者。

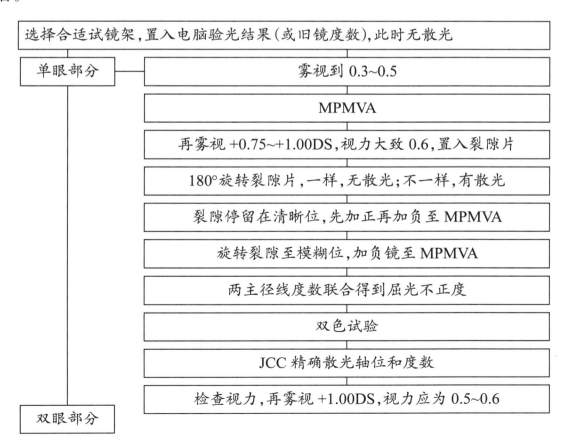

五、实训与评价

【**实训**】 选择电脑验光检查结果中已有散光的同学做你的顾客,以电脑验光结果为主觉验光的起始点(考虑到要练习裂隙片检查散光,此处用等效球镜度作为起始度数,去除散光),运用雾视法、MPMVA、裂隙片、双色试验和 JCC 进行单眼散光主觉验光,再进行双眼雾视、双眼平衡、双眼 MPMVA 和双眼双色试验完成整个验光流程,并将单眼部分的过程和结果记录在下表中:

顾客姓名＿＿＿＿＿＿＿＿＿＿＿＿＿＿＿＿＿ 仪器编号＿＿＿＿＿＿＿＿＿＿＿＿＿＿＿＿＿

电脑验光结果:右眼＿＿＿＿＿＿＿＿＿＿＿＿＿＿＿＿＿＿＿＿＿＿＿＿＿＿＿＿＿＿＿＿＿＿＿

　　　　　　左眼＿＿＿＿＿＿＿＿＿＿＿＿＿＿＿＿＿＿＿＿＿＿＿＿＿＿＿＿＿＿＿＿＿＿＿

（为了体验散光,没有散光的同学,可在被检眼前配戴 +0.75DC×90 的试镜架,体验散光主觉验光。）

右眼	视力	双色	判断结果

注视（　　　）行视标,旋转裂隙片,□一样　　□不一样

裂隙停留在清晰位（　　　　　）,检查视力,先加正再加负至 MPMVA

右眼	视力	双色	判断结果
裂隙停留在模糊位（　　　　　），检查视力,加负至 MPMVA			
两主径线度数联合置入试镜架中,再次 MPMVA,双色试验			
JCC 精确轴:			散光轴
JCC 精确度:			散光度

（左眼部分及双眼部分记录省略）

散光主觉验光结果记录:

眼别	度数	矫正视力
OD		
OS		

【评价】 参照该评分标准进行自评、互评、组长评价和教师考核(操作应在 20 分钟内完成,如超过 20 分钟应重做)。

考核要点	分值	评分标准	扣分	得分
表达沟通	5	要求规范用语,表达清晰准确,语调亲切,与顾客有效交流,酌情扣分		
调整	5	试镜架光心距与顾客瞳距不匹配,扣5分;镜眼距不合适或试镜架与顾客双眼不平衡的,酌情扣分;未向顾客解释如何配合检查,扣5分		
单眼雾视	10	未检查裸眼视力,扣5分;未检查电脑验光结果的矫正视力,扣5分;估算雾视量不正确,扣10分;加反雾视度数,扣10分;未雾视到0.3~0.5,扣10分;未鼓励顾客分辨更小视标,扣5分		
MPMVA	10	每次只加 –0.25DS,加错一次扣5分;未鼓励顾客分辨更小视标,扣5分;结果判断错误,扣10分;结果不合理,扣10分		
裂隙片	20	使用裂隙片前忘记雾视到0.6的,扣20分;旋转裂隙片后判断有无散光错误的,扣20分;清晰位判断错误或没有先加正再加负的,扣10分;模糊位判断错误或每次加 –0.25DS 错误的,扣10分;加柱镜的,扣20分;两主径线柱镜记录错误的,扣10分;联合度数计算错误的,扣20分		
双色试验	10	指引顾客分辨红绿视标的顺序错误,扣5分;红比绿清时加正镜,扣10分;红比绿清时加负镜加到绿清的,扣10分;红绿一样时,没有加 +0.25DS 进行验证,扣10分;绿比红清,加负镜,扣10分;绿比红清未加正镜至红清者,扣10分;双色试验结果判断错误的,扣10分		
JCC 精确	20	选错工作球镜者,扣10分;JCC 摆放错误,扣20分,未指引顾客如何配合检查,扣5分;翻转 JCC 不到位,扣5分;较好面判断错误,扣10分;调错方向,扣20分;调错度数,扣20分;未等效球镜度,扣20分;结果判断错误,扣20分		
再次雾视	5	未检查矫正视力,扣5分;未雾视 +1.00DS,扣5分;雾视后视力 <0.5 或 >0.6,酌情扣分		
记录	10	未写"+""–",扣10分;未写轴位扣10分;未写 DS、DC 扣5分;记录不完整不清晰的,酌情扣分;忘记写仪器编号,扣5分;漏写一项,扣5分;向顾客解释错误一项,扣5分;仪器未归零,扣10分		
行为规范	5	要求穿工作服,仪容整洁,口气清新,态度严谨,言谈举止大方得体,酌情扣分		

自我评价:_____   同学互评:_____

组长评价:_____   教师评价:_____

六、常见问题

1. 该方法如此复杂烦琐,是常用的方法吗?

由于现在的验光技术不断更新,该方法的确比较少用。但遇到视力矫正不佳,而又找不到原因的,可以尝试用裂隙片来检查是否有遗漏的散光,甚至可用于不规则散光。

2. 如何将两个柱镜叠加转换为一个球柱联合形式?

如果这两个柱镜的轴是相互垂直的,为规则散光。用小度数做球镜,大度数减去小度数为柱镜度数,大度数的轴为散光的轴,即清晰位裂隙所在轴为被检眼屈光不正度中负柱镜的轴。即使两主径线的度数一个为正、一个为负,也可以用这个方法来转换,将正度数看作是小度数,负度数看作是大度数。

例如:+0.50DC×10 联合 −3.00DC×100

转换为:+0.50DS/(−3.00−(+0.50))DC×100

+0.50DS/−3.50DC×100

七、注意事项

1. 用裂隙片测试前一定要先进行适当的雾视,以免调节干扰检查结果。

2. 清晰位调整球镜度数时,应先加正球镜,确定视力变模糊后再加负球镜,可以避免调节的干扰。

3. 清晰位与模糊位并不垂直时,说明被检眼散光为不规则散光。分别找出两主径线的度数后,可将两柱镜插入试镜架中,通过自动焦度计测出联合度数。例如裂隙的清晰位在 170 和轴位,最佳视力时的球镜度数为 −2.00DS,记录为 −2.00DC×80;裂隙的模糊位在70,最佳视力时的球镜度数为 −3.00DS,记录为 −3.00DC×160;将这两个柱镜按轴位准确插入试镜架中,自动焦度计测得结果为:

−2.00DS/−1.25DC×140

4. 清晰位裂隙所在轴位为被检眼负柱镜的轴位。例如:最清晰时,裂隙位于 10°轴,则最后的屈光不正度中,负柱镜的轴位也是 10°。

5. 对于轻度复性远视散光,由于被检眼很容易动用调节保持最小弥散圆在视网膜上,因此不适合使用裂隙片来找散光。

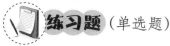 **练习题**(单选题)

1. 裂隙片裂隙宽度小于 0.5mm 时(　　　)。

A. 更易于对准眼轴

B. 检查结果不可信

C. 不易于对准眼轴

D. 检查结果可信度高

2. 裂隙片的作用（　　　　）。

    A. 测定被检眼的远视度数　　　　　　B. 测定被检眼的近视度数

    C. 测定被检眼的散光度和轴位　　　　D. 测定被检眼的散光度

3. （　　　　）不适用裂隙片来测定。

    A. 轻度复性近视散光　　　　　　　　B. 规则散光

    C. 圆锥角膜的散光　　　　　　　　　D. 小瞳状态下浅度的远视散光

4. 裂隙片转动时最清晰位或最模糊位即为（　　　　）。

    A. 散光的度数　　　　　　　　　　　B. 散光的性质

    C. 散光的轴向　　　　　　　　　　　D. 散光的轴向和度数

5. （　　　　）是用裂隙片测散光时必须分别在清晰位、模糊位先加的镜片。

    A. 正球镜片　　　　B. 正散光片　　　　C. 负散光片　　　　D. 负球镜片

6. 裂隙片测到清晰位为 30，MPMVA 为 –1.50DS，模糊位在 120，MPMVA 为 –2.50DS，那验光结果为（　　　　）。

    A. –1.00DS/–1.50DC×120　　　　　　B. –1.50DC×120/–2.50DC×30

    C. –1.50DS/–2.50DC×30　　　　　　　D. –2.50DS/–1.50DC×120

7. 裂隙片检查较散光表的优点是（　　　　）。

    A. 对圆锥角膜的散光也能测定　　　　B. 裂隙片检查的结果可作为处方

    C. 裂隙片可对规则散光进行测定　　　D. 对球镜较准确

8. 不能作为裂隙片裂隙宽度的是（　　　　）。

    A. 0.5mm　　　　　B. 2.5mm　　　　　C. 1.0mm　　　　　D. 2.0mm

9. 下列哪种情况不适合用裂隙片法（　　　　）。

    A. +0.50DS/+0.50DC×80　　　　　　B. –1.00DS/–1.00DC×10

    C. +2.00DS/+3.00DC×90　　　　　　D. +0.50DS/–3.50DC×170

10. 旋转裂隙片至最清晰时裂隙所在轴位，即为被检眼的（　　　　）。

    A. 正性散光的垂直位　　　　　　　　B. 正性散光轴位

    C. 负性散光轴位　　　　　　　　　　D. 负性散光的垂直位

11. 运用裂隙片检查时，当裂隙片旋转至视标最清晰处时，提示（　　　　）。

    A. 该方向是散光的一条主径线　　　　B. 该方向可能看到一清晰的焦线

    C. 该方向的视标是最小视标　　　　　D. 该方向与被检眼散光的轴相交45°角

12. 使用裂隙片检查时，下列说法不合适的是（　　　　）。

    A. 裂隙片可进行散光有无的初步判断

    B. 裂隙片可用于散光轴位和度数的粗略判断

    C. 使用前试镜架上应加上相应的柱镜片

    D. 如顾客配合，可让顾客自己旋转裂隙至最清晰处

13. 裂隙片是应用于( )。

A. 检查有无远视的一种客观手段

B. 判断有无散光的客观方法

C. 检查有无隐斜的客观方法

D. 检查散光的主觉验光方法

14. 运用裂隙片进行主觉验光时,为避免调节应( )。

A. 加负球镜进行雾视

B. 加正球镜进行雾视

C. 加负柱镜进行雾视

D. 加正柱镜进行雾视

15. 下列( )不是裂隙片检查操作所需的工具。

A. 试镜架

B. 镜片箱

C. 视力表

D. 红绿镜片

16. 下列关于裂隙片的说法正确的是( )。

A. 裂隙片验光是一种客观验光方法

B. 裂隙片是在针孔片上加一条裂隙

C. 裂隙片的宽度为 0.5~2mm

D. 裂隙片验光主要是进行散光的精确检查

17. 裂隙片是在( )的中央加工一条宽 0.5~2mm 的裂隙。

A. 遮盖片
B. 针孔片
C. 平光片
D. 红色滤片

18. 运用裂隙片检查散光时,将裂隙片放在最清晰位时,应( )达最佳视力。

A. 直接加负球镜

B. 先加正球镜再加负球镜

C. 直接加正球镜

D. 直接加负柱镜

19. 运用裂隙片判断有无散光时,应将裂隙旋转( )。

A. 60°
B. 90°
C. 120°
D. 180°

20. 运用裂隙片主觉验光的步骤不包括( )。

A. 散光表

B. 交叉柱镜精确散光轴位和度数

C. 判断散光的主径线

D. 确定两条主径线的度数

任务七　试戴调整与开具处方

一、学习目标

1. 能根据顾客的需求、问诊信息及检查结果,结合散光的处方原则选择合适度数进行试戴。

2. 能指导顾客试戴。

3. 能根据顾客试戴效果进行分析并做出合理的调整。

4. 能开具合适的配镜处方。

二、任务描述

综合分析顾客的来诊目的、病史、用眼需求及主要目的，结合散光的处方原则，调整主觉验光结果置入试镜架中，指导顾客进行试戴，根据顾客反馈的信息，调整试戴度数，直至顾客获得清晰舒适的远近视力，按规范要求开具处方。

三、知识准备

验光结果与配镜处方之间的关系已在情境一中作了详细的阐述，这里不再重复。

散光是指由于眼球在不同径线上的屈光力不同，平行光线入射后不能成为一个焦点而是一个史氏光锥，散光矫正的目的是将史氏光锥聚焦为一点，再根据近视和远视的原则矫正到视网膜上。

散光处方的基本原则是遵循近视眼和远视眼的处方原则下，在顾客能接受的前提下，尽可能足度准轴矫正。

1. 低度散光 绝大部分的人群都有低度顺规散光，在不引起视力下降和视疲劳症状的情况下，可以不予矫正。但即使是低度的逆规散光或斜轴散光，都容易引起视力下降和视疲劳症状，应在试戴无不适的情况下，尽量足度准轴矫正。试戴出现不适时，可适当降低 0.25DC 的散光度数；斜轴散光试戴不舒适时，可将轴位向着垂直或水平方向调整 5°~10°，虽然矫正视力上会有一点损失，但改善舒适度的效果比较明显。必须在"清晰度"与"舒适度"中做出平衡和选择。

老年人的新增散光，多数与晶状体的变化有关，以逆规、斜轴低度散光为主，在视力影响不大的情况下，尽量不配或低配散光。

2. 中高度散光 中高度散光都会引起不同程度的视力下降，由于看远、看近都不清，也容易引起视疲劳症状。试戴时需考虑：年龄越大适应能力越差；度数越高越容易引起试戴不适；度数改变越大越容易引起不适；轴位改变越大越容易引起不适；斜轴最难适应，其次是逆规，顺规相对容易接受；度数越高对轴位的精准度要求越高。

当顾客出现试戴不适时，先检查散光轴位是否准确，斜轴可适当向垂直或水平方向旋转 5°~10°，与旧镜轴位比较，改变较大的取中间过渡轴位，不要一次全部改变。再检查散光度数，可适当降低，将降低的散光度数等效球镜度加到球镜中去，以保持等效球镜度不变，确保最小弥散圆在视网膜上，减少因散光度数低配而对视力的影响。

例如：验光结果为 –3.00DS/–3.00DC×15，第一次试戴后，顾客抱怨头晕、视物变形，不能接受；调整度数为 –3.25DS/–2.50DC×15，顾客试戴感觉稍有模糊，但舒适一些，还有头晕感；再次调整度数为 –3.50DS/–2.00DC×15，矫正视力下降一行，但试戴后基本无头晕、变形感，可以接受，考虑以此度数来开具处方。

3. 不规则散光 不规则散光多为继发性改变，例如角膜瘢痕、翼状胬肉、晶状体半脱位、圆锥角膜、白内障术后等。框架眼镜矫正效果不理想时,可考虑硬性角膜接触镜。

四、实施步骤

具体参见情景一任务十。

五、实训与评价

【实训一】 将任务三、四或五中的验光结果按照处方原则进行调整后,插入试镜架中,指导同学进行试戴,并根据同学反馈的信息判断是否需要进行调整,直至试戴清晰舒适,开具处方。

试戴过程记录:

试戴调整及依据:

检查日期: 年 月 日

姓名: 性别: 年龄:

	球镜	柱镜	轴位	棱镜	底向	矫正视力
远用						
近用						

瞳距: 验光师签名:

【评价】 参照该评分标准进行自评、互评、组长评价和教师考核。

考核要点	分值	评分标准	扣分	得分
表达沟通	10	要求规范用语,表达清晰准确,语调亲切,与顾客有效交流,酌情扣分		
试戴	30	试镜架光心距选择错误,扣 10 分;试镜片不干净,扣 10 分;试镜片插入位置错误,扣 10 分;试镜片度数或轴位错误的,每一项扣 10 分;调整试镜架未调到双眼镜眼距一致,扣 10 分;未引导顾客试戴,扣 10 分		
调整	30	未根据顾客反馈的信息进行调试的,扣 20 分;调整度数或轴位违反原则的,扣 20 分;调整后顾客配戴更加不舒适,扣 10 分		

续表

考核要点	分值	评分标准	扣分	得分
填写处方	20	处方度数开具错误,扣20分;记录规范清晰得分,不符合要求酌情扣分;漏写一项,扣10分;向顾客解释错误一项,扣5分;仪器未归位,扣10分		
行为规范	10	要求穿工作服,仪容整洁,口气清新,态度严谨,言谈举止大方得体,酌情扣分		

自我评价:＿＿＿＿＿＿＿＿＿＿ 同学互评:＿＿＿＿＿＿＿＿＿＿

组长评价:＿＿＿＿＿＿＿＿＿＿ 教师评价:＿＿＿＿＿＿＿＿＿＿

【实训二】 参照实训一的分析思路,小组讨论案例后向全班同学汇报,并回答同学的疑问。

➢ **案例一:**王××,男,27岁,网络销售客服。

来诊原因:近半年看电脑屏幕时觉得眼睛干涩不舒服,用眼半小时就会出现疲劳感,医生检查眼部健康状况良好,要求顾客来验光。

戴镜史:未配戴过眼镜,以前体检时检查过视力,均能达到1.0。

眼病史、全身病史和手术史:无眼病史,无手术史,身体健康。

用眼需求:每天工作使用电脑8~10小时,手机微信聊天等约2小时。其他生活爱好对用眼没有特殊要求。

来诊目的:眼睛干涩不舒服的原因是什么?

双眼瞳距(远/近)		62mm		
旧镜度数	右眼 OD	—	光心距:	
	左眼 OS	—	—	
电脑验光结果	右眼 OD	$-0.50DS/-1.00DC\times170$		
	左眼 OS	$-0.50DS/-1.00DC\times10$		
		右眼 OD	左眼 OS	双眼 OU
裸眼视力	远	1.0−	1.0	1.0
	近	1.0−	1.0	1.0
戴旧镜视力	远	—	—	—
	近	—	—	—
主觉验光结果	右眼 OD	$-1.00DC\times170$	1.5	
	左眼 OS	$-0.75DC\times10$	1.5	

给予主觉验光结果试戴15分钟后,看远清晰无头晕、视物变形等症状,顾客只感觉亮了不少;看手机比不戴镜时稍清晰一些,无不适。

分析:该顾客来诊原因是近距离工作的视疲劳症状,经检查是轻度散光导致的,根据处方原则,即使是轻度散光,引起视力下降或视疲劳症状者,应该足度准轴矫正。而顾客试戴后看远看近均无不适感。可给予顾客右眼 −1.00DC×170,左眼 −0.75DC×10 的配镜处方。近距离工作和长时间使用手机时才配戴眼镜,看远可按需要决定是否配戴。度数低,可选择普通折射率的镜片。由于不需要常戴,随处摆放容易磨花镜片,应选择更耐磨的加硬加膜镜片。镜架可根据顾客的脸型、肤色和目前的潮流趋势来进行选择。

请根据上述分析,填写处方单。

检查日期: 　　年　　月　　日

姓名: 　　　　　性别: 　　　　　年龄:

	球镜	柱镜	轴位	棱镜	底向	矫正视力
远用						
近用						

瞳距: 　　　　　　　　　　　　　　　验光师签名:

> **案例二**:曾 ××,男,15 岁,初中学生。

来诊原因:晚上看不清投影,眼睛容易疲劳 3 个月。

戴镜史:未配戴过眼镜,体检时视力有点下降,平时觉得都看得清,未在意。

眼病史、全身病史和手术史:无眼病史,无手术史,身体健康。

用眼需求:看黑板、投影、看书、做作业为主,每天 6~8 小时,看手机电脑每天 1~2 小时,课余喜欢打篮球。

来诊目的:检查眼疲劳的原因,是不是真性近视? 是否需要配镜?

双眼瞳距(远 / 近)		60mm		
旧镜度数	右眼 OD	—		光心距:
	左眼 OS	—		—
电脑验光结果	右眼 OD	−0.50DS/−1.00DC×85		
	左眼 OS	−0.50DS/−1.00DC×95		
		右眼 OD	左眼 OS	双眼 OU
裸眼视力	远	0.8	0.8	0.8
	近	0.8	0.8	0.8
戴旧镜视力	远	—	—	—
	近	—	—	—
主觉验光结果	右眼 OD	−1.00DC×85	1.5	
	左眼 OS	−0.75DC×95	1.5	

检查视力时,顾客感觉视标有重影,横的比竖的容易分辨方向一点。

给予主觉验光结果试戴 15 分钟后,感觉无论看远看近均清晰,视物感觉有点拉长了,但影响不大,无头晕、眼痛、眼胀等症状。

讨论:该例与上一案例的散光度数一样,为何裸眼视力和症状却不一样?应该开具多少度的配镜处方?填写在下面的处方单中。应采用怎样的配戴方式?多久需要复查一次?建议顾客选配怎样的镜架和镜片?

检查日期:　　　年　　　月　　　日

姓名:　　　　　　　性别:　　　　　　　年龄:

	球镜	柱镜	轴位	棱镜	底向	矫正视力
远用						
近用						

瞳距:　　　　　　　　　　　　　　　　验光师签名:

➤ **案例三**:钱××,男,24 岁,刚毕业待业。

来诊原因:看远不清,眯眼能看清;因经常眯眼,自觉眼睛太小了。

戴镜史:以前曾经配过,但因为散光很高,戴着难受就不戴了。

眼病史、全身病史和手术史:无眼病史,无手术史,身体健康。

用眼需求:看电脑、手机为主,每天 6~8 小时,不开车。无其他对用眼有特殊要求的生活爱好。

来诊目的:希望配一副清晰舒适的眼镜。

双眼瞳距（远/近)		63mm		
旧镜度数	右眼 OD	—		光心距:
	左眼 OS	—		
电脑验光结果	右眼 OD	+0.50DS/−3.50DC×170		
	左眼 OS	+0.75DS/−3.75DC×10		
		右眼 OD	左眼 OS	双眼 OU
裸眼视力	远	0.8	0.8	0.8
	近	0.8	0.8	0.8
戴旧镜视力	远	—	—	—
	近	—	—	—
主觉验光结果	右眼 OD	+1.50DS/−3.00DC×175		1.0
	左眼 OS	+1.75DS/−3.50DC×5		1.0

检查视力时,顾客很难睁大双眼,只能眯眼状态下检查视力,结果仅供参考。

刚戴上主觉验光结果足度矫正的试镜架就觉得头晕难受,不能坚持。考虑到顾客是第一次配镜,适当降低散光度数,并保持等效球镜度不变,调整度数为右眼 +1.00DS/–2.00DC×175,左眼 +1.25DS/–2.50DC×5,试戴感觉舒适许多,但清晰度有所下降,基本上不觉得头晕,看东西有点变矮,能接受。

讨论:应该开具多少度的配镜处方?填写在下面的处方单中。应采用怎样的配戴方式?多久需要复查一次?建议顾客选配怎样的镜架和镜片?该顾客的散光度数这么高,为何裸眼视力还有 0.8 呢?

检查日期: 　年　月　日

姓名: 　　　　　性别: 　　　　　年龄:

	球镜	柱镜	轴位	棱镜	底向	矫正视力
远用						
近用						

瞳距: 　　　　　　　　　　　　　　验光师签名:

> **案例四:**张 ××,男,30 岁,销售员。

来诊原因:旧镜配戴已经三年多,上周打球眼镜变形后,戴着很不舒服,特来重新配一副新眼镜,也顺便检查度数有没有增加。

戴镜史:从初中开始戴镜,散光比较高,近视度数逐年增加,高中毕业后就基本稳定了,很难配到合适的眼镜。现所戴眼镜是 3 年前配的,初戴时有些不舒服感,随后渐渐适应,常戴,感觉看远、看近还行。

眼病史、全身病史和手术史:无眼病史,无手术史,身体健康。

用眼需求:销售工作,在外面跑业务比较多,使用电脑较少,手机看新闻聊天比较多,每天约 4 小时,不开车。无其他特殊的视觉要求。

来诊目的:重新配一副清晰舒适的眼镜。

双眼瞳距(远 / 近)		65mm	
旧镜度数	右眼 OD	–4.50DS/–2.00DC×10	光心距:
	左眼 OS	–5.00DS/–2.50DC×170	66mm
电脑验光结果	右眼 OD	–5.00DS/–2.75DC×20	
	左眼 OS	–5.50DS/–3.00DC×160	

续表

		右眼 OD	左眼 OS	双眼 OU
裸眼视力	远	0.08	0.08	0.1
	近	0.3	0.3	0.3
旧镜矫正视力	远	0.6	0.6	0.6
	近	0.8	0.8	0.8
主觉验光结果	右眼 OD	−4.50DS/−2.50DC×20		1.2
	左眼 OS	−5.00DS/−2.75DC×160		1.2

试戴主觉验光结果,顾客感觉清晰很多,很远的目标都能看清楚,但觉得比较头晕、不舒适,看东西变形。分析顾客已习惯旧镜错误的散光轴位,度数并没有太大变化,因此考虑度数上降一点,轴向着旧镜轴位偏转5°,调整后度数为OD −4.50DS/−2.25DC×15 OS −5.00DS/ −2.50DC×165,矫正视力下降一行,试戴15分钟后,顾客感觉比旧镜清晰,稍有一点头晕,但觉得影响不大,试戴一段时间后有减轻。

讨论:应该开具多少度的配镜处方?填写在下面的处方单中。新验度数比旧镜度数差不多,为何旧镜矫正视力这么差?应采用怎样的配戴方式?多久需要复查一次?建议顾客选配怎样的镜架和镜片?

检查日期:　　年　月　日

姓名:　　　　　　性别:　　　　　　年龄:

	球镜	柱镜	轴位	棱镜	底向	矫正视力
远用						
近用						

瞳距:　　　　　　　　　　　　验光师签名:

> **案例五:**黄 ××,男,37 岁,中学教师。

来诊原因:最近半年看近比较吃力,看久一点就觉得眼睛累,睁不开,需要拿远一点儿才看得清,怀疑出现老花,特来检查。

戴镜史:年轻时视力较好,未戴过眼镜也未检查过眼睛。

眼病史、全身病史和手术史:无眼病史,无手术史,身体健康。

用眼需求:中学数学老师,经常需要在电脑上备课和批改作业,每天 4~6 小时,工作之余喜欢看书,每天 2~3 小时。无其他特殊的用眼需求。

来诊目的:检查看近困难的原因并寻求其解决办法。

双眼瞳距(远 / 近)		60mm		
旧镜度数	右眼 OD	—		光心距:
	左眼 OS	—		—
电脑验光结果	右眼 OD	+1.00DC×10		
	左眼 OS	+1.00DC×170		
		右眼 OD	左眼 OS	双眼 OU
裸眼视力	远	0.8	0.8	0.8
	近	0.4	0.4	0.4
戴旧镜视力	远	—	—	—
	近	—	—	—
主觉验光结果	右眼 OD	+0.50DS/+1.00DC×10	1.2	
	左眼 OS	+0.50DS/+1.00DC×170	1.2	

试戴主觉验光结果 15 分钟后,顾客感觉看远看近都比较清晰,但有点头晕不适应,可能是没戴过眼镜的原因,总觉得不习惯。考虑到顾客 30 多岁首次配镜,虽然散光度数不高但是逆规散光,降低一点度数试试。将度数调整为 OD +0.50DS/+0.75DC×10 OS +0.50DS/+0.75DC×170 后,再试戴 15 分钟,顾客感觉清晰度差不多,但舒适度提高了,基本没有头晕感觉。

讨论:应该开具多少度的配镜处方?填写在下面的处方单中。应采用怎样的配戴方式?多久需要复查一次?建议顾客选配怎样的镜架和镜片?

检查日期: 年 月 日

姓名: 性别: 年龄:

	球镜	柱镜	轴位	棱镜	底向	矫正视力
远用						
近用						

瞳距: 验光师签名:

【评价】 就各组同学的案例汇报进行小组间互评。

组别	内容正确齐全 (30 分)	表达清晰 (20 分)	有创新性 (20 分)	组员合作 (20 分)	富有激情 (10 分)	合计

六、常见问题

1. 散光会越来越深吗?

绝大部分的散光都是角膜散光,通常是在眼球发育过程中逐渐形成的,因此不会像近视一样逐年增加,相对比较稳定。极少数逐年增加的散光,应注意鉴别是否为圆锥角膜。老年人随着晶状体的硬化改变,会出现新增的晶状体散光,通常为斜轴或逆规散光。

2. 散光可以治好吗?

大部分的散光是由于角膜前表面各径线上的屈光力不同引起的,因此除了屈光手术以外,没有治疗方法。可以通过配戴框架眼镜和角膜接触镜来矫正。

3. 我有一百度散光,是不是很严重?

绝大部分的人群都有散光,而有散光的人群中绝大部分又都是低度散光,一百度散光会使视力出现下降,但并不严重。

4. 我的散光度很高,是不是配不到眼镜呀?

散光高,配镜后由于各个径线上的屈光力不同,产生不同的放大倍率,导致物像变形,因此会带来不适感。通过仔细的验光,可以找到准确的散光度数,再通过试戴调整,先适当降低一些散光度数,等适应以后再逐渐增加至所需的散光度。

七、注意事项

1. 试戴时,柱镜一定要放在球镜的外面,以免被球镜遮挡而不能发现柱镜轴位已偏转。

2. 顾客试戴镜片较多,容易跌出,离开检查位试戴前,先请顾客数好镜片数,一旦掉出,马上捡回给检查者,重新插入试镜架中。

3. 由于柱镜有轴位的要求,试戴前告诉顾客不要移动试镜架内的镜片。

4. 年纪大,散光度数高的顾客,最好有人陪伴其进行试戴,以防试戴过程中看不清脚下或不习惯,而出现意外。

5. 年纪大,散光高者,适当延长试戴时间,与顾客确认好试戴效果才开具处方。

八、拓展知识

散光除可以选择框架眼镜进行矫正以外,也可以选择角膜接触镜。如果散光≤0.75D,球镜/柱镜比≥3;或散光为 1.00~2.00DC,球镜/柱镜比≥4 的,可以考虑软性球面接触镜进行矫正,将处方的等效球镜度转换为接触镜度数。例如,某顾客双眼均为 −3.00DS/ −0.75DC×180,可选择 −3.25DS 的球面接触镜。超出上述范围的散光眼,可尝试环曲面接触镜。如顾客已成年,且屈光不正已稳定两年,还可考虑屈光手术矫正。

 练习题(单选题)

1. 试戴调试是为了(　　)。

   A. 使患者获得清晰的视力

   B. 将验光结果与顾客屈光问题完善解决

   C. 使患者逐步适应验光结果

   D. 使验光结果适应患者需要

2. (　　)的顾客易于出现试戴不适。

   A. 散光度数较大者

   B. 屈光度较小者

   C. 散光度数较小者

   D. 轴位在水平位置者

3. 对散光的顾客,出现试戴不适时应(　　)。

   A. 减小其屈光度

   B. 轴位定在 90°

   C. 新柱镜轴位尽量靠向旧镜

   D. 轴位定在 180°

4. 在整个试戴过程中,顾客(　　)。

   A. 可以眯眼看

   B. 可以歪头看

   C. 可以觉得最清晰的方式看

   D. 不能眯眼

5. 若用综合验光仪进行主觉验光的操作,那么(　　)。

   A. 不用试戴,直接处方

   B. 非常准确,可开具处方

   C. 最后必须用试镜架试戴

   D. 直接在综合验光仪上进行试戴

6. 顾客进行试戴时,球镜应放在(   ),柱镜应放在(   )。

   A. 试镜架的最靠近被检眼的槽内,最前边的槽内

   B. 试镜架的最前边的槽内,最靠近被检眼的槽内

   C. 试镜架的最远离被检眼的槽内,最前边的槽内

   D. 试镜架的最靠近被检眼的槽内,最后边的槽内

7. 某顾客验光结果为 −2.00DS/−3.00DC×5,试戴后觉头晕、视物倾斜,应如何调整试戴度数?(   )

   A. −2.00DS/−2.00DC×5

   B. −2.50DS/−2.00DC×5

   C. −1.50DS/−3.00DC×5

   D. −1.50DS/−2.00DC×5

8. 试戴不舒适时,应如何调整柱镜度数(   )。

   A. 每次减少 0.25DC,一直到清楚

   B. 每次减少 0.50DC,一直到舒适

   C. 每次减少 0.50DC,但同时要对球镜作相应调整

   D. 每次减少 0.25DC,并保持等效球镜度不变

9. 不符合试戴调整的要求是(   )。

   A. 耐心倾听顾客试戴后的主诉

   B. 认真细致地反复检查修正

   C. 以顾客能适应为前提

   D. 怕麻烦,先配了再说

10. (   )试戴时间相对来说应较长。

   A. 年龄大,有散光   B. 单纯近视

   C. 单纯远视   D. 轻度近视

11. (   )是顾客出现试戴不适应采取的方法。

   A. 过几天再来验配

   B. 对出现的问题综合分析判断

   C. 恢复配戴原镜度

   D. 尽量适应所验结果

12. 高度散光眼在原则上应(   )。

   A. 尽量用柱镜全部矫正

   B. 尽量用球镜全部矫正

   C. 尽量部分矫正

   D. 绝对部分矫正

13. 引起视力下降及不适的散光应（　　　）。

    A. 立即矫正　　　　　　　　　　　　B. 可不矫正

    C. 偶可配戴缓解症状　　　　　　　　D. 球镜矫正

14. 验光结果为 $-1.00DS/-0.75DC\times55$，试戴不适后，应调整散光的轴位为（　　　）。

    A. 50　　　　　　B. 60　　　　　　C. 45　　　　　　D. 90

（李瑞凤　付子芳）

老视验光

情境描述

小张在眼镜店接待了一位李先生,52岁。由于最近半年觉得看文件、报纸、手机等近距离物体时越来越吃力,需要拿远一些或较强的光照才勉强看清。有时勉强看报一段时间后,发现看远会变模糊,要休息一段时间才好一些。听别人说是老花了,但一直眼睛都特别好,不太相信。特来检查,看看是否需要配老视镜。李先生是办事处主管,每天需要审核大量相关文件和资料,近距离用眼6~8小时,此外工作之余还喜欢看报或用手机看新闻,每天2~4小时。平时不开车,没有其他对用眼有特别需求的爱好。从未戴过眼镜,以前检查视力可达2.0,看远清晰无不适。无其他眼病史,无手术史,身体健康。检查项目及结果见表3-0-1。

表 3-0-1　检查结果记录表

双眼瞳距(远/近)		64mm/61mm		
旧镜度数	右眼 OD	—		光心距:
	左眼 OS	—		—
电脑验光结果	右眼 OD	+0.50DS/+0.25DC×180		
	左眼 OS	+0.50DS/+0.50DC×10		
		右眼 OD	左眼 OS	双眼 OU
裸眼视力	远	1.2	1.2	1.2
	近	0.12	0.12	0.15
戴旧镜视力	远	—	—	—
	近	—	—	—
主觉验光结果	右眼 OD	+0.50DS　　1.5		
	左眼 OS	+0.50DS　　1.5		
工作距离	40cm	试验性近附加		+1.50DS
NRA/PRA	+1.50DS/−1.00DS	ADD		+1.75DS

给予双眼 +2.25DS 的度数进行试戴,15 分钟后,李先生感觉看报纸和手机很清楚,无头晕、眼胀、视物变形、视疲劳等不适感。分析其双眼远视力均很好,看远无疲劳等症状,远用无需矫正。建议配单光老视镜,视近的时候戴,每 1~2 年应复查一次。开具处方填写在资料卡内(表 3-0-2)。

表 3-0-2　资料卡

姓名:李×× 性别:男 年龄:52 岁

地址:××市 ××区 ××路 105 号 108 房 联系电话:135××××875

职业:办事处主管 日期:20×× 年 7 月 15 日

验光处方		球镜	柱镜	轴位	棱镜	矫正视力	瞳距
远用	右眼	—	—	—	—	—	64mm
	左眼	—	—	—	—	—	
近用	右眼	+2.25DS	—	—	—	1.2	61mm
	左眼	+2.25DS	—	—	—	1.2	
镜架							
镜片							
备注							
总价		定金		尾款		顾客确认	×××
验光师签名:张××				承件人签名:			
定配师签名:							
取件日期:	年 月 日 时				取件人签名		

接着引导李先生,根据他的度数、脸型、职业、爱好等,挑选合适的镜架和镜片,填写在资料卡内,并约定取件时间。

任务一　问　诊

一、学习目标

1. 运用有效的沟通方式与顾客交流。

2. 有目的性的开放式提问。

3. 从交流信息中归纳出顾客的来诊原因、戴镜史、病史、用眼需求和主要目的。

4. 从交流信息中初步了解顾客的屈光状态并判断是否有老视的可能。

二、任务描述

通过问诊与顾客建立友好互信的关系,明确顾客来诊的主要原因以及配镜目的,尽可能详细了解一切与验光配镜相关的信息,初步判断顾客可能的屈光状态,分析其症状是否因老视引起。

三、知识准备

问诊通常包括:一般询问、来诊原因(主诉)、戴镜史、眼病史、全身病史、手术史、用眼需求和来诊目的(详见情境一任务一)。疑似老视的顾客,要注意询问近距离的用眼需求,不同的近距离需求和用眼习惯,需要的工作距离是不同的,这将会影响到最后的近用度数。

1. 老视眼的表现

(1) 最常见的表现就是看远清晰,看近不清。

(2) 早期可能出现的症状为,看远清晰,看近要等一会儿才会变清晰,看近清晰后,再看远时又要等一会儿才会变清晰。这是由于调节反应迟钝所引起的。

(3) 看近时间稍长就觉得眼累、睁不开,甚至出现头重、头胀、头疼或头晕等症状。这是由于为了看清近目标,强迫使用调节力,睫状肌过度收缩引起。

(4) 看近一段时间后再看远变模糊,需要休息一段时间才能恢复清晰。这是由于为了看近清晰,强迫使用调节力,时间长后出现调节痉挛,转为看远时调节不能放松而出现看远模糊。休息一段时间后,调节逐渐放松才能恢复清晰。

(5) 看近需将目标拿远一些,感觉就是手不够长了,如果手再长一些就好了。这是由于老视者调节力减少,近点远移,只有将近目标放远一些才能看清。

(6) 看近需找光亮一些的地方,甚至要在太阳光下面才看得清;或者房间开着灯的情况下,还需要在阅读物和人眼之间增加一盏台灯才觉得够亮;经常抱怨因光线不够而看不清字。这是由于强光下,人眼瞳孔缩小,起到针孔镜的作用,增加焦深,减小视网膜上的模糊斑,近视力相对提高。

(7) 看近喜欢皱眉眯眼,这样会觉得清一些。眯眼的作用类似于瞳孔缩小,起到针孔镜的作用,对提高近视力有一定的帮助。

(8) 原来有近视的顾客,戴着近视眼镜看远清晰但看近不清,摘掉近视眼镜后看远不清但看近清晰。这是由于配戴近视眼镜后,看近需使用与正视眼大致一样的调节力,老视者已没有足够的调节力,出现看近不清;而近视眼的远点离眼比较近,摘掉近视眼镜后不需使用调节就能看清远点处的物体。由于需要频繁摘戴近视眼镜,很不方便,逐渐出现一些代偿的办法。例如:把近视眼镜戴在头上来看近;把近视眼镜拉低一些,阅读物拿高,低头双眼上转,从近视眼镜的上缘看近;短时间看近时,用一只手将近视眼镜拉高一些,通过眼镜下缘看近。

（9）发现拿别人的老视镜看得很清楚，不戴镜则看不清。因此，也有不少老视顾客为了方便，直接购买老花镜成镜。但这种老视镜的两眼度数一样，瞳距单一，并不一定适合配戴者，有时反而会引起视疲劳症状。对于短时间的应急使用，确实是很方便的选择。

（10）戴老视镜看远变清晰，看近反而不清了。这是由于顾客有轻度的远视，刚开始老视时，通过调节代偿看远清晰，仅看近时需要配戴老视镜。但随着年龄的增加，调节力持续下降，已不能通过调节代偿使看远清晰，而老视镜刚好矫正了其远视度数，看远变清晰，看近度数不够，又表现出老视症状。

2. 眼镜度数错误的表现　老视度数配低了，表现和老视早期症状相似；老视度数配高了，比较少见，顾客配戴后会出现模糊、头胀、头痛、眼胀等不舒适的症状。

3. 影响老视症状的因素

（1）随着年龄的增加调节力逐渐减退，当所剩的调节力不能达到调节需求的两倍时，开始出现老视症状。因此，年龄是影响老视症状的主要因素。

（2）未戴镜矫正的远视眼，由于看近时调节需求比正视眼多，因此老视症状会出现得早一些；未戴镜矫正的近视眼，由于看近时调节需求比正视眼少，因此老视症状会出现得晚一些，甚至于有些近视大约 $-3.00DS$ 的顾客，可终生不需要配戴老视眼镜看近，因其远点刚好在眼前 33cm 处，无需使用调节就能看清楚。

（3）近距离工作越精细，距离越近，调节需求也就越大，因此老视症状会出现得较早，症状也更明显一些。很少需要看近的人，即使已经五六十岁，也很少会有老视症状的抱怨。

（4）身体状况较差的人，老视症状会相对于其年龄来得早一些，老视度数高一些；身体好的人，老视症状又会相对于其年龄来得晚一些，老视度数低一些。

（5）照明不足或阅读物对比度不够时，也会加重老视症状。

（6）使用胰岛素、镇定剂、抗过敏药及利尿剂等均可能诱使老视症状加重。

（7）身高也会有一定的影响。身高较高的人，手臂也相对长一些，可将阅读物拿远一些来代偿，老视症状出现会迟一些，由于其工作距离相对比较远，所需的老视度数也会低一些。

四、实施步骤

详见情境一任务一。

五、实训与评价

【实训】　请找一位同学扮演你的顾客，按照下列案例提供的信息，设计问题，并记录顾客的回答，模拟问诊过程。并按照后面评价表的评分要求进行自评、互评和教师评价，对自己所掌握的情况进行总结。

➢ 案例一：张 ××，女，45 岁，下岗职工。

来诊原因:下岗后进行就业前培训,近两个月发现看黑板上的字清,随后记笔记时视物又模糊,要等一会儿才能看清;等写完字,再看黑板时又变模糊,又要等一会儿才能看清。

戴镜史:从未配戴过眼镜,由于双眼视力一直很好,也从未检查过眼睛。

眼病史、全身病史和手术史:无眼病史,无手术史,身体健康。

用眼需求:每天培训 4~6 小时,回家后会看书 1~2 小时,其余时间买菜做饭、看电视等。

来诊目的:想知道看远看近要等一下才会变清晰的原因,是否需要配戴眼镜?

检查者提问	顾客回答

> **案例二:** 王 ××,男,50 岁,会计师。

来诊原因:最近半年出现阅读时比较困难,要拿远一些并在光线比较亮处眯眼皱眉才能看得清一些;勉强看 15 分钟左右后,又觉得眼胀、头胀不舒服。曾去医院神经科检查过,未发现异常。

戴镜史:从未配戴过眼镜,由于双眼视力一直很好,也从未检查过眼睛。

眼病史、全身病史和手术史:无眼病史,无手术史,身体健康。

用眼需求:看报表、文件、报纸为主,每天 4~6 小时;使用电脑较少,每天 1~2 小时,想用手机聊天和看新闻。

来诊目的:检查看近困难和疲劳的原因以及是否需要配镜。

检查者提问	顾客回答

> **案例三:** 陈 ××,男,48 岁,部门经理。

来诊原因:双眼近视 –4.50DS 二十余年,一直配戴近视眼镜,看远清晰舒适。最近半年发现看书时要取掉眼镜才能看清,戴镜反而看不清。不戴眼镜看近又觉得太近,双手和头颈部比较累。

戴镜史:从高中开始配戴近视眼镜,最开始两百多度,后来逐年增加,读大学时基本稳定不再加深,四百多度已经保持差不多20年。现戴这副眼镜是3年前配的,度数没有变化,仅仅是换个新眼镜,配戴看远清晰无不适。

眼病史、全身病史和手术史:无眼病史,无手术史,身体健康。

用眼需求:工作以使用电脑为主,每天4~5小时,看文件、报纸等每天约2小时,工作之余喜欢看书,每天3~4小时。

来诊原因:配一副可以看远、看近清晰的眼镜。

检查者提问	顾客回答

> **案例四**:王××,女,60岁,退休工人。

来诊原因:双眼白内障十余年,三个月前在眼科医院分期做了双眼的白内障手术,手术顺利,手术效果好。现在看远清晰,看近不清。

戴镜史:发现白内障以前,双眼视力一直很好,从未检查过眼睛,也没有配戴过眼镜。

眼病史、全身病史和手术史:除本次白内障手术史以外,无其他眼病和手术史,身体健康。

用眼需求:看电视、打麻将、买菜做饭为主,每天4~6小时,喜欢看报,每天1~2小时,偶尔会帮外孙缝补衣服。

来诊目的:配副眼镜帮助看近清楚。

检查者提问	顾客回答

> **案例五**:杨××,男,61岁,退休员工。

来诊原因:两周前新配了一副老花眼镜,刚开始用的时候感觉很清楚也很舒适,但看报约20分钟后就觉得模糊看不清,拿远一点也不行,有时感觉不戴这副老视镜看报纸还好一点,但看小字还是很吃力。

戴镜史:双眼远视力一直很好,五十多岁才因看近困难,开始配戴老视镜,大约一百度左右,以前一直都是买现成的老视镜,无明显不适。

眼病史、全身病史和手术史:无眼病史,无手术史,身体健康。

用眼需求:看看报纸为主,每天4~6小时,看手机很吃力,所以比较少用。

来诊目的:重新配一副清晰舒适的老视镜。

检查者提问	顾客回答

【评价】

评价主体	评价项目	学习任务的完成情况	签名
学生互评 / 教师评价	案例一完成情况		
	案例二完成情况		
	案例三完成情况		
	案例四完成情况		
	案例五完成情况		
自评	是否掌握问诊的一般流程及提问技巧		
	存在问题及建议		

六、常见问题

1. 有些人戴着眼镜,看文件的时候,把文件拿很高,低头,双眼上转,从眼镜框上方看出来,这是为什么?

从这位顾客的行为动作上分析,应该是近视合并老视。平时戴着近视眼镜看远清晰,看近不清晰,摘下眼镜可以看清,但又觉得麻烦,无意中发现通过眼镜框上方看出来可以看清文件等近物体,在不方便摘眼镜或短时间看近的时候,常常采取这种代偿动作。因此,注意观察周围人群的行为动作,可以增加我们的经验,利于判断和分析顾客所遇到问题。

2. 近视眼不会得老视,是这样的吗?

不是的。老视是调节力随着年龄的增长逐渐衰退的一种自然生理现象,是不可避免地,每个人从四十多岁开始,就会逐渐出现老视症状。轻度近视者,由于其远点在眼前一定距离,也就是说不使用调节力也能看清这个距离的物体,表现出不戴眼镜能看清近物体,而误以为没有老视。例如,一位近视 -3.00DS 的顾客,不戴近视眼镜时,最远能看清眼前 33cm 处的物体,正好满足其近距离工作所需,但看远就模糊了;如果配戴了 -3.00DS 的近视眼镜看远清晰,看近处 33cm 的物体时,需要使用和正视眼一样的 3D 调节力才能看清,如其自身的调节力不够时,就会出现看近不清等老视症状。

3. 有些老人八十多岁了,眼睛还很好,能穿针做针线活。这是为什么?

八十多岁的老人,其调节力已下降到几乎为零,如不戴老花眼镜还能做如此精细的近距离工作,多半是因为有轻度近视的存在,远点刚好就是工作距离,不使用调节力也看得清。或者一眼正视另一眼近视,刚好用近视的眼看近。当然,要通过详细验光检查才能做出判断。亦有部分老人身体特别健康,还保留有少量的调节力,再通过增强照明、眯眼等代偿方法来提高近视力,也是可以不戴老花眼镜的。其实,老视就是一系列近距离工作困难的表现,同样年龄,不同屈光状态、不同身体健康状况、不同用眼需求,所表现的症状是不一样的,需要具体问题具体分析。

七、注意事项

1. 注意询问是否已经配戴过老视镜,是一副眼镜看远看近,还是分开两副眼镜分别用来看远和看近;是双光眼镜还是渐变焦眼镜;是常戴一副眼镜还是多副眼镜放在不同的地方使用。

2. 注意询问或观察顾客近距离工作时,是低头向下看还是抬头向上看。例如图书馆管理员,经常需要抬头看书名。

3. 老视者以长辈居多,沟通交流时注意用语措辞,言谈举止应态度和蔼、用词礼貌、通俗易懂,处处体现尊重、尊敬、关爱之情。

4. 年纪较大的老视者可能会伴有听力下降或行动不便,最好在家人的帮助下进行问诊和检查,并注意询问全身健康状况及用药状况。

5. 通过观察顾客的行动、表达、气色等,也可间接判断顾客的身体健康状况,身体好的顾客,相对老视症状会轻一些或度数低一些。

6. 作为检查者,平时应多观察身边老视者的行为习惯和言谈举止,积累经验,容易理解顾客的描述,鉴别是否因为老视引起的不适症状。

练习题（单选题）

1. 在照明不足的情况下,因(   ),视网膜上的模糊斑变大,视近较为模糊。

   A. 入射光线弥散　　　　　　　　　　B. 瞳孔较大

   C. 瞳孔缩小　　　　　　　　　　　　D. 集合不足

2. 长时间近距离注视后看远,发生短时间视力模糊,是因为(   )。

   A. 调节麻痹　　　　　　　　　　　　B. 调节痉挛

   C. 调节反应迟钝　　　　　　　　　　D. 调节过度

3. 长时间看远后看近,发生短时间视力模糊,是因为(   )。

   A. 调节麻痹　　　　　　　　　　　　B. 调节痉挛

   C. 调节反应迟钝　　　　　　　　　　D. 调节过度

4. 老视问诊不应该包括(   )。

   A. 年龄　　　　　　　　　　　　　　B. 身高、体重

   C. 戴镜史、全身病史　　　　　　　　D. 用眼需求、来诊目的

5. 下列表现不是由于老视引起的有(   )。

   A. 看近困难,需将阅读物拿远一些

   B. 看远清晰,看近模糊

   C. 光线暗时看书困难,光线强时好一些

   D. 看远不太清,但眯眼能看清

6. 老视症状的出现与(   )无关。

   A. 年龄　　　　　　　　　　　　　　B. 性别

   C. 原有屈光状态　　　　　　　　　　D. 工作性质

7. 下列关于老视与屈光不正的关系描述正确的是(   )。

   A. 近视眼不会出现老视

   B. 未戴镜矫正的远视眼出现老视较晚

   C. 未戴镜矫正的近视眼出现老视较晚

   D. 远视眼不会出现老视

任务二　瞳距尺测双眼近用瞳距

一、学习目标

1. 熟练规范使用瞳距尺测量双眼近用瞳距。

2. 正确记录和使用近用瞳距。

3. 能向顾客解释测量近用瞳距的意义。

二、任务描述

熟练使用瞳距尺测量顾客的双眼近用瞳距,并正确记录和使用。

三、知识准备

当双眼注视近距离物体时,由于集合作用双眼的位置也会发生变化,相应地瞳距也发生变化,因此双眼瞳距分远用和近用。双眼近用瞳距是顾客双眼注视近处目标时,镜眼距平面处两瞳孔中心间的距离。

瞳距测量的目的是使双眼通过镜片的光学中心注视。视近时,眼睛注视不同距离物体时,近用瞳距也随之变化。因此用近用瞳距作为近用眼镜光学中心距进行加工时,有时因为注视距离的不同可能导致与实际镜片光学中心距之间存在一些差异。

双眼近用瞳距测量和远用瞳距测量方法基本相同,更加简单一些,只需一步就能完成。嘱顾客双眼注视检查者的主视眼,在眼镜平面测量顾客两角膜映光点之间的距离(图 3-2-1)。

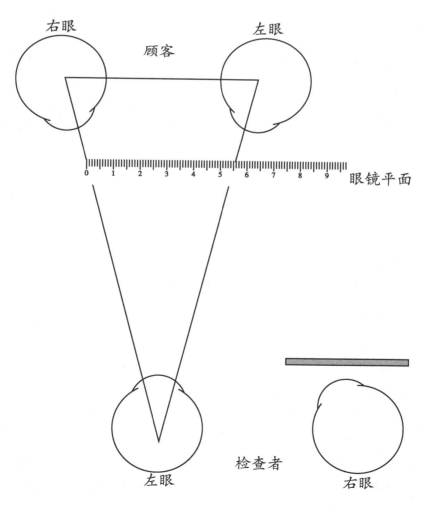

图 3-2-1　瞳距尺测双眼近用瞳距示意图

209

四、实施步骤

用角膜映光法测量双眼近用瞳距,具体步骤如下:

1. 顾客与检查者平视相对而坐,检查者主视眼正对顾客双眼中间。相距的距离根据顾客的工作距离来定,一般为 33cm,如顾客的工作距离为 40cm,则检查者与顾客应相距 40cm。

2. 检查者右手持瞳距尺,右手拇指和示指捏住瞳距尺非零刻度的一端,其余三指轻放在顾客头部颞侧,以保持瞳距尺的稳定性。将瞳距尺轻放在被检者鼻根部,与双眼距离约 12mm,尺上缘与瞳孔下缘水平。

3. 检查者闭上非主视眼,睁开主视眼,请顾客双眼同时注视检查者睁开的眼。

4. 检查者左手持笔灯,开启笔灯,并将笔灯置于自己睁开的眼正下方,光线正对顾客的鼻梁中部。

5. 检查者将瞳距尺的零刻度对齐顾客右眼的角膜映光点,读出顾客左眼角膜映光点对应在瞳距尺上的刻度,即为顾客的双眼近用瞳距。

6. 反复测量三次,取平均值记录在验光处方单上。

五、实训与评价

【实训】 熟练使用瞳距尺和笔灯为同学测量双眼近用瞳距,并与老师测量的结果进行比较,误差应≤2mm。

	姓名	自测双眼近用瞳距	老师测量的结果
顾客一			
顾客二			
顾客三			

【评价】 参照该评分标准进行自评、互评、组长评价和教师考核(操作应在 5 分钟内完成,如超过 5 分钟应重做)。

考核要点	分值	评分标准	扣分	得分
表达沟通	10	要求规范用语,表达清晰准确,语调亲切,与顾客有效交流,酌情扣分		
顾客位置	10	检查距离与顾客的工作距离相差≥5cm,扣 5 分;不在同一水平扣 5 分		
瞳距尺摆放	20	瞳距尺摆放与顾客双眼不平行、不稳、太高或太低、镜眼距不合适、尺子弯曲、压红顾客鼻梁的,每项扣 5 分,扣完为止		

考核要点	分值	评分标准	扣分	得分
测量方法	30	未指引顾客双眼注视的,扣 10 分;顾客注视不正确继续测量的,扣 10 分;检查者不能单眼读数的,扣 10 分;测量过程中检查者头或瞳距尺动,扣 10 分;笔灯摆放错误或不准确扣 5~10 分		
结果记录及准确性	20	误差≤2mm 不扣分;误差 2.5~3.5mm 扣 10 分;误差≥4mm,扣 20 分;记录单位错误,或位置错误,或不规范清晰的,扣 5~10 分		
行为规范	10	要求穿工作服,仪容整洁,口气清新,态度严谨,言谈举止大方得体,酌情扣分		

自我评价:_____   同学互评:_____

组长评价:_____   教师评价:_____

六、常见问题

详见情境二任务二。

七、注意事项

详见情境二任务二。

此外,双眼近用瞳距一定小于双眼远用瞳距,但差值并不一定为 2mm。因此,有些检查者只检查顾客的双眼近用瞳距,加上 2mm 后就作为双眼远用瞳距的做法是错误的。

对于老视顾客,如果只配单光的老视眼镜,可以只测量双眼近用瞳距;如果需要考虑两副眼镜或双光眼镜的,则需要测量双眼远用和近用瞳距;如考虑配渐变焦眼镜的,还需测量单眼远用瞳距和瞳高。

八、拓展知识

在已知双眼远用瞳距的情况下,可以通过计算得出近用瞳距。公式如下:

$$近用瞳距 = 远用瞳距 \times (L-12)/(L+13)$$

上式中数字"12"表示选择 12mm 作为镜眼距,数字"13"表示眼睛旋转中心至角膜顶点的距离为 13mm,L 为注视距离或者工作距离,单位为 mm,远用瞳距与近用瞳距均用 mm 作为单位。

例如:当工作距离为 33cm 时,双眼近用瞳距与双眼远用瞳距之间的关系为:

$$近用瞳距 = 远用瞳距 \times (330-12)/(330+13)=0.937 \times 远用瞳距$$

表 3-2-1 为通过公式计算得到的远近瞳距对照表(工作距离为 33cm)。

表 3-2-1 远近瞳距对照表(工作距离为 33cm)

双眼远用瞳距 /mm	双眼近用瞳距 /mm	双眼远用瞳距 /mm	双眼近用瞳距 /mm
56	52	64	59
58	53.5	66	61
60	55.5	68	63
62	57.5	70	65

 练习题 (单选题)

1. 使用瞳距尺测量双眼近用瞳距时,检查者的( )正对顾客的鼻梁中央。

   A. 右眼   B. 左眼   C. 主视眼   D. 非主视眼

2. 使用瞳距尺测量双眼近用瞳距时,顾客双眼应注视检查者的( )。

   A. 闭着的眼   B. 鼻梁   C. 笔灯   D. 睁开的眼

3. 使用瞳距尺测量双眼近用瞳距时,检查者应( )。

   A. 睁开双眼   B. 闭上主视眼

   C. 注视顾客鼻梁   D. 闭上非主视眼

4. 使用瞳距尺测量双眼近用瞳距时,瞳距尺应放在被检者鼻根部,与双眼距离约( ), 尺上缘与瞳孔下缘平齐。

   A. 12mm   B. 10mm   C. 15mm   D. 1cm

5. 某顾客双眼远用瞳距为 64mm,其双眼近用瞳距应为( )。

   A. 54   B. 62   C. 66   D. 59

6. 下列关于远用瞳距与近用瞳距的关系,描述正确的是( )。

   A. 远用瞳距一定小于近用瞳距

   B. 远用瞳距一定比近用瞳距大 2mm

   C. 远用瞳距一定大于近用瞳距

   D. 近用瞳距一定比远用瞳距小 3mm

7. 下列哪些情况不需要测量双眼近用瞳距( )。

   A. 配单光近视眼镜   B. 配双光眼镜

   C. 配渐变焦眼镜   D. 配单光老视镜

8. 下列关于双眼近用瞳距的测量,描述正确的是( )。

   A. 测量距离为顾客的工作距离

   B. 测量距离均为 40cm

   C. 笔灯放在检查者的鼻尖上

   D. 笔灯分别放在检查者的左眼和右眼正下方,照向顾客右眼和左眼

任务三 经验法获取试验性近附加

一、学习目标

1. 根据顾客的年龄查表或公式计算获得调节幅度。
2. 根据顾客的工作距离获得调节需求。
3. 按照"一半调节幅度"的经验理论获得试验性近附加。

二、任务描述

根据顾客的年龄查表或计算获得调节幅度,通过沟通了解顾客的近距离用眼需求,测量顾客的工作距离,获得调节需求,运用"一半调节幅度"经验理论,分析得出顾客的试验性近附加。

三、知识准备

没有老视的正视眼(或已完全矫正的屈光不正眼)注视眼前 33cm 的物体时,人眼需产生 +3.00D 的调节力,使物像聚焦在视网膜上,才能视物清晰(图 3-3-1)。

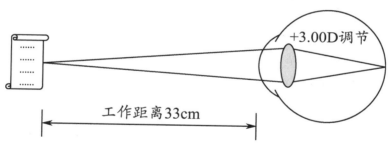

图 3-3-1 无老视的正视眼注视眼前 33cm 的物体

已有老视的正视眼(或已完全矫正的屈光不正眼)注视眼前 33cm 的物体时,如该老视眼只能动用 +1.00D 的调节力,与所需的 +3.00D 调节力还相差 +2.00D,因此物像只能聚焦在视网膜后,视物模糊(图 3-3-2)。那我们如何解决这个问题呢?

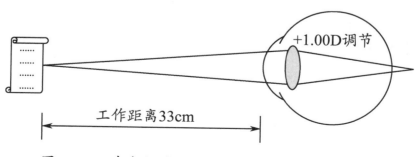

图 3-3-2 有老视的正视眼注视眼前 33cm 的物体

在该老视眼前配戴一个 +2.00DS 的眼镜来补偿所差的 +2.00D 调节力,可将物像从视网膜后移到视网膜上,视物变清晰(图 3-3-3)。而所加的 +2.00DS 度数就称之为近附加(addition,ADD)。

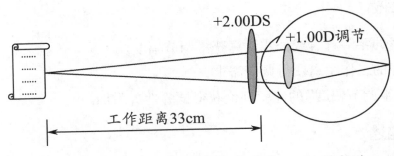

图 3-3-3　有老视的正视眼注视眼前 33cm 的物体

获得试验性 ADD 是学习本任务的关键。通过上述分析,要想获得 ADD,需要两个条件,一个是通过工作距离得到调节需求,一个是该眼所能动用的调节力,两者之差即为 ADD,其计算公式如下:

ADD= 调节需求 − 所能动用的调节力

工作距离是顾客希望的舒适阅读距离或注视距离,而不是顾客因为老视看不清而被迫使用的距离。例如,某顾客因为老视看不清,需将报纸拿远到 50cm 才看得清上面的字,感觉手很累。但实际上该顾客觉得最舒适的阅读距离是 30cm,那其工作距离是 30cm 而不是 50cm。工作距离可以通过询问顾客近距离工作的内容和性质,并请顾客做出舒适的近距离工作动作,再测量阅读物到眼镜平面的直线距离而得。一般阅读书报的距离多为 30~40cm,使用电脑的距离多为 50~60cm,使用手机的距离多为 25~40cm。还需询问顾客有无特殊的兴趣爱好,例如雕刻、打麻将、画画等,其工作距离与阅读距离并不一定相同。

工作距离就决定了调节需求,两者成倒数关系,工作距离越近,调节需求越大。

调节需求 =1/ 工作距离

注意计算时,工作距离单位用米(m)。例如:注视 50cm 处的物体时,调节需求为 1/0.5m=2.00D,以此类推。表 3-3-1 列出了常用工作距离与调节需求,可方便查找。

表 3-3-1　工作距离与调节需求对照表

工作距 /m	调节需求	工作距离 /m	调节需求
1.00	1.00D	0.33	3.00D
0.67	1.50D	0.25	4.00D
0.50	2.00D	0.20	5.00D
0.40	2.50D	0.10	10.00D

人眼在视近时所能动用的调节力与其调节幅度有关。当调节需求≤1/2调节幅度时，近距离工作是舒适持久的；调节需求>1/2调节幅度时，就会出现老视症状。通常只使用一半的调节幅度来进行近距离工作，是最舒适持久的。这也称之为"一半调节幅度"经验理论。例如，某顾客注视眼前33cm的报纸时，调节需求为3.00D，而其调节幅度也刚好只有3.00D，如果要动用所有的调节力才能看得清报纸上的字，是很费力且不能持久的。但如果直接给该顾客一副+3.00DS的眼镜戴着来看报纸，不需要使用调节力，顾客也会觉得模糊和头晕。根据"一半调节幅度"经验理论，顾客动用调节幅度的一半是最舒适和持久的，即所能动用调节力计算公式如下：

所能动用调节力=1/2调节幅度

因该顾客调节幅度为3.00D，故其所能动用调节力为调节幅度的1/2，即1.50D。因此，该顾客的ADD为调节需求（+3.00D）与所能动用调节力（1.50D）之差，即+1.50DS。

如何才能知道顾客的调节幅度呢？可以通过公式计算、查表和测量来获得。

早在20世纪50年代，Hofstetter就提出年龄与老视的经验公式，临床上最常用的是最小调节幅度公式，具体如下：

最小调节幅度=15−0.25×年龄

例如某顾客56岁，远视力正常，阅读书报困难，希望能在40cm的距离看书看报。根据公式计算，其调节幅度=15−0.25×56=1.00D，1/2调节幅度为0.50D。根据工作距离40cm计算，其调节需求为2.5D。因此，ADD=2.5D−0.5D=+2.00DS。

Donder通过临床大量测试，列出了不同年龄组的调节幅度表，可根据表3-3-2快速查出顾客的调节幅度。

表3-3-2 Donder调节幅度表（部分）

年龄/岁	调节幅度/D	年龄/岁	调节幅度/D
35	5.50	60	1.00
40	4.50	65	0.50
45	3.50	70	0.25
50	2.50	75	0.00
55	1.75		

例如某顾客50岁，最近两年看书读报困难，光线差时更明显，他希望的舒适阅读距离为33cm。通过查表得到50岁的调节幅度为2.50D，1/2调节幅度为1.25D。根据工作距离33cm计算，其调节需求为3.00D。因此，ADD=3.00D−1.25D=+1.75DS。

无论是用公式计算还是查表，都只能代表该年龄段的调节幅度大致水平，并没有考虑个体因素，对于每一个体来说可能存在较大的差异，因此运用该方法得出的ADD为试验性近附加，还不能作为老视的处方。

常用的测量调节幅度的方法有推进法和负镜法,但由于操作较为麻烦,受顾客主观判断的影响较大,因此临床中较为少用,将在拓展知识中进行介绍。

四、实施步骤

1. 结合问诊的内容,确定顾客的工作距离。先询问主要的近距离工作需求是什么,再请顾客做出最舒服的姿势,用米尺测量眼睛平面到阅读物之间的直线距离(图 3-3-4)。

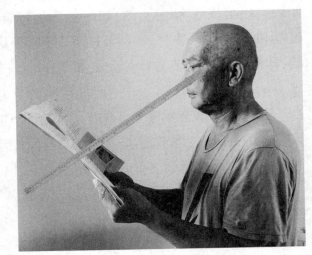

"请问您近距离工作时以看什么为主或以做什么为主? 以看报纸或文件为主吗? 以使用电脑为主吗?"

"有没有其他的爱好是需要近距离工作比较多的?"

"需要编织或缝纫吗?"

"请您按照您最希望的舒适距离或姿势来看这份报纸。"

"这个距离看东西您觉得舒服吗?"

图 3-3-4 用米尺测量顾客的工作距离

"拿远拿近比较一下,哪个距离更舒服?"

2. 询问顾客的年龄,通过查表或公式计算获得调节幅度。

3. 计算调节需求、1/2 调节幅度及试验性近附加。

$$调节需求 = 1/ 工作距离(m)$$

$$试验性近附加 = 调节需求 - 1/2 调节幅度$$

五、实训与评价

【实训一】 以小组为单位,采访 1~2 位有老视症状的长辈,可以是你的老师、亲戚或朋友,记录其老视症状的表现,测量其舒适的工作距离,再根据年龄获得试验性近附加,填写在下表中,并向全班同学汇报案例。

姓名		联系电话	
性别		年龄	
老视症状描述			
舒适的工作距离		调节需求	
根据年龄获得调节幅度		1/2 调节幅度	
试验性近附加			

【评价】 就各组同学的案例汇报进行小组间互评。

组别	内容正确齐全（30分）	表达清晰（20分）	有创新性（20分）	组员合作（20分）	富有激情（10分）	合计

【实训二】 根据最小调节幅度公式，计算不同年龄不同工作距离的试验性近附加，完成下列表格。

年龄／岁		40	45	50	55	60
工作距离	25cm	+1.5DS	+2.00DS	+2.75DS		
	33cm	+0.50DS				
	40cm	0.00DS				
	50cm	0.00DS	0.00DS			

六、常见问题

在要求顾客做出舒适的阅读姿势时，顾客常常会因为看不清阅读物上的字，而不自觉地将阅读物拿远，该怎么办？

这时需向顾客解释清楚通过配戴老视眼镜后，阅读距离不需要那么远也能看清，现在需要找到顾客觉得最舒服的阅读距离和姿势，以确定将要配的老视镜哪个距离最清晰。并指引顾客尝试拿远或拿近，比较哪个距离最舒服自然。

七、注意事项

1. 根据顾客年龄，查表或公式计算得到的调节幅度是粗略的，因此所获得的近附加也只是初步的，还需要通过其他方法来精确，不能直接用作处方。

2. 在获得试验性近附加后直接给顾客进行试戴调整的做法也不科学。由于老视顾客年龄相对较大，反应速度较慢，短时间内的试戴很难发现配戴不舒适的问题。

3. 使用米尺测量工作距离时，尺子与顾客的视线成平行关系。

4. 如果顾客有多种近距离工作的需求，也要根据顾客的需求，测量多个工作距离，可能会出现需要多副眼镜的情况。

5. 在诊室内应多准备一些各种各样的阅读物，例如报纸、杂志、字典、药瓶、书籍、说明书等，选择接近顾客需求的阅读物，所得到的工作距离会更加准确一些。

八、拓展知识

(一) 常用的测量调节幅度的方法有推进法和负镜法

1. 推进法　注视目标离人眼越近,人眼要看清该目标,所使用的调节力就越大,当距离太近已超出被检眼最大调节力时,目标不能聚焦在视网膜上而变模糊,找到目标刚变模糊前的最近距离,也就是近点距离,其倒数为被检眼的调节幅度。具体实施步骤如下:

(1) 无论顾客的视力如何,有无戴过眼镜,均按流程完成主觉验光,检查出顾客的屈光不正度数,并给予完全矫正。

(2) 给予充足的近阅读照明。

(3) 遮盖左眼检查右眼,先右眼后左眼。

(4) 综合验光仪集合掣调至近距离检查状态,插入近视标杆,将近视力表放置在40cm 处,检查右眼的近视力,请顾客始终注视最佳视力的上一行视标,并尽可能地保持视标清晰(图 3-3-5)。叮嘱顾客发现视标变模糊时,马上报告。

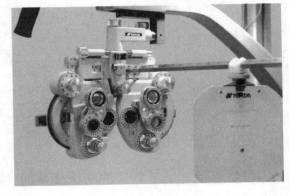

图 3-3-5　综合验光仪推进法测调节幅度

(5) 检查者逐渐将近视力表移向被检眼,速度1~2cm/s,接近临界点时速度应更慢一些。并不断询问顾客,视标是否清晰。当顾客报告模糊时,停止移近,确定持续模糊不能变清晰后,稍移远一点找到清晰临界点。

(6) 从近视标杆上读出此时近视力表离被检眼的距离,也就是近点距离,以 m 为单位记录。如在试镜架上操作,则测量近视力表至眼镜平面的垂直距离。

(7) 用调节幅度 =1/ 近点距离的公式计算调节幅度。

(8) 同样步骤测量左眼。

例如某顾客 40 岁,主觉验光结果为 OD +0.50DS 1.2, OS +0.75DS 1.2。完全矫正屈光不正度后,遮盖其左眼先检查右眼。近视力表置于右眼前 40cm 处,最佳视力为1.0,请该顾客注视 0.8 行视标,逐渐移近近视力表直至顾客报告模糊,且不能恢复清晰,移远一点找到清晰临界点,此时近视力表的距离为 0.2m,因此该顾客右眼的调节幅度为 1/0.2=5.00D。

2. 负镜法　注视目标离被检眼的距离不变,在被检眼前额外加入负镜,被检眼要看清目标,必须多使用与负镜等量的调节力来抵消负镜的作用,保持物像聚焦在视网膜上。例如图 3-3-6,注视目标离人眼的距离为 33cm,人眼为了看清目标已使用 3.00D 的调节力,额外加入 –1.00DS 的负镜后,人眼要看清目标,必须多使用 +1.00D 的调节力,来抵消负镜

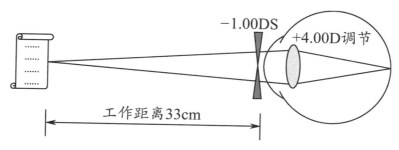

图 3-3-6　额外加入负镜,被检眼需多使用等量的调节力

的作用,保持物像聚焦在视网膜上,因此该眼共使用了 4.00D 的调节力。

当负镜度数逐渐增加超出被检眼最大调节力时,目标不能聚焦在视网膜上而变模糊,找到目标刚变模糊前的最大负镜度,通过计算得出被检眼的调节幅度。具体实施步骤如下:

(1) 无论顾客的视力如何,有无戴过眼镜,均按流程完成主觉验光,检查出顾客的屈光不正度,并完全矫正。

(2) 给予充分的近阅读照明。

(3) 遮盖左眼检查右眼,先右眼后左眼。

(4) 综合验光仪集合掣调至近距离检查状态,插入近视标杆,将近视力表放置在 40cm 处,检查右眼的近视力,请顾客始终注视最佳视力的上一行视标,并尽可能地保持视标清晰。叮嘱顾客发现视标变模糊时,马上报告。在未加任何负镜前,被检眼为了看清近视力表上的视标已使用了 2.5D 的调节力[1/ 近视力表的距离(m)=1/0.4m=2.5D]。

(5) 逐渐增加负镜度,每次只增加 -0.25DS,并不断询问顾客,视标是否清晰。当顾客报告模糊,且不能恢复清晰时,退 -0.25DS,记录视标清晰时的最大负镜度数。

(6) 计算得出被检眼的调节幅度 = 所加负镜度数的绝对值 +2.5D。

(7) 同样步骤测量左眼。

例如:某顾客 45 岁,主觉验光结果为 OD +1.00DS 1.2,OS +0.75DS 1.2。完全矫正屈光不正度后,遮盖其左眼先检查右眼。近视力表置于右眼前 40cm 处,最佳视力为 0.8,请顾客注视 0.6 行视标,逐渐增加右眼前的负镜度,每次增加 -0.25DS,直至顾客报告模糊,且不能恢复清晰,此时球镜度数读窗显示 0.00,退 -0.25DS 后显示 +0.25DS,所加负镜度为 - 0.75DS。因此该顾客右眼的调节幅度 = 所加负镜度数的绝对值 +2.5D=0.75D+2.5D=3.25D。

3. 注意事项

(1) 无论是推进法还是负镜法,都必须在完全矫正屈光不正的基础上进行。

(2) 两眼检查的调节幅度结果相差应在 1.00D 以内,否则重测。

(3) 同一顾客,负镜法测得的结果会比推进法小,相差大约 2D。这是由于负镜法中随着负镜度的增加,视标逐渐变小,容易因模糊而不能分辨;推进法中随着视标的移近,视标相对增大,相对不容易察觉模糊。

(4) 在使用综合验光仪进行近距离检查时,应将集合掣调至近距离检查状态。

（5）两者都依靠顾客的主观感觉来判断,其结果的准确性会受到一定的影响。

（6）顾客年龄较大时,即使是在 40cm 处,顾客也很难分辨近视力表上的视标,这时可预先置入 +2.00DS 的球镜,再进行测量,测量结果减去预先置入的正镜度就为被检眼的调节幅度。例如,某顾客 55 岁,右眼屈光不正度为 +1.25DS,近视力表至 40cm 处,近视力仅为 0.2,预先置入 +2.00DS 后,综合验光仪球镜度数读窗显示 +3.25DS 时,最佳视力为 1.0。嘱顾客注视 0.8 行视标,逐渐移近视力表至眼前 33cm 时为清晰临界点距离,该被检眼的调节幅度 =1/ 近点距离 – 预先置入的 2.00D=1/0.33–2.00D=3.00D–2.00D=1.00D。负镜法也可以做同样的处理,不再重复叙述。

（二）融像性交叉柱镜法（fused cross cylinder, FCC）

1. 原理分析　人为地在完全矫正屈光不正的被检眼前置入 ±0.50D 的交叉柱镜,并规定负柱镜的轴在 90°,焦点将变为一个史氏光锥,两条互相垂直的焦线中,横焦线位于视网膜前,竖焦线位于视网膜后,两焦线距离视网膜相等,最小弥散圆在视网膜上（图 3-3-7）。

这时请老视的顾客注视近距离的 FCC 视标（图 3-3-8）,由两组相互垂直、粗细间隔均匀、颜色一致的线条组成。

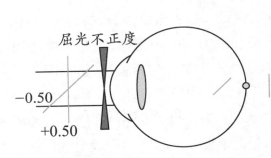

图 3-3-7　置入负柱镜轴在 90° 的 ±0.50DCJCC 后成像示意图

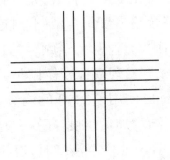

图 3-3-8　FCC 视标

如顾客的 1/2 调节幅度等于调节需求,最小弥散圆在视网膜上,横线与竖线分别位于视网膜前后等距（图 3-3-9）,顾客会回答横线竖线"一样"（图 3-3-10）。

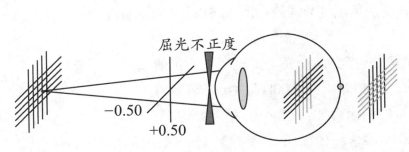

图 3-3-9　1/2 调节幅度等于调节需求时成像示意图

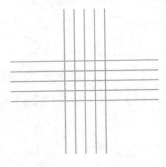

图 3-3-10　FCC 视标横线竖线"一样"

如果顾客 1/2 调节幅度小于调节需求，最小弥散圆在视网膜后，横线比竖线更接近视网膜（图 3-3-11），因此顾客会回答横线清（图 3-3-12）。这时，在被检眼前逐渐增加正镜度来补偿其 1/2 调节幅度的不足，直到横线竖线"一样"，则所加的正镜度为试验性近附加。

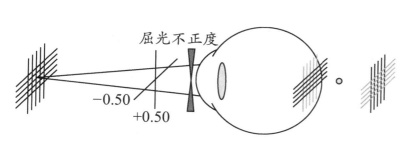

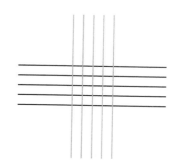

图 3-3-11　1/2 调节幅度小于调节需求时成像示意图　　　　图 3-3-12　FCC 视标"横线清"

2. 实施步骤

（1）按流程完成主觉验光，完全矫正顾客的屈光不正度。

（2）综合验光仪集合掣调至近距离检查状态，插入近视标杆，将 FCC 视标置于顾客的工作距离处（图 3-3-13）。

（3）调暗照明。

（4）双眼置入 ±0.50D 的内置辅镜。

（5）请顾客注视 FCC 视标，并观察横线竖线的清晰度是否一样。

"您是否看到一组横线和竖线？"

"请问横线和竖线的清晰度是否一样，哪组线条相对清楚一些？"

"或者说哪组线条相对黑一些？"

（6）如顾客回答"横线清"，则双眼同时等量加正球镜，每次 +0.25DS，并询问横线竖线的清晰度是否一样，直至顾客回答"竖线清"（图 3-3-14），再双眼同时等量减少正镜度至最后一个"横竖一样"。

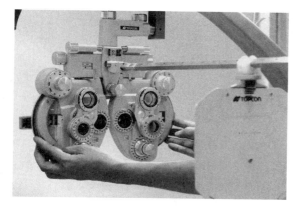

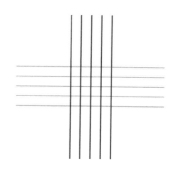

图 3-3-13　综合验光仪上进行 FCC 检查　　　　图 3-3-14　观察 FCC 视标"竖线清"

(7) 所加的正镜度即为该顾客的试验性近附加。

例如:某顾客的屈光不正度为 OD +0.50DS 1.2,OS +0.75DS 1.2。综合验光仪集合掣调至近距离检查状态,双眼置入 ±0.50 内置辅镜,插入近视标杆,FCC 视标置于顾客的工作距离 35cm 处,调暗光线。顾客判断"横线清",双眼同时等量置入正球镜至竖线清,再退回到横竖一样,其过程步骤如表 3-3-3。

表 3-3-3　FCC 检查过程记录

步骤	右眼度数	左眼度数	FCC 视标判断结果
1	+0.50DS	+0.75DS	横线清
2	+0.75DS	+1.00DS	横线清
3	+1.00DS	+1.25DS	横线清
4	+1.25DS	+1.50DS	横线清
5	+1.50DS	+1.75DS	一样
6	+1.75DS	+2.00DS	一样
7	+2.00DS	+2.25DS	竖线清
8	+1.75DS	+2.00DS	一样

该顾客的试验性近附加为 +1.25DS。

3. 注意事项

(1) FCC 检查时,应适当调暗环境亮度。这是由于较亮的环境下,被检眼瞳孔较小,焦深增加,不容易分辨横线竖线的清晰度差异。

(2) 如顾客一开始就回答"竖线清",适当调暗光线,如变为"横线清"可继续检查;如还是"竖线清",则不能使用该方法来获得试验性近附加。

(3) 对于早期的老视顾客,该方法测得的试验性近附加可能会偏大,但对于年龄较大的老视顾客,该方法获得的试验性近附加较为精准。无论哪种情况,常规都需用下一任务的方法精确后,才能作为处方度数。

(4) FCC 检查是双眼注视状态下,双眼同时检查的。

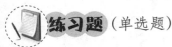
练习题 (单选题)

1. 人的调节幅度在( )逐步下降。

　　A. 40 岁以后　　　　　　　　　　B. 35 岁以后

　　C. 45 岁以后　　　　　　　　　　D. 一生之中

2. 在老视验光时,应先了解顾客希望的舒适阅读距离,从而确定( )。

　　A. 调节幅度　　　　　　　　　　B. 近附加

　　C. 调节需求　　　　　　　　　　D. 试验性近附加

3. 老视不是屈光不正,是由近距离工作时调节力不够引起的,不同的(　　　)调节需求也不相同。

  A. 注视方向   B. 注视目标

  C. 注视环境   D. 注视距离

4. 某顾客习惯的阅读距离为50cm,但希望的舒适阅读距离为40cm,老视验光的调节需求为(　　　)。

  A. 2.00D   B. 3.00D

  C. 0.20D   D. 2.50D

5. 某顾客48岁,正视眼,根据最小调节幅度公式计算,其调节幅度至少有(　　　)。

  A. 3.00D   B. 3.60D

  C. 4.00D   D. 5.00D

6. 用推进法测得被检眼的模糊临界点距离为10cm,则其调节幅度为(　　　)。

  A. 1.00D   B. 10.00D

  C. 5.00D   D. 0.10D

7. 在40cm用负镜法测调节幅度,负镜度增加到 −3.00DS 时视标刚变模糊,则其调节幅度为(　　　)。

  A. 3.00DS   B. 5.50DS   C. 2.50DS   D. 5.25DS

8. 视近时,调节需求大于人眼调节幅度的(　　　),就会逐渐出现老视症状。

  A. 1/3   B. 1/2   C. 1/5   D. 1/4

9. 经验证实,近距离工作时,要获得舒适持久的近视力,须保留(　　　)作为储备。

  A. 1/2 调节幅度   B. 1/3 调节幅度

  C. 1/2 调节需求   D. 1/5 调节幅度

10. 某顾客调节幅度为3D,工作距离为40cm,试验性近附加为(　　　)。

  A. +1.00DS   B. +2.50DS

  C. +3.00DS   D. +0.50DS

11. 某顾客调节幅度为1.5D,工作距离为25cm,试验性近附加为(　　　)。

  A. +3.25D   B. +3.50D   C. +3.75D   D. +4.00D

12. 某顾客52岁,工作距离为40cm,试验性近附加为(　　　)。

  A. +1.75D   B. +1.50D   C. +2.75D   D. +2.00D

13. 某顾客80岁,其调节幅度可能为(　　　)。

  A. −5.00D   B. 0.00D

  C. 1.00D   D. 2.50D

14. 某顾客矫正屈光不正后,加 +3.00DS 才测得近点为25cm,其调节幅度为(　　　)。

  A. +1.00DS   B. +3.00DS

  C. +2.00DS   D. +4.00DS

任务四　运用正负相对调节精确近附加

一、学习目标

1. 能测量顾客配戴试验性近附加后的正负相对调节。
2. 能根据正负相对调节的结果判断近附加是否合适并进行合理调整。
3. 为顾客找到舒适清晰的近附加。

二、任务描述

根据顾客年龄及工作距离获得试验性近附加后,加在顾客的屈光不正度上,测量其正负相对调节,根据测量结果判断试验性近附加是否合适,并进行合理调整,直至顾客获得清晰、舒适及持久的近附加。

三、知识准备

在上一任务中我们已经学会根据顾客的年龄及工作距离获得试验性近附加,理论上将该度数加在顾客的屈光不正度上,顾客视近就应该是清晰、舒适和持久的。但由于人眼的调节幅度并不只是与年龄相关,该方法获得的试验性近附加还不够精准,需用其他方法进行精确和调整。

如果试验性近附加是合适的,顾客配戴屈光不正 + 试验性近附加的近用度数后,在其工作距离阅读时,顾客所使用的调节力刚好为其调节幅度的一半。此时,通过加正球镜放松调节,得知顾客已经使用了多少调节力;加负球镜刺激调节,得知顾客还有多少调节力没有使用。如果两次得到的结果一样,则说明该 ADD 是合适的,否则需要调整。

加正球镜放松调节的过程称为"负相对调节"(negative relative accommodation, NRA);加负球镜刺激调节的过程称为"正相对调节"(positive relative accommodation, PRA),两者测量结果度数一样时,近附加合适。

四、实施步骤

1. 按流程完成主觉验光,完全矫正顾客的屈光不正。
2. 按本情境任务三步骤获得试验性近附加,并记录工作距离。双眼加入等量的试验性近附加,此时为初始近用度数。
3. 综合验光仪集合掣调至近距离检查状态,插入近视标杆,将近视力表置于顾客的工作距离处,给予充足的阅读照明。
4. 检查双眼近视力,请顾客始终注视最佳视力的上一行视标,并尽量保持清晰,变模糊时马上报告。

"请您始终看着这行视标,当我调整镜片度数时,尽量保持视标清晰,一变模糊马上告诉我。"

5. 双眼同时等量增加正球镜,每次 +0.25DS,并不断询问顾客,视标是否清晰。当顾客报告模糊,且不能恢复清晰时,记录此时所增加的正镜度数为负相对调节。

6. 恢复到初始近用度数。

7. 双眼同时等量增加负球镜,每次 –0.25DS,并不断询问顾客,视标是否清晰。当顾客报告模糊,且不能恢复清晰时,记录此时所增加的负镜度数为正相对调节。

8. 如正负相对调节度数一样,符号相反,说明试验性近附加合适,不需调整。如不一样,将正负相对调节度数相加,结果的一半加到试验性近附加上,再测正负相对调节,直至一样。

9. 检查配戴近用度数后的近矫正视力。

10. 检查完毕,请顾客休息,正确记录结果,验光盘归零。

例如:某顾客 52 岁,近几年来戴着近视眼镜看近不清,摘下才能看清,但不戴眼镜看近距离太近觉得很累,想寻求解决办法。

主觉验光结果:OD　–5.00DS　1.2,　OS　–5.50DS　1.2。

工作距离 40cm,调节需求为 2.5D。

根据年龄计算调节幅度为 2D,1/2 调节幅度为 1D。

试验性近附加为 +1.50DS。

综合验光仪中置入初始近用度数:OD –3.50DS　OS –4.00DS。

调整综合验光仪集合掣为近距离检查状态,插入近视标杆,近视力表置于顾客眼前工作距离 40cm 处,打开阅读灯。检查顾客双眼近视力为 1.2,请顾客始终注视 1.0 行视标并尽量保持清晰。

双眼同时等量加正球镜,每次 +0.25DS,顾客报告视标变模糊不能恢复清晰时,综合验光仪度数为 OD –2.50DS　OS –3.00DS,记录负相对调节为 +1.00DS。

综合验光仪度数调回初始近用度数:OD –3.50DS　OS –4.00DS。

双眼同时等量加负球镜,每次 –0.25DS,顾客报告视标变模糊不能恢复清晰时,综合验光仪度数为 OD –5.00DS　OS –5.50DS,记录正相对调节为 –1.50DS。

正负相对调节结果不一样,试验性近附加不合适。将正负相对调节度数相加(+1.00DS)+(–1.50DS)=–0.50DS,结果的一半 –0.25DS 加到试验性近附加 +1.50DS 上,ADD调整为 +1.25DS。

双眼近用度数调整为:OD –3.75DS　OS –4.25DS。

再次进行正负相对调节检查,结果为 –1.25DS 和 +1.25DS,度数一样,符号相反,此时的近附加 +1.25DS 合适。

11. 老视验光流程图如下:

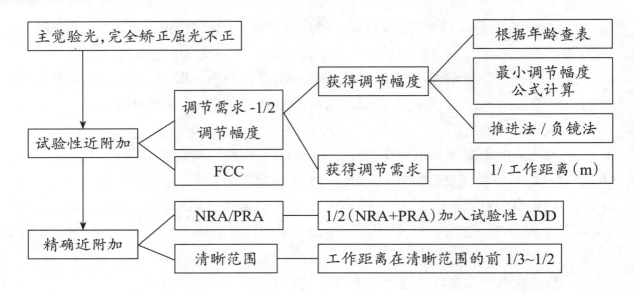

五、实训与评价

【实训】 请找一位同学做你的顾客,先按流程完成主觉验光。在老师进行眼部裂隙灯检查判断可以散瞳后,用 0.5% 的托吡卡胺进行双眼散瞳(麻痹睫状肌)。滴一次散瞳剂者按 45 岁进行估计,滴两次者按 50 岁进行估计,滴三次者按 55 岁进行估计。每次滴药间隔 5 分钟,双眼滴药次数要一致。按实施步骤完成老视验光,并记录在下表中。

姓名		滴散瞳剂次数	
性别		估计年龄	
舒适的工作距离		调节需求	
根据年龄获得调节幅度		1/2 调节幅度	
试验性近附加			
负相对调节 NRA		正相对调节 PRA	
判断 ADD 是否合适	□合适　　□太高,应(　　　)	□太低,应(　　　)	
ADD 调整为			
负相对调节 NRA		正相对调节 PRA	
判断 ADD 是否合适	□合适　　□太高,应(　　　)	□太低,应(　　　)	
确定 ADD 值为			

【评价】 参照该评分标准进行自评、互评、组长评价和教师考核。

考核要点	分值	评分标准	扣分	得分
表达沟通	10	要求规范用语,表达清晰准确,语调亲切,与顾客有效交流,酌情扣分		
试验性近附加	20	不能正确指引顾客寻找舒适工作距离的,扣10分;工作距离测量错误,扣10分;根据年龄查表或公式计算调节幅度错误,扣10分;试验性近附加计算错误,扣20分		
调整	10	正确开机,不会开机零分;调整组合台高度合适,不调扣5分;调整验光盘垂直、平行和水平位合适,一项不调扣5分;不会开视标投影仪,扣10分;不会安装近视标杆的,扣10分;集合掣未调至近距离检查状态,扣10分;近视力表未放在工作距离,扣10分;遮盖单眼的,扣10分;未打开阅读灯的,扣10分		
正负相对调节测量	30	近用度数调错的,扣30分;先测NRA再测PRA,顺序相反的扣30分;未检查双眼近视力的,扣10分;未向顾客解释如何配合检查,扣10分;未双眼同时等量加度数的,扣10分;NRA/PRA结果判断错误的,扣10分		
判断ADD是否合适	20	根据NRA/PRA结果判断ADD是否合适错误的,扣20分;调整ADD错误的,扣20分;调整ADD后未再次测量NRA/PRA的,扣20分;ADD最终结果判断错误的,扣20分;未检查近矫正视力的,扣10分		
行为规范	10	要求穿工作服,仪容整洁,口气清新,态度严谨,言谈举止大方得体,酌情扣分		

自我评价:＿＿＿＿＿＿ 同学互评:＿＿＿＿＿＿

组长评价:＿＿＿＿＿＿ 教师评价:＿＿＿＿＿＿

六、常见问题

1. 为何要先测负相对调节再测正相对调节?

测正相对调节时,双眼同时等量加负镜度,并鼓励顾客尽量保持视标清晰,顾客为了看清视标会尽量动用所有调节力。这时再去测负相对调节,如被检眼不容易放松调节,会影响测量结果的准确性。

2. 为何要加到持续视物模糊不能恢复清晰?

如视物模糊,说明物像聚焦已不在视网膜上,已超出调节的范围;清晰,说明物像聚焦在视网膜上,还可通过刺激调节或放松调节来代偿。因此,只要能恢复清晰,就还没有达到调节的极限,不是测量所需的结果。

3. 模糊是指完全分辨不出视标,还是视标有点儿不清晰?

只要视标没有一开始那么清晰,视标边界开始出现毛刺,就说明物像聚焦已不在视网膜上,应停止加镜度,此为测量结果。模糊到了一定程度才会分辨不出视标,还受视标大小的影响,不能以此为测量的终点。

七、注意事项

1. 老视验光必须先矫正屈光不正,准确的屈光不正度矫正是老视验光成功的开始。

2. 近附加为正球镜度数,只加在屈光不正的球镜度数上,散光度数和轴位不变。

3. 应先测负相对调节再测正相对调节,测量是在双眼同时注视的状态下进行的。

4. 鼓励顾客尽量保持视标清晰,持续模糊不能恢复清晰时,才停止加度数。

5. 如检查顾客矫正近视力时一眼清晰一眼模糊,不要直接调整单眼的近用度数,而应检查屈光不正验光结果是否达到双眼平衡,应调整远用度数。调节是双眼同时等量完成的,因此双眼的 ADD 值也应该是一样的。

八、拓展知识

运用清晰范围精确试验性近附加

1. 原理分析　根据"一半调节幅度"的经验理论,顾客近距离工作最舒适的状态是所使用的调节力为调节幅度的一半,顾客配戴该试验性近附加的度数后,用完所有调节幅度将得到一个近点,完全不用调节力将得到一个远点,这两点之间的范围称为清晰范围。而顾客的工作距离应该在清晰范围的前 1/3~1/2 之间,才是舒适持久的。

例如:某顾客 48 岁,主觉验光结果为 OD +0.50DS 1.2,OS +0.50DS 1.2。工作距离为 33cm,调节需求为 3.00D,根据年龄计算其调节幅度为 3.00D,1/2 调节幅度为 1.50D,试验性近附加为 +1.50D。配戴近用度数 OU +2.00DS 的试镜架后,用近视力表从眼前 33cm 逐渐移远,顾客能看清视标的最远距离为眼前 50cm,然后再逐渐移近,顾客能看清视标的最近距离为眼前 20cm,该清晰范围的前 1/3 在眼前 30cm 处,前 1/2 在眼前 35cm 处,而顾客的工作距离 33cm 刚好在该清晰范围前 1/3~1/2 之中(图 3-4-1),说明该近附加合适,不需调整。

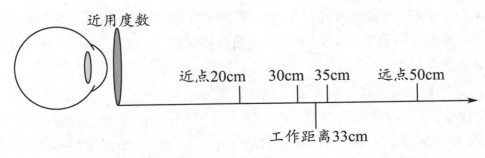

图 3-4-1　工作距离刚好在清晰范围前 1/3~1/2 之中

如果顾客的工作距离位于清晰范围的前 1/3 范围内,则该 ADD 值太小,应适当增加(图 3-4-2)。

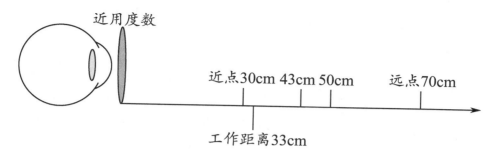

图 3-4-2　工作距离在清晰范围前 1/3 范围内

如果顾客的工作距离位于清晰范围的后 1/2 范围内,则该 ADD 值太大,应适当减少(图 3-4-3)。

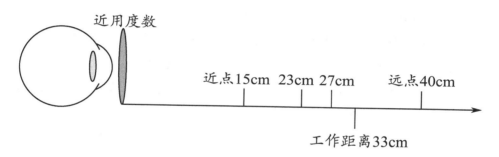

图 3-4-3　工作距离在清晰范围后 1/2 范围内

2. 实施步骤

(1) 按流程完成主觉验光,完全矫正顾客双眼的屈光不正。

(2) 按本情境任务三步骤获得试验性近附加,并记录工作距离。

(3) 为顾客选择光心距合适双眼近用瞳距的试镜架,将初始近用度数(屈光不正度加上试验性近附加)插入试镜架中,帮顾客配戴好镜架,调整试镜架与顾客双眼平行,镜眼距合适。

(4) 请顾客双眼注视置于工作距离处的近视力表,检查最佳视力,请顾客注视最佳视力的上一行,并始终尽力保持视标清晰。当视标变模糊时马上报告。

(5) 从顾客工作距离开始以 1~2cm/s 的速度将近视力表逐渐移远,直至顾客报告模糊,再移近少许,找到模糊临界点,测量眼镜平面至近视力表的距离为远点。

(6) 从顾客工作距离开始以 1~2cm/s 的速度将近视力表逐渐移近,直至顾客报告模糊,再移远少许,找到模糊临界点,测量眼镜平面至近视力表的距离为近点。

(7) 通过计算,得出清晰范围的前 1/3~1/2,结合工作距离,判断试验性近附加是否合适。

(8) 如不合适,ADD 太高或太低,适当调整 ADD 后,重新测量清晰范围,直至顾客工作距离在清晰范围的前 1/3~1/2 之中。

3. 常见问题

(1) 如何计算清晰范围的前 1/3 和 1/2 ?

清晰范围的前 1/3 和 1/2 计算公式如下:

$$清晰范围的前 1/3 = 近点 + 1/3(远点 - 近点)$$
$$清晰范围的前 1/2 = 近点 + 1/2(远点 - 近点)$$

(2) 该方法比较麻烦,为何不让顾客直接试戴试验性近附加,观察是否合适就可以了?

由于老视顾客年龄比较大,短时间内分辨舒适度和清晰度的能力有限,且第一次试戴失败的经历会影响顾客的信心和情绪,需要通过其他方法来调整和确定近附加合适后再进行试戴,可增加老视验配的成功机会。初学者需使用米尺认真测量远点和近点,并计算出前 1/3~1/2 的范围。也可以在综合验光仪上进行检查,用近视标杆加近视力表来进行清晰范围的测量。操作熟练后,检查者可将双手分别停留在远点和近点的位置,再通过经验观察判断出前 1/3~1/2 的范围,来决定是否调整 ADD。在试镜架上操作相比在综合验光仪上操作的优点在于:①避免了近感知调节的影响;②视野相对会大一些;③近距离注视的角度与正常阅读时一致;④更接近配戴老视眼镜的状态;⑤老年顾客相对更加容易配合一些。

 练习题 (单选题)

1. 某顾客试验性近附加为 +2.25DS,测得负相对调节为 +1.75DS,正相对调节为 -2.25DS,调整后的近附加为(   )。

    A. +1.25DS   B. +1.50DS   C. +1.75DS   D. +2.00DS

2. 某顾客试验性近附加为 +1.25DS,测得负相对调节为 +1.75DS,正相对调节为 -1.25DS,调整后的近附加为(   )。

    A. +1.75DS   B. +1.50DS   C. +2.75DS   D. +2.00DS

3. 某顾客试验性近附加为 +1.75DS,测得负相对调节为 +1.00DS,正相对调节为 -1.50DS,调整后的近附加为(   )。

    A. +1.25DS   B. +1.50DS   C. +1.75DS   D. +1.00DS

4. 某顾客工作距离为 40cm,试验性近附加为 +1.75DS,测得远点为 45cm,近点为 25cm,ADD 应调整为(   )。

    A. +1.25DS   B. +1.75DS   C. +2.00DS   D. +2.50DS

5. 某顾客工作距离为 33cm,试验性近附加为 +2.00DS,测得远点为 55cm,近点为 35cm,ADD 应调整为(   )。

    A. 加 -0.25DS   B. 加 +0.25DS   C. 加 -0.50DS   D. 减 +0.50DS

6. 关于正负相对调节测量,描述正确的是( )。
   A. 先测 PRA,再测 NRA
   B. NRA 测得的结果为负球镜
   C. 先测 NRA,再测 PRA
   D. PRA 测得的结果为正球镜

任务五　试戴调整与开具处方

一、学习目标

1. 能根据顾客需求、问诊信息和检查结果,结合老视的处方原则选择合适度数进行试戴。

2. 能指导顾客试戴。

3. 能根据顾客试戴效果进行合理的调整。

4. 能开具合适的老视验光处方。

二、任务描述

综合分析顾客的来诊目的、病史、用眼需求及主要目的,结合老视的处方原则,给予顾客配戴合适的近用度数,在其舒适的工作距离指导顾客进行试戴,根据顾客反馈的信息,调整试戴度数,直至顾客获得清晰舒适持久的近用视力,按规范要求开具处方。

三、知识准备

1. 老视的处方原则

(1)屈光不正度和工作距离的确定是老视验配的关键。以获得清晰、舒适和持久的近视力为主要目的。

(2)确定工作距离时,在能满足顾客用眼需求和舒适度的情况下,宁"远"勿"近"。工作距离越近,调节需求越高,ADD 越大,清晰范围越窄,顾客越难接受。

(3)视近时双眼同时使用等量的调节力,因此 ADD 是双眼相等的,调整也应双眼同时等量。

(4)对于新增散光,如对矫正视力没有明显影响的,尽量不加散光度数,因为新增的散光容易引起不适。

(5)有散光的顾客,ADD 只加在球镜度数上,原则上散光轴位和度数保持不变。但由于看近时,双眼会有内旋和内转的运动,散光的轴和度数都会发生一些改变,当出现试戴不适时,应进行适当的调整。

(6)老视近附加不能过矫或欠矫,都会导致配戴不适。

(7)老视近附加会随着年龄的增加而逐渐增加,这是自然规律,不可逆的,通常建议至少 2~3 年重新验配一次。

(8)对于无近距离工作需求的人,可能终生不需配戴老视眼镜。

（9）双眼垂直方向屈光度相差≥2.00D 的顾客，不考虑配双光眼镜或渐变焦眼镜。例如：OD −5.00DS/−1.00DC×180　OS −6.00DS/−2.25DC×180 ADD+1.50DS。右眼垂直方向的屈光力为 −6.00D，左眼垂直方向的屈光力为 −8.25DC，相差 2.25D，不建议配戴双光眼镜或渐变焦眼镜。

2. 老视处方可分以下几类情况考虑

（1）对于轻度远视或正视的顾客，远视力好且无不适，无需矫正，只需近用度数处方，多配单光的老视眼镜进行矫正。

这类型顾客很容易忽略屈光不正度对老视验光的影响。因此，即使视力很好，度数很低，也要先进行主觉验光，找到准确的屈光不正度，尤其要注重双眼平衡，这将是老视验配成功的关键。再将精确后的 ADD 等量加在双眼的屈光不正度上，此为近用度数，指导顾客进行近用试戴。

（2）中高度远视、高度近视和散光较高的顾客，远近视力均不好，需远用和近用度数的处方。可能配两副眼镜，一副看远一副看近；亦可能选择双光眼镜或渐变焦眼镜，一副眼镜可满足看远看近的视觉需求。

完成主觉验光找到准确的屈光不正度后，先按照近视、远视和散光的处方原则，进行试戴调整，直至顾客获得清晰舒适的远用视力，确定远用处方后，再进行 ADD 的检查和精确。

将精确后的 ADD 等量加在双眼的屈光不正度上，即为近用度数，指导顾客进行近用试戴。

（3）轻度近视的顾客，远视力不好但近视力好，多数只需要配近视眼镜看远时戴，看近无需戴镜。但频繁的摘戴眼镜非常不方便，同时随着年龄的增加，当 ADD 明显大于近视度数时，也需要配戴老视眼镜看近，多选择双光眼镜或渐变焦眼镜。如果是 −2.00~−4.00DS 的近视者，可能终生不需要配戴老视眼镜看近。

3. 近用试戴时，注意顾客所处的环境亮度是否足够，顾客坐的位置是否舒适，阅读物应放在其工作距离，不能随意调整距离，并告诉顾客该度数只是看近清晰，看远是模糊的，请勿戴着试镜架看远或走动。试戴时间约十五分钟至半小时，试戴过程中如有模糊、眼痛、眼胀、头晕、头胀等不适的情况，请及时与检查者反映。

对于同一位顾客，在某一个时间点，调节幅度是不会改变的，因此工作距离就决定了近用处方。工作距离越远，调节需求越小，ADD 值越低，清晰范围就越大，试戴时较少出现不适症状。因此，老视验光中确定工作距离非常关键。

如顾客抱怨试戴中有头晕、眼胀等不适，可双眼适当降低 +0.25DS，再进行试戴。

如顾客抱怨一眼清晰一眼模糊，请勿直接调整单眼的度数，因为看近时双眼所用的调节力是同时等量的，也就是说双眼的 ADD 值是一样的。应重新复查主觉验光的结果是否已达到双眼平衡。

如顾客抱怨双眼视近还是有点模糊，保持顾客工作距离不变、环境亮度不变的前提下，双眼同时增加 ±0.25DS 进行比较，选择顾客主观感觉更清晰的度数。

由于看近时，双眼会有内旋和内转的运动，散光的轴和度数都会发生一些改变。因此，对于有散光的顾客近用试戴不适时,可考虑适当降低散光度数或双眼向鼻侧旋转5°散光轴位,以改善不适症状。

4. 处方表达方式

(1) 不需远用处方,只配单光老视眼镜者,将ADD加在屈光不正度上直接填写在近用处方栏。

例如:某顾客45岁,近一年多来看书报杂志很吃力。

主觉验光结果为:OD +0.50DS 1.2 OS +0.75DS 1.2

ADD 为 +1.00DS

处方填写如下:

检查日期:20×× 年 ×× 月 ×× 日

姓名:王 ××　　　　　性别:女　　　　　年龄:45 岁

	球镜	柱镜	轴位	棱镜	底向	矫正视力
远用	—	—	—	—	—	—
	—	—	—	—	—	—
近用	+1.50DS	—	—	—	—	1.2
	+1.75DS	—	—	—	—	1.2

瞳距:58mm/55mm　　　　　　　　　　验光师签名:张 ××

(2) 选择远用和近用两副单光眼镜者,分别写出远用和近用度数。

例如:某顾客50岁,戴原近视眼镜看不清书报,不戴眼镜则阅读距离又太近,感觉阅读姿势不舒适。

主觉验光结果为:OD −5.00DS/−2.00DC×10　　　1.0

OS −5.50DS/−2.25DC×170　　　1.0

ADD:+2.00DS

处方填写如下:

检查日期:20×× 年 ×× 月 ×× 日

姓名:李 ××　　　　　性别:男　　　　　年龄:50 岁

	球镜	柱镜	轴位	棱镜	底向	矫正视力
远用	−5.00DS	−2.00DC	10°	—	—	1.0
	−5.50DS	−2.25DC	170°	—	—	1.0
近用	−3.00DS	−2.00DC	10°	—	—	1.0
	−3.50DS	−2.25DC	170°	—	—	1.0

瞳距:63mm/60mm　　　　　　　　　　验光师签名:张 ××

如该顾客选择双光眼镜或渐变焦眼镜,可不写出近用度数,而直接填写 ADD。

		球镜	柱镜	轴位	棱镜	底向	矫正视力
远用		−5.00DS	−2.00DC	10°	—	—	1.0
		−5.50DS	−2.25DC	170°	—	—	1.0
近用		ADD	+2.00DS	—	—	—	1.0
				—	—	—	

瞳距:63mm/60mm   验光师签名:张 ××

四、实施步骤

1. 远用试戴,参见情境一任务十。

2. 近用试戴

(1) 选择与顾客近用瞳距相一致的试镜架,将近用度数(远用度数 +ADD)置入试镜架中。球镜应插在离被检眼最近的镜片槽内,柱镜应插在外侧的镜片槽内,轴位准确。调整试镜架,使双眼的镜眼距一致,约为 12mm,顾客双眼位于镜圈中心位置。

(2) 寻找一个相对安静,阅读照明充足的环境,请顾客舒适的坐下。

(3) 用报纸、杂志、书籍、手机或其他顾客有视近需求的阅读物,请顾客将其拿在工作距离处进行阅读,试戴 15~30 分钟。

(4) 向顾客说明,改变工作距离会带来模糊。戴着这副试镜架不可看远或行走,如一定要这样做,请先摘下试镜架。

(5) 试戴过程中如有模糊、眼痛、眼胀、头晕、头胀等不适的情况,请及时与检查者报告。

(6) 根据顾客反映的情况,结合老视处方原则,进行适当的调整,直至顾客感觉清晰舒适。

(7) 解答顾客试戴中所遇到的正常光学现象。例如,字变大了,移近了就看不清了。

(8) 与顾客确定近用处方后,按要求填写在处方单中。

(9) 指导顾客选择合适的矫正方式,单光、双光眼镜还是渐变焦眼镜,看远时配戴、看近时配戴还是常戴,根据矫正方式选择合适的镜架和镜片。并建议顾客最少每 2 年要复查一次。

五、实训与评价

【实训一】 请一位有老视症状的老师、亲戚或朋友作为你的顾客,先按流程完成主觉验光。按本情境任务三、四的实施步骤进行老视验光,并记录在下表中。

姓名		性别		年龄	
工作距离		调节需求			
根据年龄获得调节幅度		1/2 调节幅度			
试验性近附加					
NRA		PRA			
判断 ADD 是否合适	□合适	□太高,应( )		□太低,应( )	
近附加调整为					
NRA		PRA			
判断 ADD 是否合适	□合适	□太高,应( )		□太低,应( )	
确定 ADD 值为					

【实训二】 将验光结果按照处方原则进行调整后,插入试镜架中,指导顾客进行试戴,并根据顾客的回答进行调整,开具处方。

试戴过程记录:

试戴调整及依据:

检查日期: 年 月 日

姓名: 性别: 年龄:

	球镜	柱镜	轴位	棱镜	底向	矫正视力
远用						
近用						

瞳距: 验光师签名:

【评价】 参照该评分标准进行自评、互评、组长评价和教师考核。

考核要点	分值	评分标准	扣分	得分
表达沟通	10	要求规范用语,表达清晰准确,语调亲切,与顾客有效交流,酌情扣分		
试验性近附加	10	不能正确指引顾客寻找舒适工作距离的,扣5分;工作距离测量错误,扣5分;根据年龄查表或公式计算调节幅度错误,扣10分;试验性近附加计算错误,扣10分		

续表

考核要点	分值	评分标准	扣分	得分
调整	10	正确开机,不会开机零分;调整组合台高度合适,不调扣5分;调整验光盘垂直、平行和水平位合适,一项不调扣5分;不会开视标投影仪,扣10分;不会安装近视标杆的,扣10分;集合掣未调至近距离检查状态,扣10分;近视力表未放在工作距离,扣10分;遮盖单眼的,扣10分;未打开阅读灯的,扣10分		
正负相对调节测量	10	近用度数调错的,扣10分;先测NRA再测PRA,顺序相反的扣10分;未检查双眼近视力的,扣5分;未向顾客解释如何配合检查,扣5分;未双眼同时等量加度数的,扣5分;NRA/PRA结果判断错误的,扣10分		
判断ADD是否合适	10	根据NRA/PRA结果判断ADD是否合适错误的,扣10分;调整ADD错误的,扣10分;调整ADD后未再次测量NRA/PRA的,扣10分;ADD最终结果判断错误的,扣10分;未检查近矫正视力的,扣5分		
试戴	15	试镜片不干净,扣5分;试镜片插入位置错误,扣5分;未调整试镜架至双眼镜眼距一致,扣5分;照明不合适的,扣5分;顾客姿势不舒适的,扣5分;试戴时的工作距离与验光时工作距离不一致的,扣10分;未引导顾客如何试戴,扣10分		
调整	15	未根据顾客反映问题进行调试,扣15分;调整违背原则,扣15分;调整后未重新试戴的,扣10分		
填写处方	10	处方度数开具错误,扣10分;记录规范清晰得分,不符合要求酌情扣分;漏写一项,扣5分;向顾客解释错误一项,扣5分;仪器未归位,扣10分		
行为规范	10	要求穿工作服,仪容整洁,口气清新,态度严谨,言谈举止大方得体,酌情扣分		

自我评价:＿＿＿＿＿＿＿＿＿＿ 同学互评:＿＿＿＿＿＿＿＿＿＿

组长评价:＿＿＿＿＿＿＿＿＿＿ 教师评价:＿＿＿＿＿＿＿＿＿＿

【实训三】 参照案例一的分析思路,小组讨论案例后向全班同学汇报,并回答同学的疑问。

➤ **案例一:**陈××,男,48岁,部门经理。

来诊原因:双眼近视 –4.50DS 二十余年,一直配戴近视眼镜,看远清晰舒适。最近半年发现看书时要取掉眼镜才能看清,戴镜反而看不清,不戴眼镜看近又觉得距离太近,双臂和头颈部比较累。

戴镜史:从高中开始配戴近视眼镜,最开始两百多度,后来逐年增加,读大学时基本稳定不再加深,四百多度已经保持差不多20年。现戴这副眼镜是3年前配的,度数没有变化,仅仅是换个新眼镜,配戴看远清晰无不适。

眼病史、全身病史和手术史:无眼病史,无手术史,身体健康。

用眼需求:工作以使用电脑为主,每天 4~5 小时,每天看文件、报纸等用时约 2 小时,工作之余喜欢看书,每天用时 3~4 小时。

来诊目的:希望配一副可看远看近都清晰的眼镜。

双眼瞳距(远 / 近)		62mm/59mm		
旧镜度数	右眼 OD	−4.50DS		光心距: 62mm
	左眼 OS	−4.50DS		
电脑验光结果	右眼 OD	−5.50DS		
	左眼 OS	−5.50DS		
		右眼 OD	左眼 OS	双眼 OU
裸眼视力	远	0.1	0.1	0.1
	近	0.6	0.6	0.6
戴旧镜视力	远	1.2	1.2	1.2
	近	0.4	0.4	0.4
主觉验光结果	右眼 OD	−4.50DS　　　1.2		
	左眼 OS	−4.50DS　　　1.2		

用光心距 62mm 的试镜架,给顾客双眼 −4.50DS 的度数进行远用试戴,由于度数与顾客的旧镜度数一样,试戴感觉清晰无不适。继续老视验光。

使用电脑时,工作距离为 60cm,且清晰无不适;看书时的工作距离为 33cm,出现老视症状,以此工作距离计算调节需求为 3.00D。

根据年龄计算调节幅度为 3.00D。

试验性近附加 = 调节需求 −1/2 调节幅度

$$=1/0.33−1/2 × 3.00$$

$$=3.00−1.50=+1.50DS$$

测得 NRA/PRA 为 +1.50DS/–1.50DS,试验性 ADD 合适,不需调整。测双眼近矫正视力为 1.2。

试戴选用光心距为 60mm 的试镜架,给予双眼 –3.00DS 的度数。请顾客将报纸拿在眼前 33cm 的距离,坐姿尽量自然舒服,进行阅读试戴。试戴 15 分钟后,顾客感觉清晰无不适,很满意。

分析:顾客属于中度近视,戴着近视眼镜看远清晰,看近时由于调节需求为 3.00D,而按照年龄计算调节幅度才 3.00D,调节需求已超过调节幅度的一半,因此出现了老视症状。如不戴近视眼镜,其远点为 1/4.50=0.22m,顾客需将书拿到眼前 22cm 的距离才看得清,又会觉得手和头颈部很累。顾客试戴 15 分钟后感觉清晰舒适,说明试验性近附加经正负相对调节验证后是合适的,结合顾客的来诊目的,希望能配一副眼镜看远看近都清晰的眼镜,省去经常摘戴眼镜的烦恼,建议顾客配渐变焦眼镜,镜架应选择容易调校的金属全框镜架。填写处方如下:

检查日期:20×× 年 ×× 月 ×× 日

姓名:陈 ××　　　　　　　性别:男　　　　　　　年龄:48 岁

	球镜	柱镜	轴位	棱镜	底向	矫正视力
远用	–4.50DS	—	—	—		1.2
	–4.50DS	—	—	—		1.2
近用	ADD	+1.50DS				1.2

瞳距:62mm/59mm　　　　　　　　　　　验光师签名:张 ××

还需按照渐进镜验配的要求,调整镜架,测量单眼瞳距和瞳高,定制镜片,眼镜定配后,需指导顾客如何正确使用渐变焦镜。

➤ **案例二**:王 ××,男,50 岁,会计师。

来诊原因:最近半年出现看报纸等近物体时比较困难,要拿远一些才看得到,要在光线比较亮的地方,眯着眼皱着眉才看得清一些;勉强看 15 分钟左右后,又觉得眼胀、头胀不舒服。曾去医院神经科检查过,未发现异常。

戴镜史:从未配戴过眼镜,由于双眼视力一直很好,也从未检查过眼睛。

眼病史、全身病史和手术史:无眼病史,无手术史,身体健康。

用眼需求:看报表、文件、报纸为主,每天 4~6 小时;使用电脑较少,每天 1~2 小时;希望用手机聊天和看新闻,但目前比看报纸更吃力,所以放弃。

来诊目的:检查看近困难和疲劳的原因,明确是否需要配镜。

双眼瞳距（远／近）		63mm/60mm		
旧镜度数	右眼 OD	—		光心距：
	左眼 OS	—		—
电脑验光结果	右眼 OD	−0.50DS		
	左眼 OS	−0.50DS		
		右眼 OD	左眼 OS	双眼 OU
裸眼视力	远	1.2	1.2	1.2
	近	0.4	0.4	0.4
戴旧镜视力	远	—	—	—
	近	—	—	—
主觉验光结果	右眼 OD	+0.50DS	1.2	
	左眼 OS	+0.50DS	1.2	

由于顾客双眼远视力好，轻度远视，无需配镜矫正，不需试戴远用度数。

看报表、文件时，工作距离为 40cm，调节需求为 2.50D。

根据年龄计算调节幅度为 2.50D。

试验性近附加 =（1/0.4m）−1/2（2.5D）=+1.25DS。

测得 NRA/PRA 为 +1.50DS/−1.00DS，试验性 ADD 调整为 +1.50DS。再测 NRA/PRA 为 +1.25DS/−1.25DS，确定 ADD 为 +1.50DS。测双眼近矫正视力为 1.2。

用光心距 60mm 的试镜架，给予双眼 +2.00DS 的度数，请顾客将报纸拿在眼前 40cm 的距离，进行阅读试戴。试戴 15 分钟后，顾客感觉清晰无不适，很满意。

讨论：该顾客应该配多少度的老视镜？应采用怎样的矫正方式？填写下面的处方单。应采用怎样的配戴方式？多久需要复查一次？建议顾客选配怎样的镜架和镜片？

检查日期： 年 月 日

姓名： 性别： 年龄：

	球镜	柱镜	轴位	棱镜	底向	矫正视力
远用						
近用						

瞳距： 验光师签名：

➤ **案例三**：王××，女，60岁，退休工人。

来诊原因：双眼白内障十余年，3个月前在当地眼科医院分期做了双眼的白内障手术，手术顺利，手术效果好。现在看远清晰，看近不清。

戴镜史：发现白内障以前，双眼视力一直很好，从未检查过眼睛，也没有配戴过眼镜。

眼病史、全身病史和手术史：除一次白内障手术史以外，无其他眼病和手术史，身体健康。

用眼需求：看电视、打麻将、买菜做饭为主，每天4~6小时，喜欢看报，每天1~2小时，偶尔会帮小外孙缝补衣服。

来诊目的：配副眼镜帮助看近清楚。

双眼瞳距（远/近）		58mm/55mm		
旧镜度数	右眼 OD	—		光心距：
	左眼 OS	—		—
电脑验光结果	右眼 OD	+0.50DC × 100		
	左眼 OS	+0.75DC × 80		
		右眼 OD	左眼 OS	双眼 OU
裸眼视力	远	1.0	1.0	1.0
	近	0.1	0.1	0.1
戴旧镜视力	远	—	—	—
	近	—	—	—
主觉验光结果	右眼 OD	+0.50DC × 100		1.2
	左眼 OS	+0.75DC × 80		1.2

由于顾客是双眼白内障人工晶状体置入术后的，以前视力好也一直没有戴过眼镜，虽然主觉验光结果中有轻度散光，但对视力影响不大，因此不考虑配散光。且去掉散光双眼仅相差0.12D的等效球镜度，对老视验光也不会有影响。

以看报和做针线活为主，工作距离为40cm，调节需求为2.50D。

由于顾客是白内障术后的，不能根据年龄来计算调节幅度，而人工晶状体几乎没有调节功能，因此调节幅度看做是0.00D。

试验性近附加 =+2.50DS。

测得 NRA/PRA 为 +0.50DS/−1.00DS，试验性 ADD 调整为 +2.25DS。再测 NRA/PRA 为 +0.75DS/−0.75DS，确定 ADD 为 +2.25DS。测双眼近矫正视力为1.2。

用光心距 56mm 的试镜架,给顾客双眼 +2.25DS 的度数,请顾客将报纸拿在眼前 40cm 的距离,进行阅读试戴。试戴几分钟后,顾客感觉看报纸很清晰,但抱怨有点眼胀头晕。将双眼度数调整为 +2.00DS,再次进行试戴,顾客感觉清晰度改变不大,但舒服多了,基本没问题。

讨论:第一次试戴顾客感觉不适时,为何做双眼减少 +0.25DS 的调整处理?该顾客应该配多少度的老视镜?应采用怎样的矫正方式?填写下面的处方单。应采用怎样的配戴方式?多久需要复查一次?建议顾客选配怎样的镜架和镜片?

检查日期:　　年　月　日

姓名:　　　　　性别:　　　　　　年龄:

	球镜	柱镜	轴位	棱镜	底向	矫正视力
远用						
近用						

瞳距:　　　　　　　　　　　　　　　　验光师签名:

➢ **案例四:**关 ××,女,55 岁,退休人员。

来诊原因:原来双眼看远看近一直清晰,最近半年开始觉得双眼看远看近都不清晰。

戴镜史:双眼视力一直很好,从未检查过眼睛,也没有配戴过眼镜。

眼病史、全身病史和手术史:无眼病史,无手术史,身体健康。

用眼需求:日常活动以公园健身、看电视、买菜做饭为主,还喜欢看报和使用微信与朋友聊天,每天 2~3 小时。

来诊目的:检查远近视力都下降的原因,是否能通过配镜解决问题?

双眼瞳距(远 / 近)		61mm/58mm	
旧镜度数	右眼 OD	—	光心距:　—
	左眼 OS	—	
电脑验光结果	右眼 OD	+1.25DS/−0.25DC×10	
	左眼 OS	−0.75DS/−0.25DC×180	
		右眼 OD	左眼 OS	双眼 OU
裸眼视力	远	0.6	0.5	0.5
	近	0.1	0.5	0.5

续表

戴旧镜视力	远	—	—	—
	近	—	—	—
主觉验光结果	右眼 OD	+1.00DS	1.2	
	左眼 OS	−1.00DS	1.2	

用光心距为 60mm 的试镜架,插入 OD +1.00DS　OS −1.00DS 的镜片进行看远试戴时,顾客感觉头晕很难受,考虑到顾客年纪大,从未戴过眼镜,很难适应 2.00D 的屈光参差量。再分析顾客应习惯用远视的右眼看远,近视的左眼看近。考虑暂不试戴,先进行老视验光。

以看报和使用手机微信聊天为主,工作距离为 40cm,调节需求 2.50D。

根据年龄来计算调节幅度为 1.25D。

试验性近附加 =(1/0.4m)−1/2(1.25D)≈+2.00DS

测得 NRA/PRA 为 +1.00DS/−1.00DS,试验性 ADD 合适,不用调整。测双眼近矫正视力为 1.2。

用光心距为 58mm 的试镜架,插入 OD +3.00DS OS +1.00DS 的镜片,请顾客将报纸拿在眼前 40cm 的距离,进行阅读试戴。顾客马上抱怨报纸是清晰一些了,但感觉很头晕,不舒服。考虑到顾客年纪大,也从未配戴眼镜,双眼又有 2.00D 的屈光参差,已习惯用近视的左眼看近。再综合分析顾客试戴远用度数的情况,考虑将右眼继续矫正看远,左眼继续矫正看近。故用光心距 60mm 的试镜架,双眼插入 +1.00DS 的镜片给顾客进行看远看近试戴,顾客感觉效果很好,也没有什么明显的不适感,就是有点不习惯,看远看近都清晰。

讨论:该顾客应该配多少度的老视眼镜?应采用怎样的矫正方式?填写下面的处方单。应采用怎样的配戴方式?多久需要复查一次?建议顾客选配怎样的镜架和镜片?

检查日期:　　年　月　　日

姓名:　　　　　　性别:　　　　　　年龄:

	球镜	柱镜	轴位	棱镜	底向	矫正视力
远用						
近用						

瞳距:　　　　　　　　　　　　　　验光师签名:

【评价】 就各组同学的案例汇报进行小组间互评。

组别	内容正确齐全 （30 分）	表达清晰 （20 分）	有创新性 （20 分）	组员合作 （20 分）	富有激情 （10 分）	合计

六、常见问题

1. 如何区分老视与远视？

首先要从概念上区分开来。远视是屈光不正的一种，表现为调节静止状态下，远处的物体聚焦在视网膜后，视物模糊。要想看清物体，无论看远看近都需要使用调节力。年轻时，调节力强，轻度远视不会感觉到有任何症状，甚至会觉得视力比其他人都要好。但高度远视无法通过调节完全代偿时会出现看远看近都不清的情况，发生在婴幼儿期还会导致弱视。而老视是调节力随着年龄的增长逐渐衰退到一定程度后，出现的系列症状的统称，是生理现象。根据人们常用的工作距离推算，一般要 40 岁后会出现老视症状。可以说不是每个人都有远视，但每个人都会经历老视。

有时会遇到这样的情况。一位三十多岁的顾客，因视近模糊、困难、容易疲劳等症状前来就诊，其症状与老视非常相似，但根据年龄判断不应该出现老视。经过主觉验光检查发现，其双眼均有 +1.50DS 的远视，并且这还只是显性远视部分，如进行睫状肌麻痹验光，可能远视度数会更高。由此得出，其症状是远视导致的，由于度数不高，看远时能用调节力代偿，不会出现看远模糊，但看近时需要在看远的基础上再增加 3D 的调节力，共需要 4.5D 的调节力。对于三十多岁的人，调节幅度已达不到调节需求的两倍，因此出现了类似于老视的症状。处理方式却又非常相似，足度矫正其远视度数，看近时配戴。所以顾客非常容易混淆。

2. 某顾客 45 岁，双眼屈光不正度为 +1.75DS，看远清晰无需配镜。工作距离为 33cm，老视近附加精确后为 +1.00DS，因此她需要配一副双眼 +2.75DS 的老视单光眼镜。当顾客得知检查结果时表示不能理解："为何我的老视度数比我 50 岁的老公还要高？是不是验错了？"

单光老视眼镜的度数并不都等于老视近附加的度数。该案例中顾客将近用度数误会为老视度数了，应向其解释，她的老视度数只有 +1.00DS，但她有远视 +1.75DS，必须同时矫正了远视，才能视近清晰，而单光老花眼镜的度数就等于两者之和，因此会显得比较高。

3. 我在街边就能买一副老花镜戴,价格便宜,为何还要来验光呢?

老花镜成镜的双眼屈光度是一样的,且瞳距单一、固定。而绝大部分的顾客,双眼屈光不正度都不相同,必须通过验光才能知道准确的度数。要想获得清晰舒适持久的近用视力,准确验光获得屈光不正度及确定工作距离是非常重要的。因此,老花镜成镜一般只建议短时间应急使用,短时间不会感觉有何不适,但长时间戴着不合适的老花镜,只会带来视疲劳症状。

七、注意事项

1. 对于裸眼远视力好的远视眼,尤其是隐性远视较大的顾客,要特别注意做好屈光不正的完全矫正,防止因远视未完全矫正而导致的近附加度数偏高,尤其是在选择双光眼镜、渐变焦眼镜时,容易出现配戴不适和视疲劳。

2. 有高度散光者尤其是斜轴散光者,因视近时两眼内转内旋造成的散光轴位度数改变,可通过近主觉验光,使用交叉柱镜来精确散光轴位和度数。

3. 视近时,双眼同时动用等量的调节力,即使遮盖一只眼,未遮盖眼注视近视标,遮盖眼和未遮盖眼所动用的调节力也是一样的。如屈光不正矫正未调整到双眼调节平衡且为零,这时视近就会出现一眼清晰一眼模糊的情况。例如:OD −1.00DS 1.2,过矫 −0.50DS;OS −0.50DS 1.2,正矫。注视眼前33cm的视标时,如右眼为主视眼,需动用3.50D的调节力才能看清晰,而左眼实际只需要3.00D调节力的,也会因右眼是主视眼而使用同样的3.50D调节,反而变模糊,反过来亦是如此。因此,具有正常双眼调节功能的顾客,不应该出现双眼ADD不一样的情况。

八、拓展知识

1. 如顾客远矫正视力较差,根据视力表设计的原理,近矫正视力和远矫正视力一样,可能无法满足顾客阅读书报的愿望。这时,可考虑将阅读物适当移近,通过相对距离放大作用,使顾客能看到更小的视标。但由于工作距离减小,相应的ADD也必须适当增加。

例如:某顾客56岁,双眼青光眼控制期,主觉验光结果:OD +1.00DS 0.3 OS +0.75DS 0.3,舒适的工作距离为33cm,希望能阅读报纸和用手机上网看新闻,这需要大约0.60的近视力。根据年龄计算其调节幅度为1D,调节需求为3.00D,试验性近附加为 +2.50DS。配戴 OD +3.50DS OS +3.25DS 的试镜架,近视力为0.3/33cm,不能满足其阅读报纸和手机新闻的愿望(图3-5-1)。

尝试将其工作距离调整到20cm(图3-5-1),ADD增加到 +4.50DS,配戴 OD +5.50DS OS +5.25DS 的试镜架,近视力提高到0.6/20cm,可满足其阅读报纸和手机新闻的愿望。虽然距离较近,但通过阅读支架和阅读灯的帮助,还是可以有效缓解手和头颈部的负担。

2. 双眼近附加不等　如出现下列情况,会因为调节功能受到破坏,不能双眼同时使用等量的调节力,而出现双眼近附加不等的现象,以矫正好眼或主视眼为主。例如:

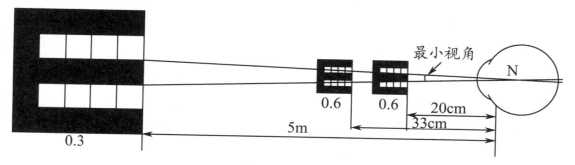

图 3-5-1　通过相对距离放大来满足近距离阅读需求

（1）单侧无晶状体眼，并由隐形眼镜矫正。

（2）单侧人工晶状体眼。

（3）单侧青光眼并使用缩瞳剂。

（4）单侧虹膜炎并使用散瞳剂。

（5）单眼视（一眼视近为主，另一眼视远为主）。

（6）进行性调节状态的变化。

（7）先天性单眼眼球震颤、弱视和低视力。

（8）双眼屈光不正高度参差。

练习题（单选题）

1. 双光眼镜，远用 OU −3.00DS，近用 OU −1.00DS，则其 ADD 为（　　　）。

　　A．+1.00DS

　　B．+2.00DS

　　C．+3.00DS

　　D．+4.00DS

2. 某顾客主觉验光结果为 OU +3.25DS/+1.50DC×90，ADD +2.00DS，则其单光老视镜的度数是（　　　）。

　　A．+2.00DS

　　B．+3.25DS/+1.50DC×90

　　C．+5.25DS/+1.50DC×90

　　D．+3.25DS/+3.25DC×90

3. 某顾客 56 岁，戴旧镜视近不清来诊，旧镜度数 OU −3.25DS，旧镜远矫正视力 OU 1.2，近视力 OU 0.4，工作距离 40cm，试戴近用度数为（　　　）。

　　A．+1.75DS

　　B．+2.00DS

　　C．−1.75DS

　　D．−1.25DS

4. 某顾客近用镜度数为 OU −3.25DS/−1.00DC×75，已知 ADD 为 +1.50DS，则其远用镜度数为（　　　）。

　　A．−1.75 DS/−1.00DC×75

　　B．−3.25 DS/−2.50DC×75

　　C．−4.75 DS/−1.00DC×75

　　D．−2.75 DS/−0.50DC×165

5. 关于老视矫正正确的是(   )。

    A. 可适当过矫,增加该副眼镜的使用时间

    B. 可适当欠矫,迫使调节力得以训练

    C. 多点少点没关系

    D. 不可过矫

6. 近视约 −3.00~−4.00DS 的近视患者,年纪大时(   )。

    A. 不会出现老视

    B. 需戴用 +1.00DS 的老视镜

    C. 可终生不戴老视镜

    D. 直接戴原有的近视眼镜即可

(李 军)

情境四
儿童屈光检查

情境描述

视光中心接待了一位儿童顾客天天,6岁。最近半年家长发现小孩看电视时总是不自觉地凑近,视物喜欢眯眼,担心孩子出现近视,特来检查。除此以外,家长并未发现孩子有频繁眨眼、歪头、斜着眼看的表现,也不曾听到孩子抱怨视物不清。天天在读幼儿园大班,每天有1~2小时的户外活动,喜欢看电视、玩平板电脑和手机,每天2~3小时。一年前学校体检,裸眼远视力 OD 0.6 OS 0.6,未做过全面的眼部健康检查,也未戴过眼镜。无其他眼病史,无手术史,足月顺产,身体健康。天天的母亲30岁,有大约五百多度的近视带两百多度的散光,她10岁时开始戴近视散光眼镜,12岁时做过外斜视手术,无其他眼病史和手术史,身体健康。担心孩子会遗传母亲的近视和斜视,希望做全面的检查。由于小孩只有6岁,裸眼视力低于该年龄段儿童的正常视力水平,电脑验光仪检查结果显示复性近视散光,而近视度数比较低,因此建议使用阿托品散瞳验光。用药3天后第4天进行散瞳检影验光,待3周恢复调节后再进行插片主觉验光复查。检查项目及结果见表4-0-1。

表 4-0-1　检查结果记录表

双眼瞳距(远 / 近)		56mm/52mm		
旧镜度数	右眼 OD	—		光心距
	左眼 OS	—		—
电脑验光结果	右眼 OD	−1.00DS/−3.00DC×5		
	左眼 OS	−1.00DS/−2.75DC×175		
		右眼 OD	左眼 OS	双眼 OU
裸眼视力	远	0.6	0.6	0.6
	近	0.8	0.8	0.8
散瞳检影验光	右眼 OD	+1.00DS/−3.00DC×5		0.8
	左眼 OS	+1.00DS/−2.75DC×175		0.8
插片主觉验光复查结果	右眼 OD	+0.50DS/−2.50DC×5		0.8
	左眼 OS	+0.50DS/−2.50DC×175		0.8

给予 OD +0.50DS/−2.50DC×5，OS +0.50DS/−2.50DC×175 的度数进行试戴。小孩感觉看远清晰一些，无头晕、眼痛等不适，看近也清晰舒适，但觉得妈妈变矮了。开具处方填写在资料卡内（表 4-0-2）。

表 4-0-2　资料卡

姓名：×天天　　　　　　　　性别：男　　　　　　　年龄：6 岁
地址：××市××区××路3号101房　　　　　　联系电话：136××××686
职业：幼儿园大班　　　　　　　　　　　　　　日期：20××年1月1日

验光处方		球镜	柱镜	轴位	棱镜	矫正视力	瞳距
远用	右眼	+0.50DS	−2.50DC	5	—	0.8	56mm
	左眼	+0.50DS	−2.50DC	175	—	0.8	
近用	右眼	—	—	—	—	—	—
	左眼	—	—	—	—	—	
单眼瞳距	OD		OS	瞳高	OD		OS
镜架							
镜片							
备注							
总价		定金		尾款		顾客确认	
验光师签名：王××				承件人签名：			
定配师签名：							
取件日期：	年	月	日	时	取件人签名		

填写处方卡后应向家长详细解释小孩的具体情况：该儿童双眼均为混合散光，且散光度数较高，小孩喜欢眯眼看是因为这样看远可以更清晰一些。由于小孩才6岁，还处于视觉发育的敏感期，且裸眼视力只有0.6，矫正视力只有0.8，如不及时矫正，看远看近都没有清晰的物像刺激视网膜发育，可能会发展为弱视。首次配镜后，应坚持每天戴眼镜，3个月后复查矫正视力是否有提高。

最后应指引家长根据孩子的屈光不正度数、脸型、爱好、安全等因素，为小孩挑选合适的镜架和镜片，填写在资料卡内，并约定取镜时间。

任务一　问　诊

一、学习目标

1. 运用有效的沟通方式与儿童及其家长交流。

2. 有目的地进行开放式提问。

3. 从交流信息中归纳出儿童的来诊原因、戴镜史、病史、用眼需求和主要目的。

4. 从交流信息中初步了解儿童的屈光状态。

二、任务描述

通过问诊与儿童及其家长建立友好互信的关系,明确来诊的主要原因以及配镜目的,尽可能详细了解一切与验光配镜相关的信息,初步判断儿童可能的屈光状态,分析其视力的变化趋势。

三、知识准备

问诊通常包括:一般询问、来诊原因(主诉)、戴镜史、眼病史、全身病史、手术史、用眼需求和来诊目的(详见情境一任务一)。针对儿童顾客,应注意消除儿童的恐惧心理,运用沟通技巧使其配合问诊及检查。但由于儿童自己不会表达、表达不清或不敢说,所以在与儿童沟通的同时更要注意与家长做好沟通和解释工作,引导家长观察和分析儿童的日常行为是否有视力下降的迹象,并做好眼保健宣教工作。还需重点了解家族眼病史、戴镜史和手术史、饮食习惯、用眼习惯等。

(一)儿童来诊常见原因

1. 随着家长爱眼护眼意识的提高,校园视力普查的推广,前来例行检查的儿童比例相对增加。除此以外,还有因出现以下情况特地前来检查的儿童:体检发现视力达不到正常;父母有近视或有斜视病史,担心受遗传的影响;最近发现儿童有些异常的用眼行为等。

2. 有旧镜的儿童　多为定期复查,或因戴旧镜看远或看近模糊、旧镜镜架偏小、镜架损坏或镜片磨花、眼镜遗失等问题前来检查。

3. 无旧镜的儿童　曾在其他地方检查过,怀疑或不相信检查结果,想重新检查;知道儿童视力不太好,但家长不愿让儿童配戴眼镜,寻求更好的矫治方法;最近发现看远不清,影响学习;视力不太好,但一直配不到满意的眼镜,听朋友介绍来试试;医生转介。

(二)儿童屈光不正的常见表现

儿童通常不能准确表达视物的清晰度和舒适度,也有的儿童担心被家长责骂,即使看不清也不愿告诉家长,这就需要家长和老师通过儿童的一些行为来进行分析和判断。例如:儿童喜欢眯眼、歪头斜眼看东西;用手拉高眼角来看东西;总爱揉眼或频繁地眨眼;看电视时会不自觉地离电视机越来越近;上课时不专心不愿做笔记,下课才借同学的笔记来抄;投影上的小字看起来很吃力,总说看不清;做作业时眼睛离作业本很近;喜欢借同学的眼镜来戴;学习成绩下降;阅读困难,经常看跳行、漏字或看错字。

有些儿童自小视力就不好,因此他们也不会有视物模糊的抱怨,以为别人所看到的和自己看到的一样,因此也不会出现代偿行为,反而在行为上不一定会表现出异常。

有些儿童仅单眼视力不正常,因此在正常用眼情况下很难发现,在行为上也不会表现出异常,只有通过视力检查或偶然的机会遮盖了正常眼才会发现。

因此,定期的视力筛查是发现儿童视力不良的重要手段。

(三) 通过下列有效提问来获取问诊中所需的信息

1. 针对儿童

"小朋友,你现在上几年级?""上课坐第几排呀?""一天上几节课呀?"

"上课的时候看得清黑板上老师写的字吗?""投影上的字能看得清吗?"

"是不是眯着眼看得清一些?"

"你是怎样看黑板的,能把上课时的动作做给我看一下吗?"

"看电视的时候是不是要离得近一些才感觉清楚?"

"同学看得见的,你也看得见吗?"

"读书的时候会不会觉得很吃力? 会不会经常看漏字或看错字?"

"有没有借过同学的眼镜戴呀? 是不是戴着觉得清晰些?"

2. 针对家长

"您带着孩子来检查的原因是什么?"

"觉得孩子用眼有什么问题吗?""发现这样的问题有多久了?"

"孩子以前戴过眼镜吗?""是什么眼镜? 近视还是散光?""是什么原因需要戴镜?"

"家长和亲戚中有没有戴眼镜的?""度数高吗?""有没有高度近视、高度散光或斜视?"

"孩子平时每天做作业时间大概要多长? 姿势端正吗?"

"每天都会有户外活动吗?""每天户外活动时间大概多久?"

"会经常给孩子玩电脑、手机之类的东西吗? 他(她)每天大概玩多长时间?"

"有没有发现孩子喜欢眯眼、歪头斜眼或拉高眼角来看东西的?"

"在学校检查过视力吗? 视力正常吗? 什么时候发现视力有下降的?"

"以前有没有带孩子检查过视力?""以前带孩子检查过眼睛吗?"

"孩子出生的时候是足月顺产吗?"

"家里有几个小孩?""有没有其他小孩也有类似的问题?"

"小孩平时的饮食习惯好吗?"

四、实施步骤

实施步骤详见情境一任务一。另外还需注意以下几点:

1. 如条件允许,应在专门为儿童设计的诊室里进行问诊和检查。消除儿童的恐惧心理,使其在舒适的环境中配合问诊和检查。

2. 为儿童挑选合适高度的椅子。年纪比较小又害怕陌生人的儿童,可先由家长抱着来进行问诊。

3. 为了减少儿童对检查者的恐惧感,可脱掉白大衣再进行问诊或检查。

4. 与儿童交流时应面带微笑,语气亲切,帮助儿童克服害怕的心理。

5. 在问诊的同时还应注意观察儿童是否已经戴眼镜,所戴眼镜有无变形,是否能戴正位,镜眼距是否合适,行为举止是否有异常表现等。

五、实训与评价

【实训一】 下面是一位家长带着小孩来诊时问诊的具体对话。通过这段对话,归纳出所需信息填写在记录表(表 4-1-1)中,其中 A 为检查者,B 为家长,C 为小孩。

案例:一位母亲带着一个男孩走进您的诊室。

A:您好,请问有什么需要帮忙的?

B:我想给孩子查查视力。

A:好的,我先向小朋友了解一下情况。小朋友你好,你叫什么名字?

C:我叫卢××。

A:你今年几岁了?

C:6 岁。

A:上小学了吗?

B:明年才上,现在还在幼儿园大班。

A:那你在幼儿园要不要上课呀? 老师写在黑板上的字看得清吗?

C:有时看得清,有时看不清。

A:喜欢看电视吗? 每天看多久呀?

C:喜欢。可是妈妈只让看半个小时。

A:喜欢玩平板电脑或手机吗?

C:喜欢。但妈妈不让玩。

A:每天都会去外面玩吗?

C:不喜欢去外面玩,喜欢待在家里玩。

A:你以前戴过眼镜吗?

C:没有戴过。

A:好的,谢谢你。小朋友真乖,我再和你妈妈聊两句。您好,平时觉得孩子用眼有什么不正常的地方吗?

B:他看电视老喜欢坐得离电视很近,让他离远一点儿看电视他也不听话。

A:还有其他异常表现吗? 例如眯眼、歪头斜眼看东西之类的。

B:那倒没有。

A:您和孩子的爸爸有近视吗? 或者家里其他人有近视吗?

B:我和他爸爸都有近视。我有五百多度,他爸爸好点儿,只有三百多度。

A：幼儿园有定期的视力检查吗？

B：有的，孩子在小班和中班时检查都还挺好的，今年检查时老师说视力不太好。建议我们到视光中心来仔细检查一下。

A：孩子平时看电视玩电脑的时间长吗？

B：我和他爸爸都很忙，平时主要是爷爷奶奶带。我们回家就很少让他看电视、玩电脑，但我们不在的时候，爷爷奶奶就管不住他，他应该经常看电视玩电脑。

A：那孩子平时户外活动多吗？

B：不怎么出去玩，每天从幼儿园接回家就不怎么出门了。

A：那这次带小孩来检查的主要目的是什么呢？

B：想全面地检查一下，看看视力好不好，有没有近视，要不要戴眼镜。

表 4-1-1 问诊记录表

姓名		性别		年龄	
来诊原因					
戴镜史					
家族戴镜史					
眼病史、全身病史及手术史					
用眼需求					
来诊目的					

【实训二】 请找一位同学扮演你的顾客，按照下列案例提供的信息，设计问题，并记录顾客的回答，模拟问诊过程。并按照后面评价表的评分要求进行自评、互评和教师评价，对自己所掌握的情况进行总结。

➢ 案例一：邓 ××，12 岁，小学五年级学生。

来诊原因：戴镜看不清楚黑板上的字，晚自修看投影的时候更看不清。现戴这副眼镜质量很差，才一年多就已磨损严重，戴在脸上有些歪斜不舒服。

戴镜史：小学三年级开始戴近视眼镜，第一副眼镜大概一百多度，感觉清晰舒适，常戴，去年换了这副眼镜，大概三百多度。

家族戴镜史：父母均有近视，父亲大概三百多度，母亲大概两百来度。

眼病史、全身病史和手术史：无眼病史，无手术史，身体健康。

用眼需求：看黑板投影、看书、写作业，每天 6~8 小时；周末要去辅导班上课，每周 4~6 小时，只有周末可以看电视，一般 2~4 小时。

来诊目的:检查近视度数是否加深,是否需要更换眼镜。

检查者提问	顾客回答

> **案例二**:朱××,6 岁,幼儿园大班。

来诊原因:父亲有高度远视和弱视,担心孩子会受遗传影响,从 3 岁开始每年都检查一次。

戴镜史:未戴过眼镜,近三年检查都只有轻度远视,视力正常。

家族戴镜史:父亲有高度远视大约六百多度,戴镜的最佳矫正视力只有 0.3。母亲视力正常,不戴镜。

眼病史、全身病史和手术史:无眼病史,无手术史,身体健康。

用眼需求:父母很重视小孩的用眼,每天坚持大约 1 小时的户外活动,看电视和玩平板电脑的时间控制在半小时,每天看书写字大约 1 小时。

来诊目的:例行检查,视力是否正常,有没有近视?

检查者提问	顾客回答

> **案例三**:唐××,5 岁,幼儿园中班。

来诊原因:学校体检说孩子视力不好,特来检查。平时喜欢歪头看电视,帮她扭正后很快又不自主地歪到一边。

戴镜史:从未验光、戴镜。

家族戴镜史:家中长辈没有人戴眼镜,父亲视力很好,母亲有轻度近视,但不影响工作,平时很少戴镜。

眼病史、全身病史和手术史:无眼病史,无手术史,身体健康。

用眼需求:每天放学后会在小区里玩 2 小时左右,看电视大约 1 小时,看书写字约半小时。

来诊目的:检查视力是否正常,是否需要配镜。

检查者提问	顾客回答

> **案例四**:李 ××,12 岁,六年级学生。

来诊原因:自幼发现有近视,每半年定期复查。

戴镜史:4 岁时发现双眼近视三百度,每半年检查一次,每年更换一次眼镜,现戴眼镜是去年配的,双眼近视大约 –10.00DS。

家族戴镜史:父亲自幼眼睛不好,高度近视大约一千度,矫正视力只有 0.5,母亲双眼视力正常,不戴眼镜。

眼病史、全身病史和手术史:5 岁时做过外斜视手术,手术效果好双眼正位,无其他眼病史和手术史,身体健康。

用眼需求:看黑板投影、看书、写作业,每天 8~10 小时;特别爱看课外书,每天 1~2 小时。

来诊目的:例行检查,近视度数有无加深,需不需要更换眼镜。

检查者提问	顾客回答

> **案例五**:吴 ××,8 岁,小学二年级学生。

来诊原因:旧镜配戴一年左右,镜腿断,需重新验光配镜。

戴镜史:5 岁时幼儿园体检发现双眼视力不好,验光检查双眼远视六百多度,伴有弱视,一直坚持戴镜治疗。目前弱视已基本治愈。现戴旧镜为去年所配,约 +3.50DS,矫正视力达 1.0。

家族戴镜史:家里无人戴镜,父母双眼视力正常。

眼病史、全身病史和手术史:无眼病史,无手术史,身体健康。

用眼需求:看黑板投影、看书、写作业,每天 6~8 小时;只有周末的时候可以看电视,一般 2~4 小时;喜欢画画,一有时间就画,每天 2~4 小时。

来诊目的:检查是否还有弱视,是否还需要戴镜矫正。

检查者提问	顾客回答

【评价】

评价主体	评价项目	学习任务的完成情况	签名
教师评价	实训一填写情况		
学生互评或教师评价	案例一完成情况		
	案例二完成情况		
	案例三完成情况		
	案例四完成情况		
	案例五完成情况		
自评	是否掌握问诊的一般流程及提问技巧		
	存在问题及建议		

六、常见问题

1. 出现儿童不配合,很害怕的情况怎么办?

对于一些年龄比较小的儿童,可以由家长抱着来问诊或检查;对于可以自己坐稳的儿童,可以用一些小玩具来分散其害怕的情绪;用贴纸或糖果等作为奖励,鼓励儿童配合检查;注意语气轻柔、面带微笑,减少儿童害怕和抵触的情绪;请家长在儿童的旁边,帮助安抚鼓励儿童配合。

2. 如果爷爷等长辈带着儿童来检查,又不能清晰地回答问题时怎么办?

对于学龄儿童,可尝试直接询问儿童;如果是学龄前儿童,建议最好让孩子的父母带孩子来进行检查,父母实在没空的,也可以通过病历、检查单、电话等途径进行了解。

3. 怎样才知道自己的孩子有弱视?

要通过详细的验光检查,如果度数比较高或两眼度数相差比较大,而矫正视力又不能达到正常,就有可能是弱视。如果早发现早治疗,通常弱视是有机会治愈的,但引起弱视的屈光不正是无法医治的,随着眼的发育,度数会逐年发生变化直至成年。因此,尽早开始定期的视力检查和验光是非常必要的。

七、注意事项

1. 问诊过程中,检查者要保持礼貌、亲切的态度,尤其是与儿童沟通时,避免让儿童产生害怕反感的情绪,不利于之后的检查工作。

2. 询问家族戴镜史时,避免使用"斜眼"等令人反感的词语。

3. 遇到伴有斜视或其他眼病的儿童,切勿随意诊断或处理,转诊到相关专科,并叮嘱家长遵从医嘱。

4. 如儿童伴有斜视、弱视等问题时,要仔细询问戴镜史、治疗过程及儿童的配合程度,是否愿意戴镜,戴镜时会不会偷看等。必要时翻查以前的病历或检查单,了解屈光度数和矫正视力的发展趋势,综合分析才能开具合理的处方,给予合适的矫正建议。当遇到家长不愿意为儿童配镜时,检查者尽可能向家长阐明配镜的目的及治疗的意义,避免错过最佳的治疗期。

八、拓展知识

1. 出生的时候,人眼视觉系统尚未发育成熟,大多数视觉功能是出生后才发育,并非与生俱来。出生以后,在正常的视觉刺激下,视路的形态和功能才不断发育和完善。新生儿多为远视,随着儿童年龄增长,眼的屈光系统发生了变化,角膜变平、眼轴增长、双眼视功能建立,生理性远视逐渐降低,并过渡到屈光度为零或接近零,称为正视化。这个时期的视觉系统对异常的视觉刺激非常敏感,称为视觉发育敏感期,大约从出生持续到 12 岁,任何异常都有可能导致弱视。因此儿童期科学验光,及早矫正屈光不正显得尤为重要。

2. 弱视是在视觉发育过程中,由于高度屈光不正、屈光参差、斜视或形觉剥夺等异常,导致视网膜没有接受到清晰影像的刺激,阻碍其发育,而出现的单眼或双眼视力无法矫正到正常的功能性眼病,眼部本身无器质性病变。

(1) 屈光不正性弱视:是由于高度远视或散光未被矫正,无论看远看近都不清晰,没有清晰的物像刺激视网膜,阻碍其发育,造成视觉发育受到抑制而出现的弱视。例如:蔡××,4岁,体检发现双眼视力差,特来检查。双眼裸眼视力 0.1,散瞳验光结果为 OD +6.00DS 0.3 OS +6.50DS 0.3。该儿童要想看远清晰,必须动用 6.00D 的调节力,要想看近清晰必须动用 9.00D 的调节力(工作距离 33cm),虽然儿童的调节力很强,但也很难完全代偿如此高度的远视,导致双眼无论看远看近都不清晰,没有清晰物像刺激视网膜发育的机会,形成了弱视。

相对来说,近视伴有弱视的情况很少出现。一方面出生时以远视为主,近视的发生相对较晚,对视觉系统发育的影响会小一些;另一方面即使发生了近视,看远不清但看近清晰,视网膜还是有清晰物像刺激的机会,不容易形成弱视。但如果是婴幼儿期就发生的高度近视,无论看远看近都不清晰,也会导致弱视,这种弱视治疗起来非常棘手。

(2) 屈光参差性弱视:是由于两眼屈光度数相差达到一定程度,高度数眼视网膜像模糊,视网膜得不到清晰物像刺激而形成的弱视。例如:叶××,3岁,喜欢歪头斜眼看人,特来检查。裸眼视力 OD 1.0 OS 0.1,散瞳验光结果为 OD +1.00DS 1.0 OS +6.00DS 0.1。由于右眼为轻度远视,看远只需要 1.00D 的调节力,看近只需要 4D 的调节力(工作距离 33cm),对于 3 岁的儿童很容易代偿,无论看远看近都聚焦清晰。而调节是双眼同时等量的,左眼动用与右眼等量的调节力时,无论是看远还是看近都是模糊的,左眼视网膜得不到清晰物像的刺激,形成弱视。屈光参差度数越大,弱视程度越重,远视性屈光参差更容易导致弱视的发生。

(3)斜视性弱视:双眼视轴不能同时指向一个目标,两眼视网膜对应点上的物像不同,将信号发送到大脑时会出现"复视"和"混淆"等视觉干扰,为了获得相对清晰单一的物像,大脑会竞争性抑制一眼的信号,如果长时间抑制的是同一只眼,则这只眼将形成弱视。如果是交替性斜视,也就是说右眼注视时左眼斜,左眼注视时右眼斜,且两眼的屈光度差异不大,交替注视的时间差不多时,一般不会发生单眼弱视。

(4)形觉剥夺性弱视:是由于屈光介质混浊或瞳孔被遮挡,视网膜不能接收到清晰的信号,阻碍视觉发育而形成的弱视。常见病因有先天性白内障、角膜肿瘤、角膜白斑、上睑下垂、晶状体脱位等。

3. 斜视是指不能双眼同时注视同一目标,一眼注视时,另一眼视轴偏离的异常眼位。儿童中最常见的斜视类型是内斜视,俗称"斗鸡眼",约占儿童斜视的一半,病因很多,最常见的病因是调节因素。

(1)假性内斜视:是外观上的错觉,即外观类似内斜视,但检查结果显示为双眼正位。常见于内眦赘皮(图 4-1-1)、鼻梁宽扁、瞳距过小的人。由于双眼鼻侧巩膜暴露少,主观感觉好似内斜视,角膜映光点却是双眼居中对称的。有些假性内斜视也会发展为内斜视,需定期检查,不可大意。

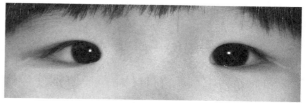

图 4-1-1　内眦赘皮

(2)调节性内斜视:由远视性屈光不正引起,多为中度远视性屈光不正,未矫正时,双眼为了看清近目标而动用较多的调节力,而调节与集合是联动的,过多的调节引发过多的集合,逐渐发展为内斜视。需睫状肌麻痹检查出全部远视,配戴足度矫正的远视眼镜后通常能恢复正位(图 4-1-2B),不戴镜矫正时表现为内斜视(图 4-1-2A)。

(3)间歇性外斜视:可以正位,但在精

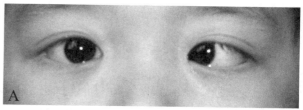

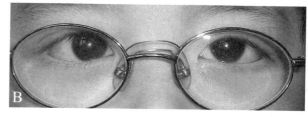

图 4-1-2　调节性内斜视

A. 未矫正时为内斜视;B. 完全矫正后表现为正位

神不集中、疲劳或长时间近距离阅读后出现外斜视。多呈交替性斜视,单眼视力多为正常,眼位偏斜与屈光不正无特殊联系。

 练习题(单选题)

1. 在对儿童进行问诊时,应注意( )。

    A. 要用严肃的语气与儿童交流

    B. 可用玩具减低儿童害怕的情绪

    C. 所有问题直接向儿童提问,不需要听取家长意见

    D. 有斜视的儿童直接配镜,无需建议去小儿斜弱视专科就诊

2. 关于儿童屈光不正常见表现,不正确的是( )。

    A. 眯眼、歪头看东西　　　　　　　　B. 看电视时离电视距离很近

    C. 看不清时借戴同学眼镜　　　　　　D. 看远、看近都清晰

3. 导致儿童弱视的常见原因有( )。

    A. 两眼度数相差大　　　　　　　　　B. 固定右眼注视的内斜视

    C. 高度远视或复性远视散光　　　　　D. 以上都是

任务二　正确使用睫状肌麻痹剂

一、学习目标

1. 能根据顾客的具体情况,鉴别使用睫状肌麻痹剂。
2. 能按要求为顾客滴用或涂抹睫状肌麻痹剂。
3. 能指导家长正确使用睫状肌麻痹剂。
4. 向家长解释散瞳验光的原因、目的、注意事项,并明确复查时间。

二、任务描述

根据顾客的具体情况,正确选择并按要求为顾客滴用或涂抹睫状肌麻痹剂,指导家长正确使用睫状肌麻痹剂及用药后的护理,向家长解释散瞳验光的原因、目的、注意事项,并明确复查时间。

三、知识准备

由于儿童调节能力强,在主觉验光中难以控制调节,将导致验光结果偏负,可能使远视眼、正视眼验成近视眼,使近视眼验光度数大于实际近视度数。因此,为得到准确的屈光度数,使用睫状肌麻痹剂,放松调节后再进行客观验光和主觉验光。

（一）睫状肌麻痹原理

常用睫状肌麻痹剂为 M 胆碱受体阻断剂,麻痹瞳孔括约肌和睫状肌,使睫状肌无法收缩,晶状体被悬韧带拉紧,而无法变凸,眼的屈光力得不到增加,达到眼调节静止状态。由于同时作用于瞳孔括约肌,使瞳孔不能收缩而呈现散大状态,所以也称此种验光为"散瞳验光"。

近视眼看远,为了看清视标而被迫放松调节,看近所用调节力低于正视眼,少用或不用调节力,较少出现调节紧张的问题,因此散瞳前后裸眼远视力和屈光度数多数变化不大。而远视眼看远,为了看清视标必须使用调节力,看近所用调节力高于正视眼,时时处于调节紧张状态,因此散瞳前后裸眼远视力和屈光度都会发生变化。例如某儿童,散瞳前裸眼远视力双眼均为 0.6,主觉验光结果双眼均为 +1.00DS 0.6,散瞳后裸眼远视力双眼均变为 0.1,散瞳检影验光结果双眼均为 +4.00DS 0.6。说明该例儿童的全部远视为 +4.00DS,未散瞳时调节张力代偿了 +3.00DS 的远视,主觉验光所得到的 +1.00DS 仅为显性远视部分,如果不做散瞳验光,将不会发现其隐性远视部分,影响最终的配镜处方与治疗。

散瞳验光也是鉴别假性近视的主要方法。假性近视是由于调节痉挛引起的,导致看远时调节不能放松,表现出看远不清看近清的近视症状,此时主觉验光的结果也为近视度数。使用睫状肌麻痹剂后,调节放松,看远视力提高,验光结果近视度数降低,甚至可能是正视眼或远视眼。例如某儿童,看远不清一个多月,早上视力稍好一些,下午或傍晚的时候视力更差。散瞳前裸眼远视力双眼均为 0.3,主觉验光结果双眼均为 −1.50DS 1.2,散瞳后裸眼远视力双眼均为 1.0,散瞳检影验光结果双眼均为 +0.50DS 1.2,说明该儿童视力下降的原因为调节痉挛导致的假性近视。

（二）常用睫状肌麻痹剂

常用的睫状肌麻痹剂有:阿托品、托吡卡胺和环戊酮(表 4-2-1)。

表 4-2-1　常用散瞳剂对照表

	阿托品	环戊酮	托吡卡胺
药效	+++	++	+
常用剂型	1% 眼药膏	0.5%~1% 眼药水	0.5%~2% 眼药水
药效起效时间	每天 1 次,连续 3 天,第 4 天检查	滴 2 次,间隔 10 分钟,滴完后 10~40 分钟检查	滴 3~4 次,每次间隔 5 分钟,滴完后大约 20 分钟
调节恢复时间	2~3 周	8~24 小时	5~6 小时

1. 阿托品　阿托品是睫状肌麻痹效果最强的药物。用药起效慢,常用的 1% 阿托品眼药膏一般要连续用药 3 天,第 4 天才能达到满意的睫状肌麻痹效果进行验光;药效消失缓慢,需要 2~3 周的时间才能完全恢复正常,散瞳期间由于瞳孔散大畏光,没有调节力无法看清近物而影响正常的学习和生活。

一般建议学龄前初诊的儿童使用阿托品眼药膏散瞳,尤其是疑似远视并伴有斜视、弱视者。或使用快速散瞳剂效果不理想时也应改用阿托品散瞳。学龄前儿童由于还没有开始读书,比较容易接受阿托品散瞳,而学龄期儿童由于散瞳的副作用导致其看近不清不能做作业,通常不愿接受,可先用快速散瞳剂进行检查,当发现调节麻痹效果不佳时,再利用寒暑假时间改用阿托品散瞳。另外,由于大部分儿童都比较害怕滴眼药水,滴入结膜囊的药水容易被儿童闭眼挤出,影响药效,而眼药膏不容易被挤出,在结膜囊内能停留的时间较长,药效比较有保障。

2. 托吡卡胺 托吡卡胺是目前应用最广泛的快速散瞳剂,常用 0.5%~1% 的托吡卡胺眼药水,用药起效快,常规滴眼 3~4 次,每次间隔 5 分钟,滴完最后一次 20 分钟左右药效最大,调节麻痹效果达到高峰,此时进行验光最好。恢复时间快,一般 5~6 小时后药效消失,调节功能完全恢复。该散瞳剂持续时间短,对儿童的学习和生活干扰少,儿童及其家长容易接受。缺点是睫状肌麻痹作用相对较弱,对于调节过强的人有可能无法消除全部的调节,影响验光结果的准确性。尤其不适合远视伴有弱视或内斜视的儿童。以下情况可考虑使用快速散瞳剂:①学龄前儿童的复诊;②无斜弱视或调节痉挛的儿童青少年的初诊及复诊;③有视疲劳症状的成年人;④需排除假性近视者;⑤小瞳验光结果发现远视降低太多或近视加深太多者;⑥屈光手术的术前检查;⑦屈光介质中央混浊,小瞳下难以验光者。

3. 环戊酮 环戊酮是一种快速睫状肌麻痹剂,常用 0.5%~2% 的环戊酮眼药水。用药起效快,1% 环戊酮常规滴 2 次,间隔 10 分钟,滴完后 10~40 分钟达到最大效果,其睫状肌麻痹作用比托吡卡胺强,恢复时间也比托吡卡胺稍长,调节力恢复约 8 小时,瞳孔恢复约 1 天。

(三) 使用睫状肌麻痹剂后会出现的反应

散瞳前必须向家长说明:散瞳的目的是避免儿童强调节的干扰,获得准确的验光度数,并可以鉴别真、假性近视。使用睫状肌麻痹剂后会因为瞳孔散大对光反射消失,出现畏光的症状;而调节功能被麻痹后,看近物不清晰,阅读困难,影响儿童看书写字。阿托品散瞳后症状持续 2~3 周,托吡卡胺散瞳后症状持续 5~6 小时,环戊酮散瞳后症状持续 8~24 小时。由于个体对药物的反应不同,上述时间也会因人而异。散瞳药物还可能引起一些不良反应,主要有口干、颜面潮红、心率加快、发热感等。平卧休息,适当多喝冷开水,症状多可自行缓解。个别儿童可发生过敏性眼睑接触性皮炎,停药后自行恢复。若出现严重的不良反应,如急性眼压升高、严重过敏反应,则应立即停药,并送往医院进行紧急处理。

(四) 常规散瞳验光流程

1. 问诊。

2. 检查视力并初步判断屈光性质。

3. 电脑验光仪检查。

4. 判断应选择哪种睫状肌麻痹剂进行散瞳。

5. 眼部检查判断是否可以使用睫状肌麻痹剂。

6. 滴用／涂抹睫状肌麻痹剂。

7. 客观验光——电脑验光仪检查或检影验光。

8. 主觉验光(试镜架插片或综合验光仪)。

9. 调节恢复后,进行插片主觉验光复查。

四、实施步骤

1. 向家长解释"散瞳验光"的原因、目的、注意事项等,明确复查时间。常用语如下:

"由于儿童的调节力强,需使用睫状肌麻痹剂麻痹调节后再进行验光,才能获得准确的验光结果。"

"由于小孩有远视,并可能伴有弱视,我们需要进行散瞳验光,才能准确获得他的屈光度数。"

"该药物必须在白天有大人看护的情况下使用,如使用后有口渴、脸红、心跳加快、发热感等症状时。让小孩躺下休息,多喝冷开水,症状一般都可以自行缓解的。请您在使用前仔细阅读这份说明书。"

"以前用过阿托品眼药膏吗?""第 1 天在这里我帮小孩涂抹,观察半个小时没有不良反应才能回去。接着的两天需要家长自行在家里给小孩涂抹,第 4 天再回来检查。"

"这种药水要滴 3 次,每次间隔 5 分钟,滴完后大约 20 分钟进行验光检查。"

"以前用过散瞳药吗? 小孩用药后有没有什么不舒服的症状?"

"滴这种药水散瞳验光的,等 6 个小时左右可以复查。也就是说明天早上就可以来复查了。"

"涂抹阿托品药膏散瞳验光的,要等 3 周左右的时间才能复查。我帮您约个时间吧,您看 ×× 月 ×× 日可以吗?"

2. 请小孩舒适地坐在椅子上。年龄较小或不能配合者,可由家长抱着,并扶住小孩的头部。

3. 检查者洗净双手。叮嘱小孩将头仰高,双眼尽量向头顶看,或者找一个方向合适的目标,让小孩固视(图 4-2-1A)。打开药水瓶盖后,瓶盖及瓶口不能触及其他任何物品。

4. 检查者用右手示指轻轻拉开下眼睑,左手拇指和示指轻捏住药水瓶,瓶口向下,其余手指轻轻放在儿童的额头处,以保持手部的稳定。药水瓶口离眼应保持 3cm 左右的距离。在眼内角或眼外角位置将药水滴入结膜囊中,每次 1 滴(图 4-2-1B)。切忌将眼药水直接滴在眼角膜上,以免刺激角膜后产生反射性闭眼,挤出结膜囊中的药水;若使用眼药膏,则拉开下眼睑将药膏挤进下眼睑,药膏不要挤太多,绿豆粒大小即可,注意眼膏管口不能触及眼睑及眼球。

5. 眼药水滴入结膜囊后,要轻轻闭目休息片刻,待药液在眼中充分弥散后,再睁开眼睛。为了增加药水的吸收,减缓药液的流失,减少药水经泪囊鼻腔吸收产生不良反应,可用棉球轻轻压住两眼内侧眼角处的泪囊 2~5 分钟（图 4-2-1C）。如果有过多的药水流出，可用干净的纸巾轻轻擦拭掉（图 4-2-1D）。

6. 用药后让儿童闭目休息。达到药效后指引儿童进入诊室进行检查。

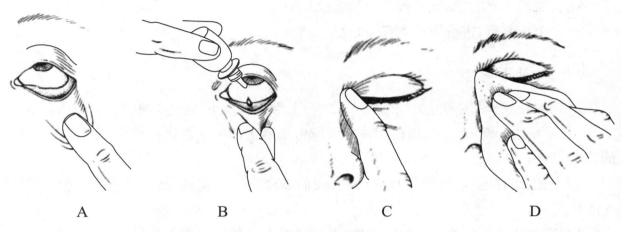

A   B   C   D

图 4-2-1　滴眼药水操作步骤示意图

五、实训与评价

【实训】 用人工泪液代替睫状肌麻痹剂，按操作要求熟练为同学滴用眼药水。

【评价】 参照该评分标准进行自评、互评、组长评价和教师考核（操作应在 5 分钟内完成，如超过 5 分钟应重做）。

考核要点	分值	评分标准	扣分	得分
表达沟通	10	要求规范用语，表达清晰准确，语调亲切，与顾客有效交流，酌情扣分		
滴药前准备	20	未能选择合适的位置让顾客坐下的，酌情扣分；检查者未洗手，扣 10 分；打开药水瓶盖后，瓶盖或瓶口触及其他物品的，扣 20 分		
滴药	40	未叮嘱顾客将头抬高，眼看向头顶的，扣 10 分；未能拉开顾客下眼睑或动作过于粗暴的，扣 10 分；滴药时瓶口离眼睛距离过近的，扣 20 分；药水滴在角膜上的，扣 30 分；将药水滴到眼睑外的，扣 10 分；连续滴 2 滴以上药水到结膜囊的，扣 10 分		
滴药后	20	滴药后未叮嘱顾客闭眼休息的，扣 10 分；未叮嘱顾客轻轻压住泪囊的，扣 10 分；未给顾客纸巾擦拭流出药水的，扣 10 分		
行为规范	10	要求穿工作服，仪容整洁，口气清新，态度严谨，言谈举止大方得体，酌情扣分		

【讨论】 一位母亲带着一个 5 岁的男孩走进您的诊室,裸眼远视力双眼均为 0.4,电脑验光仪检查为轻度远视屈光不正,是否需要进行散瞳验光? 采用哪种睫状肌麻痹剂进行散瞳? 如何向家长说明以下几个问题:"什么是散瞳验光? 为什么要进行散瞳验光? 应注意观察儿童用药后的不良反应有哪些?"

六、常见问题

1. 使用睫状肌麻痹剂过程中儿童不配合,很害怕,怎么办?

可以先滴一滴在儿童的手背上,让他感受一下,滴眼药水并不痛的,只是有些冰凉的感觉。再请家长配合,将小孩的头部抱在怀中,双手扶住儿童的头部,检查者轻轻拉开下眼睑,避开角膜滴药。

2. 使用睫状肌麻痹剂后,由于瞳孔散大,畏光症状很难受,怎么办?

以待在室内为主,避免到阳光强烈的室外活动。如要外出,可配戴比较深色防紫外线的太阳眼镜。

3. 使用睫状肌麻痹剂后,调节麻痹,视近不清,影响正常的学习时,怎么办?

建议这段时间尽量减少近距离工作,不得不看近时,可配戴老视成镜暂时解决视近困难的问题。应耐心地向家长解释,过一段时间药效失效后,相应症状会消失。

4. 散瞳后,儿童述说看东西光线是散开的,这正常吗?

这是正常的。由于瞳孔散大后,人眼屈光系统周边的像差也表现出来,所以看到的物体无论清晰与否,都有一层光晕的感觉。

5. 有的家长对儿童使用睫状肌麻痹剂散瞳有顾虑,担心药物会对儿童有副作用或损伤,该如何向家长解释?

由于睫状肌麻痹剂都只是局部用药,通过眼表结膜吸收,直接作用于眼部,极少量才进入身体里,所以副作用是极其微小的,不会对儿童产生损伤。而儿童的调节力强,适当使用睫状肌麻痹剂,放松调节是有好处的。

七、注意事项

1. 睫状肌麻痹剂是处方药,必须由医生开具处方才能使用。

2. 散瞳前必须经医生检查,排除不适合散瞳的情况。

3. 儿童使用睫状肌麻痹剂,必须在白天有家长看护的情况下才能使用。

4. 睫状肌麻痹剂必须放在儿童不能触及的地方,避免儿童误食。误食后可能会产生严重的不良反应,需送医院紧急处理。

5. 青光眼病人,禁忌散瞳验光,否则会诱发青光眼急性发作,对眼睛产生不可逆的损害。

6. 怀疑有青光眼的病人,检查发现前房浅、眼压偏高或在正常值的高限者,要十分慎重。

7. 如果是需要进行老视验光的顾客,验光前先检查顾客是否使用过睫状肌麻痹剂,部分顾客会因为要做眼底检查而被散瞳。

8. 散瞳后进行验光时,发现顾客角膜云雾状混浊,应怀疑是否眼压升高引起的,马上转诊医院,由医生做进一步的检查和处理。

 练习题（单选题）

1. 关于使用托吡卡胺进行睫状肌麻痹错误的是(　　　)。

　　A. 常规滴眼 3~4 次,每次间隔 5 分钟

　　B. 滴药水前排查不能散瞳的情况

　　C. 滴药 21 天后,调节功能才能恢复正常

　　D. 有内斜视且调节过强的顾客选择托吡卡胺进行睫状肌麻痹效果可能不好

2. 关于使用阿托品进行睫状肌麻痹正确的是(　　　)。

　　A. 常规涂药 3 次,每次间隔 5 分钟

　　B. 涂药后 20 分钟左右进行检查

　　C. 涂药后 2~3 周,瞳孔和调节功能才能完全恢复正常。

　　D. 有内斜视且调节过强的人选择阿托品进行睫状肌麻痹效果不好

3. 关于滴用睫状肌麻痹剂后出现的反应,错误的是(　　　)。

　　A. 可能会出现口渴、颜面潮红、心率加快等

　　B. 轻度的不良反应通过平卧休息,多喝水,多可自行缓解

　　C. 若出现严重的不良反应,多可自行缓解

　　D. 瞳孔散大、看近不清属于正常反应

4. 关于睫状肌麻痹剂散瞳验光的描述,正确的是(　　　)。

　　A. 睫状肌麻痹剂是处方药,必须医生开具处方才能使用

　　B. 怀疑有青光眼的病人,可继续使用睫状肌麻痹剂

　　C. 睫状肌麻痹剂对儿童有一定的副作用,尽量不要使用

　　D. 即使老视的顾客也应该散瞳验光

5. 睫状肌麻痹效果最强的药物是(　　　)。

　　A. 阿托品眼药膏　　　　　　　　　　B. 托吡卡胺眼药水

　　C. 环戊酮眼药水　　　　　　　　　　D. 人工泪液

6. 睫状肌麻痹效果需 1 天才能完全恢复的药物是(　　　)。

　　A. 阿托品眼药膏　　　　　　　　　　B. 托吡卡胺眼药水

　　C. 环戊酮眼药水　　　　　　　　　　D. 人工泪液

7. 目前应用最广泛的快速散瞳药物是(　　　)。

　　A. 阿托品眼药膏　　　　　　　　　　B. 托吡卡胺眼药水

　　C. 环戊酮眼药水　　　　　　　　　　D. 人工泪液

任务三 客观验光——检影验光

一、学习目标

1. 认识试镜片箱、模拟眼和带状光检影镜的结构。
2. 能用模拟眼模拟各种屈光状态进行检影验光练习,检查结果准确。
3. 能为顾客进行检影验光,分清检影中和度数与屈光不正度之间的关系。
4. 正确记录检影验光结果。
5. 能够向顾客解释检影验光的意义。

二、任务描述

熟练使用模拟眼和检影镜进行各种屈光状态的检影验光练习并达到一定的准确度,在熟练掌握检影验光技术后,为顾客进行真人眼的检影验光并做好验光结果的记录。

三、知识准备

使用综合验光仪进行主觉验光,需要顾客有一定的理解能力,能针对各项测试方法进行分析和判断,才能得到准确的验光结果,顾客主观判断的错误会直接影响验光结果的准确性。对于像儿童这样的顾客,由于其还没有足够的理解能力和判断能力,注意力集中的时间也很短,很难配合完成综合验光仪上的主觉验光。而电脑验光仪检查受到仪器准确性和近感知性调节的影响,尤其对于调节力强的儿童,其检查结果仅能作为参考。电脑验光仪检查也有一定的局限性,遇到屈光介质不透明、瞳孔过小、不能配合检查、眼球震颤、超出测量范围等情况时,也不能获得可信的检查结果。另一方面,电脑验光仪和综合验光仪相对比较昂贵,体积大,笨重,不方便搬动,外出开展验光配镜服务时,很难随身携带。遇到这些情况时,可以考虑运用检影验光结合插片主觉验光的方法,获得满意的验光结果,以满足不同人群不同环境的验光需求。

检影验光是使用检影镜为顾客检查屈光度数的一种客观验光方法。将检影镜发出的光线射入被检眼的瞳孔,检查者摆动检影镜的光带,并通过检影镜的观察孔观察被检眼视网膜反射出来的映光动向,判断屈光性质,在被检眼前逐步加入试镜片,直至找到中和度数,从而获得被检眼的屈光度数。其优点在于直观、快速、测试范围广,不需要顾客主观判断的参与,能对理解、判断、表达能力差的人群进行比较准确的检查,成本低、方便携带、专业性强。

客观验光与主觉验光相结合的方法可以提高验光工作的速度与准确度。客观验光的结果越准确,主觉验光的效率越高,检查结果越精准。试想一下,顾客真实的屈光度数为 $-2.00DS/-1.00DC \times 170$,如果电脑验光仪检查的结果为 $-3.00DS/-2.00DC \times 180$,而检影

验光的结果为 −2.25DS/−1.25DC×175，主觉验光时以哪个度数作为起始点，更加容易获得准确的验光结果？

检影验光是传统的客观验光方法之一，也是验光师必须掌握的基本技能之一。由于该技能掌握较困难，需要大量的练习才能达到精准的水平，应先在模拟眼上进行练习，熟练掌握后，再为顾客进行检影验光检查。常用的检影验光练习工具包括试镜片箱、模拟眼和带状光检影镜。

（一）试镜片箱

以 SL-232 型号为例，参照说明书学习试镜片箱的结构（图 4-3-1），试镜片箱主要由正负球镜、正负柱镜、棱镜和辅助镜片组成。

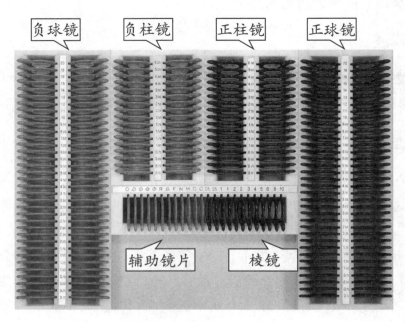

图 4-3-1　SL-232 试镜片箱

1. 正负球镜（DS）　红色为负球镜、凹透镜；黑色为正球镜、凸透镜。度数范围为 ±0.12~±20.00DS。观察试镜片箱，并填写以下空格中内容。

数量为每个度数有＿＿＿＿片，每种颜色镜片共＿＿＿＿＿＿对，＿＿＿＿片。递增量为：

（1）±0.25~±4.00DS，0.25DS 一级。

（2）±4.00~±8.00DS，0.50DS 一级。

（3）±8.00~±16.00DS，1.00DS 一级。

（4）±16.00~±20.00DS，2.00DS 一级。

2. 正负柱镜（DC）　红色为负柱镜，黑色为正柱镜。度数范围为 ±0.12~±6.00DC。观察试镜片箱，并填写以下空格中内容。

数量为每个度数有＿＿＿＿片，每种颜色共＿＿＿＿＿＿对，＿＿＿＿片。递增量为：

（1）±0.25~±2.50DS，0.25DS 一级。

（2）±2.50~±5.00DS，0.50DS 一级。

（3）±5.00~±6.00DS，1.00DS 一级。

3. 棱镜片 0.5$^\triangle$、1$^\triangle$、2$^\triangle$各 2 片，3$^\triangle$、4$^\triangle$、5$^\triangle$、6$^\triangle$、8$^\triangle$、10$^\triangle$各 1 片。

4. 辅助镜片 试镜片箱中辅助镜片的符号如图 4-3-2 所示。

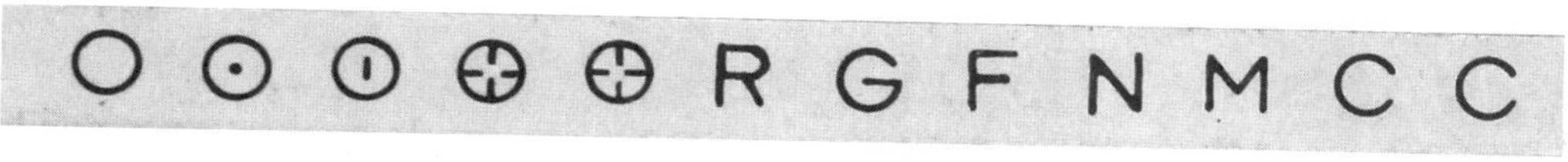

$$O \quad \odot \quad \oslash \quad \oplus \quad \oplus \quad R \; G \; F \; N \; M \; C \; C$$

图 4-3-2 试镜片箱辅助镜片符号

从左到右依次为：遮盖片、针孔片、裂隙片各 1 片，十字线片 2 片，红色滤片、绿色滤片、磨砂片、平光片、白色马氏杆片各 1 片，交叉柱镜 ±0.25、±0.50 各 1 片

使用试镜片箱前应先检查试镜片数量是否齐全，试镜片插放的位置是否正确，并保持试镜片清洁。为避免试镜片插错位置或丢失，不需使用的试镜片应马上插放在正确的位置，试镜片箱外摆放的试镜片数应不超过 2 片。

（二）模拟眼

参照模拟眼的说明书，尝试调整各个部件（图 4-3-3），并说出它们的作用。

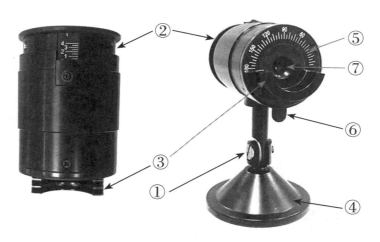

图 4-3-3 模拟眼结构图

1. ①为水平度调节铰链，可调节模拟眼为平视、仰视和俯视。

2. ②为可伸缩套筒，刻度范围为＿＿＿＿＿＿~＿＿＿＿＿＿。

3. ③为试镜片槽，最多可插入＿＿＿＿＿个试镜片。

4. ④为底座，保持模拟眼的稳定性。

5. ⑤为轴位刻度盘，为＿＿＿＿＿标记法，每一小格为＿＿＿＿＿度轴。

6. ⑥为瞳孔大小调节杆，可调节＿＿＿＿＿的大小。

7. ⑦为瞳孔，共有＿＿＿种大小。

模拟眼前插入试镜片时要轻放轻取，以免磨损刻度，而无法分辨轴位；调整水平度、瞳孔大小和套筒长时，动作要轻，避免调到尽头，以免松脱。

（三）带状光检影镜

以 YZ24 型号为例学习带状光检影镜的使用,使用前应仔细阅读说明书,熟悉各个部件的名称及作用。

检影镜由头部组件、套管、手柄和电箱组成(图 4-3-4),其光学系统又分为投射系统和观察系统两部分(图 4-3-5)。

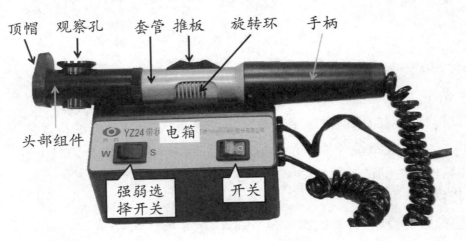

图 4-3-4　带状光检影镜结构图

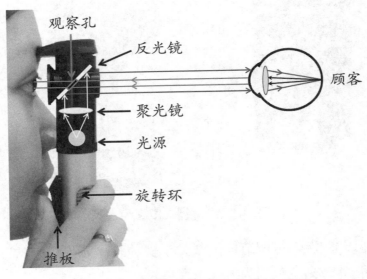

图 4-3-5　带状光检影镜光学系统图

长时间不用时,应直接关闭电源开关,短时间不用时,将检影镜放在电箱上凹槽内,检影镜处于关灯状态。

1. 投射系统　投射系统由光源、聚光镜、45°反光镜、旋转环和推板组成(图 4-3-5)。光源发出的发射光线经过聚光镜后投射到 45°反射镜上,将光线改变 90°方向后投射入顾客的被检眼中。通过旋转环可改变光带的方向,拉动推板改变灯泡与聚光镜之间的距离,将投射光源变为平行光线、发散光线和汇聚光线,可看到光带变窄或反方向变宽。

2. 观察系统　可以通过45°反射镜上的观察孔,观察到被检眼视网膜反射的映光(图4-3-5)。

3. 检影镜的使用方法

(1) 检查者端坐于座位上,模拟眼的高度与检查者眼睛的高度保持水平(图4-3-6)。模拟眼正对检查者,不能仰视、俯视或侧视(图4-3-7)。

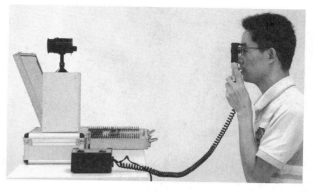

图 4-3-6　模拟眼与检查者眼睛的高度一致

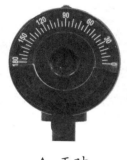

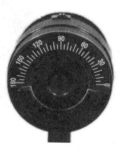

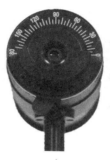

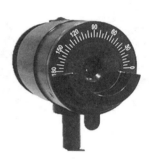

A. 正对　　　　　B. 俯视　　　　　C. 仰视　　　　　D. 侧视

图 4-3-7　模拟眼应正对检查者

(2) 单手握住检影镜的手柄,拇指放在推板上,示指放在旋转环上(图4-3-8)。另一只手用来取放试镜片。

(3) 检影时,检影镜的顶帽紧靠在检查者的眉弓或眼镜框上缘(图4-3-8),确保检查者能通过观察孔看到被检眼瞳孔区反射的映光,并保持检影镜的稳定性。

(4) 检查顾客右眼时,检查者用自己的右手握持检影镜放在自己的右眼前进行检查(图4-3-9A)。检查顾客左眼时,检查者用自己的左手握持检影镜放在自己的左眼前进行检查(图4-3-9B)。简称为"右手右眼检右眼,左手左眼检左眼"。

(5) 保持检查者头不动,以眉弓为支撑点,轻轻摆动检影镜,观察瞳孔区映光的动向。检影镜摆动方向与光带轴向呈垂直关系。例如检影镜左右(水平)摆动时,光带轴向为垂直(图4-3-10A);检影镜上下(垂直)摆动时,光带轴向为水平(图4-3-10B);检影镜45°方向摆动时,光带轴向为135°(图4-3-10C);检影镜135°方向摆动时,光带轴向为45°(图4-3-10D)。通过旋转旋转环来改变光带的轴向。通过拉动推板来调整光带的宽窄。

(6) 检查者至模拟眼眼镜平面的距离为工作距离,常用的有50cm、67cm和1m,建议使用67cm的工作距离。刚开始练习时,可在模拟眼底座上绑一条绳子,在离眼镜平面67cm处打结做标记,每次练习前用该绳子核对工作距离是否正确,能熟练把握准确的工作距离后,取掉绳子。

(7) 短时间不使用检影镜时,及时放回电箱上,确保处于关闭状态;长时间不用时,关

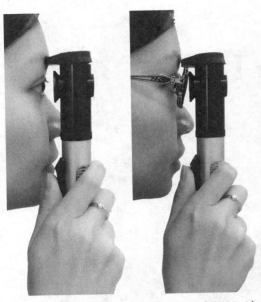

A. 紧贴眉弓   B. 紧贴眼镜框上缘

图 4-3-8   带状光检影镜使用方法

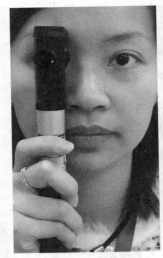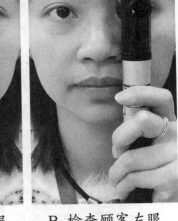

A. 检查顾客右眼   B. 检查顾客左眼

图 4-3-9   右手右眼检右眼，左手左眼检左眼

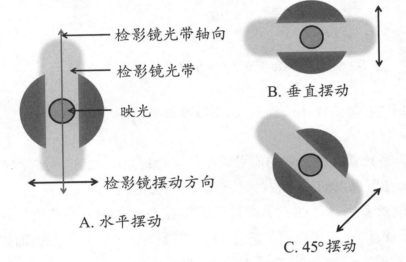

检影镜光带轴向

检影镜光带

映光

检影镜摆动方向

A. 水平摆动

B. 垂直摆动

C. 45°摆动

D. 135°摆动

图 4-3-10   摆动检影镜方向示意图

闭电源开关，避免灯泡因使用时间过长而烧坏。

（四）识别检影验光中映光的动向

以 67cm 的工作距离为例说明识别检影验光中映光动向的方法。将模拟眼的轴长调到"0"刻度，模拟正视眼状态，这时模拟眼反射的光线聚焦在无穷远。180°、90°、135°和45°四个方向摆动检影镜，发现瞳孔区映光移动的方向与检影镜摆动方向一致，称映光动向为"顺动"（图 4-3-11）。

将模拟眼的轴长调到"−3"刻度，模拟近视 −3.00DS 状态，这时模拟眼反射的光线聚焦在眼前 33cm。四个方向摆动检影镜，发现瞳孔区映光移动的方向与检影镜摆动方向相反，称映光动向为"逆动"（图 4-3-12）。

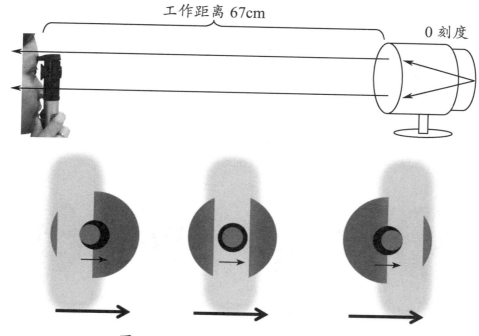

图 4-3-11　摆动检影镜看到"顺动"

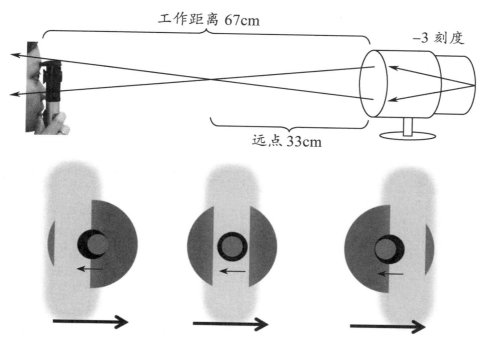

图 4-3-12　摆动检影镜看到"逆动"

　　将模拟眼的轴长调到"−1.5"刻度,模拟近视 −1.50DS 状态,这时模拟眼反射的光线聚焦在眼前 67cm,也就是检查者的位置。四个方向摆动检影镜,发现瞳孔区映光忽明忽暗,移动非常快,称映光动向为"中和"(图 4-3-13)。

　　通过上述现象分析,如果摆动检影镜,瞳孔区映光为顺动,说明模拟眼的远点在检影镜后面,由于检影的工作距离为 67cm,因此可能的屈光状态为 <−1.50DS 的近视、正视和

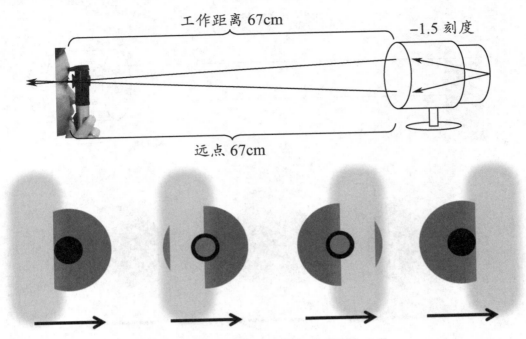

图 4-3-13　摆动检影镜看到"中和"

远视;瞳孔区映光为逆动,说明模拟眼的远点在检影镜前面,可能的屈光状态为 >-1.50DS 的近视。顺动与逆动的转折点就为"中和",说明模拟眼的远点刚好在检查者的位置,屈光状态为 -1.50DS。

（五）模拟眼轴长与映光的关系

保持 67cm 的检影工作距离,将模拟眼套筒的刻度调整到下列位置,四个方向摆动检影镜,观察瞳孔区映光的动向,并完成以下表格中空格。

模拟眼轴长刻度	映光动向	模拟眼轴长刻度	映光动向
−1		−2	
0		−3	
+1		−4	
+2			
+3			
+4			

当模拟眼轴长从 −1 逐渐缩短到 +4 时,瞳孔区映光的动向均为顺动,随着模拟眼轴长的缩短,映光的亮度变暗,映光的速率变慢。而当模拟眼轴长从 −2 逐渐拉长到 −4 时,瞳孔区映光的动向均为逆动,随着模拟眼轴长的拉长,映光的亮度变暗,映光的速率变慢。说明度数越高,映光的亮度越暗,速率越慢;度数越低,映光的亮度越亮,速率越快,越接近"中和"。

（六）如何将模拟眼的映光调整为中和

理论上模拟眼轴长调至"−1.5"刻度时,模拟眼为 −1.50DS 的近视状态,在 67cm 处检影时就应该看到映光动向为中和。但由于模拟眼的刻度并不一定很准确;在调套筒的时候,所放刻度也不一定那么精准;工作距离也很难保持绝对的67cm;这些误差将使映光不一定刚好为"中和"。出现这种情况时,该如何调整和确定呢?

1. 将模型套筒调至"−1.5"刻度,保持67cm的检影工作距离。

2. 摆动检影镜观察映光动向,如为逆动,说明近视度数高于−1.50DS,将套筒缩短一点;如为顺动,说明近视度数低于−1.50DS,将套筒拉长一点。

3. 映光动向中和并不好确定,可以通过加减正负球镜的方法来验证。如模拟眼已为中和状态,插入+0.25DS试镜片,映光动向将变为逆动,取下+0.25DS,改插入−0.25DS试镜片,映光动向将变为顺动(图4-3-14)。

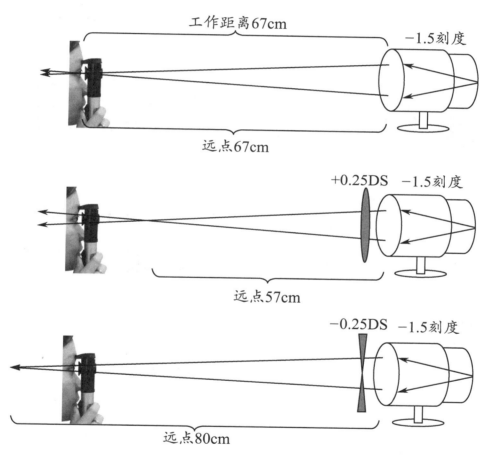

图4-3-14 "中和"后加+0.25DS变逆动,加−0.25DS变顺动

4. 通过微移工作距离也能帮助确定映光是否为中和。如模拟眼已为中和状态,从67cm的工作距离向模拟眼移近一点,缩短工作距离,映光动向将变为顺动,从67cm的工作距离离模拟眼移远一点,拉长工作距离,映光的动向将变为逆动(图4-3-15)。

(七) 屈光度与映光的关系

先将模拟眼调到中和(工作距离67cm),在模拟眼前分别插入下列试镜片,观察瞳孔区映光的动向,并完善下表空格。

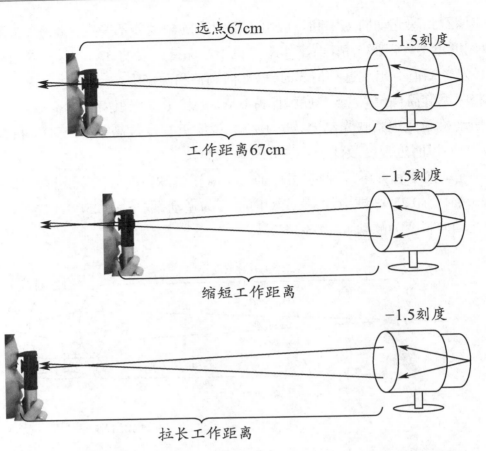

图 4-3-15 "中和"后缩短工作距离变顺动,拉长工作距离变逆动

试镜片度数	映光动向	试镜片度数	映光动向
+1.00DS		−1.00DS	
+2.00DS		−2.00DS	
+3.00DS		−3.00DS	
+4.00DS		−4.00DS	
+5.00DS		−5.00DS	
+6.00DS		−6.00DS	

当试镜片度数从 +1.00DS 调至 +6.00DS 的时候,映光的动向均为逆动,随着度数的增加,映光的亮度变暗,映光的速率变慢。

当试镜片度数从 −1.00DS 调至 −6.00DS 的时候,映光的动向均为顺动,随着度数的增加,映光的亮度变暗,映光的速率变慢。

因此,映光亮度越暗,映光速率越慢,说明屈光度越高;映光亮度越亮,映光速率越快,说明屈光度数越低,越接近"中和"。

(八) 如何加试镜片使映光调整为中和

1. 先将模拟眼调到中和(工作距离 67cm),在模拟眼前插入 −3.00DS 试镜片(保持该试镜片不动),瞳孔区映光的动向为顺动,再插入下列试镜片时,观察瞳孔区映光的动向,并完善下表空格。

试镜片度数	映光动向	试镜片度数	映光动向
+1.00DS		−1.00DS	
+2.00DS		−2.00DS	
+3.00DS		−3.00DS	

总结:观察到映光动向为顺动时,加负球镜,映光的亮度越来越暗,速率越来越慢,加正球镜时,映光的亮度越来越亮,速率越来越快,说明映光为顺动时应加正球镜才能达到中和。

2. 先将模拟眼调到中和(工作距离67cm),在模拟眼前插入 +3.00DS 试镜片(保持该试镜片不动),瞳孔区映光的动向为逆动,再插入下列试镜片时,观察瞳孔区映光的动向,并完善下表空格。

试镜片度数	映光动向	试镜片度数	映光动向
+1.00DS		−1.00DS	
+2.00DS		−2.00DS	
+3.00DS		−3.00DS	

总结:观察到映光动向为逆动,加正球镜,映光的亮度越来越暗,速率越来越慢,加负球镜时,映光的亮度越来越亮,速率越来越快,说明映光为逆动时应加负球镜才能达到中和。

可归纳为"顺加正,逆加负"。

(九)分析检影验光的原理

以工作距离67cm为例,分析检影验光的原理。根据上述分析,在摆动检影镜看到瞳孔区映光为顺动时,应该加正球镜,看到瞳孔区映光为逆动时,应该加负球镜,直至出现中和,记录被检眼前所加镜片度数为检影中和度数。此时被检眼的远点刚好调整到检查者的位置,已知检影镜距离被检眼67cm,形成人工近视 −1.50DS 的状态,检影中和度数加上人工近视度数,计算就可得出被检眼的屈光不正度。例如某被检眼,67cm处进行检影时,四个方向摆动检影镜看到逆动,在被检眼前逐步增加负球镜,当加到 −1.25DS 看到逆动,加到 −1.50DS 时看到中和(图4-3-16),加到 −1.75DS 时看到顺动,检影中和度数为 −1.50DS,人工近视度数为 −1.50DS,因此该例被检眼的屈光不正度为 −3.00DS。

(十)单纯球镜中和的检影步骤

1. 四个方向摆动检影镜时,发现各个方向的映光动向一样,且为圆形。

2. 根据"顺加正逆加负"的原则,加球镜至中和。

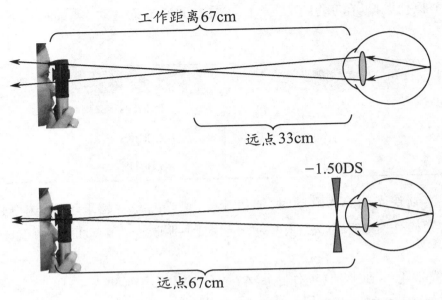

图 4-3-16　逆动加 −1.50DS 后至中和,屈光不正度为 −3.00DS

3. 置入球镜度数应从低度开始,映光动向与之前一样时,继续加高度数;映光动向与之前相反时,减低度数。

4. 中和度数难于判断时,可采用找转折点的方法。例如:映光为顺动,加正球镜至刚出现逆动,再减低度数至中和。刚开始练习时,每次 0.25DS 逐渐增加,不容易错过中和度数,待熟练后,根据经验可通过映光的明暗和快慢来预估度数进行增减。

5. 遇到映光很暗,很难判断映光动向时,千万不要当做是中和。这是由于屈光不正度数高,映光很暗很慢导致的。如不能判断动向,可先缩短工作距离,判断动向后,再回到正确的工作距离进行检影验光,首次置入度数可尝试较高的度数。或直接尝试加入高度数的正球镜或负球镜(例如 ±6.00DS),如所加球镜性质正确,映光会变亮变快;如所加球镜性质相反,则映光更暗更慢。保留性质正确的球镜,继续增加度数至中和。

(十一) 识别映光形状、散光带及轴向

以工作距离 67cm 为例,先将模拟眼调到中和,在模拟眼前插入 −2.00DC×180 的柱镜(保持该试镜片不动),四个方向摆动检影镜,观察到映光的形状变为带状(或椭圆形)。水平摆动检影镜,映光光带轴向与检影镜光带轴向相垂直,映光光带宽,映光动向为中和(图 4-3-17);垂直摆动检影镜,映光光带轴向与检影镜光带轴向一致,映光光带窄,映光动向为顺动(图 4-3-18);45°和 135°摆动检影镜,映光光带与检影镜光带轴向不一致,映光光带较宽,映光光带移动的方向与检影镜光带移动方向不一致(图 4-3-19)。说明 180°轴向已经中和,90°轴向顺动,应用正度数去中和。

这种映光光带轴向与检影镜光带轴向不一致的现象,称为破裂现象。映光光带轴向与检影镜光带轴向一致时,映光光带最窄,垂直时映光光带最宽,这种映光光带随着检影镜光带轴位旋转,宽度发生改变的现象,称为厚度现象。映光光带轴向与检影镜光带轴向

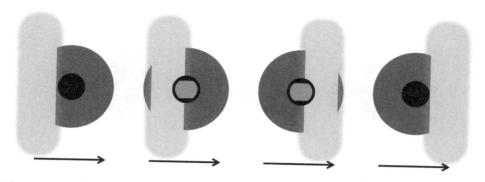

图 4-3-17　水平摆动检影镜,映光光带轴向与检影镜光带轴向相垂直,
映光光带宽,映光动向为中和

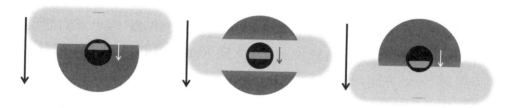

图 4-3-18　垂直摆动检影镜,映光光带轴向与检影镜光带轴向一致,映
光光带窄,映光动向为顺动

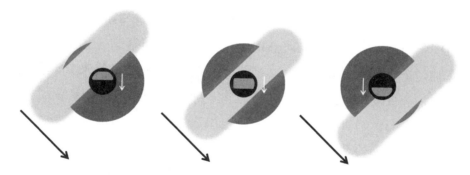

图 4-3-19　135°摆动检影镜,映光光带与检影镜光带轴向不一致,映光
光带较宽,映光光带移动的方向与检影镜光带移动方向不一致

不一致时,映光光带移动方向与检影镜光带移动方向不一致的现象,称为剪动现象。

如此时继续加球镜来中和,插入 +2.00DS 试镜片,观察映光的形状依然为带状(或椭圆形),水平摆动检影镜,映光光带轴向与检影镜光带轴向一致,映光光带窄,映光动向为逆动(图 4-3-20);垂直摆动检影镜,映光光带轴向与检影镜光带轴向相垂直,映光光带宽,映光动向为中和;45° 和 135° 摆动检影镜,映光光带与检影镜光带轴向不一致,映光光带较宽,映光光带移动的方向与检影镜光带移动方向不一致。

因此,当映光的形状为带状或椭圆形,一个轴向为中和,与之相垂直的轴向为顺动或逆动时,不应该加球镜去中和,需用柱镜片去中和,柱镜轴位与映光光带轴向相一致,逐渐

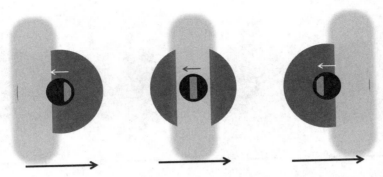

图 4-3-20　水平摆动检影镜,映光光带轴向与检影镜光带轴向一致,映光光带窄,映光动向为逆动

增加度数,至所有方向映光为中和。

　　继续上述例子,取下 +2.00DS 试镜片,180°、90°、135°和 45°四个方向摆动检影镜,发现映光光带轴向为 180°,判断柱镜轴位为 180°,插入 +2.00DC×180,再四个方向摆动检影镜,映光变为圆形,各个方向均为中和。

　　取下 +2.00DC 试镜片,尝试柱镜度数错误或轴位错误时映光是怎样的。换成 +1.00DC×180 的试镜片,水平方向摆动检影镜,映光为中和,垂直方向摆动检影镜,映光光带轴向 180°,光带略宽,映光较亮,速率较快,动向为顺动,此时映光光带轴向与柱镜试镜片轴向相一致,说明轴位正确,柱镜度数还不够,应继续增加正柱镜度数(图 4-3-21C)。

　　将 +1.00DC 柱镜的轴向调整为 ×10,发现映光光带轴向与所加柱镜轴位不一致,有破裂现象和剪动现象(图 4-3-21A);将 +1.00DC 柱镜的轴向调整为 ×170,也发现映光光带轴向与所加柱镜轴位不一致(图 4-3-21B)。反思,可以利用这个现象来判断所加柱镜的轴位是否正确,所加柱镜轴位正确时,映光光带轴向与所加柱镜轴位保持一致,否则所加柱镜轴位不正确。该例中 10°、180°、170°三个轴位比较,柱镜轴位 180°时,映光光带与柱镜轴位相一致,故判断散光轴位为 180°(图 4-3-21C)。此时,垂直摆动检影镜,映光动向依然为顺动,继续增加柱镜度数至 +2.00DC×180,四个方向映光中和。

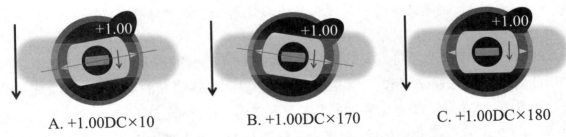

A. +1.00DC×10　　　　　B. +1.00DC×170　　　　　C. +1.00DC×180

图 4-3-21　所加柱镜轴位与映光光带轴向的关系

(十二) 单纯柱镜中和的检影步骤

　　1. 四个方向摆动检影镜时,发现映光形状不是圆形而是带状或椭圆形,则提示有散光的存在,且注意观察映光光带的大致轴向。

2. 旋转检影镜光带轴向,寻找检影镜光带与映光光带轴向一致,光带最细的轴位,摆动检影镜观察映光动向(见图4-3-18)。

3. 再将检影镜光带旋转至与映光光带相垂直的轴向,观察映光动向是否为中和。

4. 确定一个轴向中和,相垂直轴向为顺动或逆动时,才能加柱镜中和。映光光带所在轴位即为柱镜轴位,根据"顺加正逆加负"的原则,加柱镜中和。

5. 置入柱镜度数应从低度开始,如发现映光光带与所加柱镜轴位不一致时,要调整柱镜的轴位至两者一致,确保轴位的准确性(见图4-3-21)。

6. 逐渐增加柱镜度数至映光变为圆形,任意方向检影均为中和。

7. 在判断映光光带轴向比较困难时,先将检影镜光带调至与映光光带一致,再将检影镜的推板向下拉,将检影镜光带调至最窄,穿过瞳孔中心,确定检影镜光带与映光光带轴向一致时,检影镜光带所对应的轴位刻度即为映光光带轴向,也就是散光轴位(图4-3-22)。

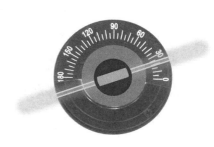

图 4-3-22　检影镜光带变窄,帮助判断散光轴位

8. 在判断柱镜度数比较困难时,可通过找转折点的方法来判断。例如:映光光带为顺动,加正柱镜至刚变为逆动,再减低度数至中和。

(十三) 球柱镜联合中和的检影步骤

情况一:

1. 四个方向摆动检影镜时,发现映光形状是带状或椭圆形,提示有散光。

2. 旋转检影镜光带与映光光带轴向一致,摆动检影镜观察映光动向。

3. 再将检影镜光带旋转至与映光光带相垂直的轴向,观察映光动向。

4. 如两轴向均为顺动(图4-3-23),则先加正球镜至映光光带轴向中和,垂直映光光带轴向依然为顺动(图4-3-24),再在映光光带轴位上加正柱镜,使映光各个方向均为中和,映光变为圆形(图4-3-25)。

例如:四个方向检影时,映光为带状,旋转检影镜光带与映光光带轴向一致,摆动检影镜

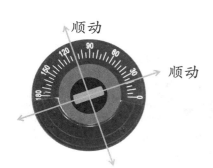

图 4-3-23　两主轴向均为顺动

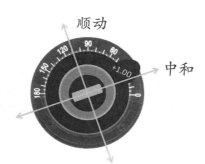

图 4-3-24　加入正球镜至映光光带轴向中和,垂直映光光带轴向顺动

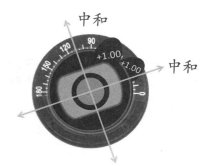

图 4-3-25　再加入正柱镜至各个方向中和,映光变为圆形

观察映光动向为顺动(见图 4-3-23,映光光带轴向为 20°)。再将检影镜光带旋转至与映光光带相垂直的轴向,观察映光动向为顺动(见图 4-3-23,垂直映光光带轴向为 110°)。加正球镜至 +1.00DS,映光光带轴向 20° 变为中和,垂直映光光带轴向 110° 依然为顺动(见图 4-3-24)。再在映光光带轴位 20° 上加正柱镜,至 +1.00DC×20 时,映光各个方向均为中和,映光变为圆形(见图 4-3-25)。

5. 如两轴向均为逆动,则先加负球镜至映光光带轴向中和,垂直映光光带轴向依然为逆动,再在映光光带轴位上加负柱镜,使映光各个方向均为中和,映光变为圆形。

情况二:

1. 四个方向摆动检影镜时,映光为圆形,且各个方向映光动向一致,未发现有散光(图 4-3-26)。

2. 按照"顺加正逆加负"的原则加球镜,加到一定度数时,映光变为带状或椭圆形,提示有散光。每次调整度数时,保持四个方向检影,以免映光光带出现而未发现。

3. 继续增加球镜度数至映光光带轴向中和,垂直映光光带轴向动向未变。

4. 再在映光光带轴位上加柱镜,使映光各个方向均为中和,映光变为圆形。

例如:四个方向检影时,映光为圆形,各个方向均为逆动(图 4-3-26)。加负球镜至 −1.00DS 时,映光逐渐变为光带,映光光带轴向在 160°(图 4-3-27)。继续加负球镜至 −2.00DS,映光光带轴向中和,垂直映光光带轴向依然为逆动(图 4-3-28)。再加轴位在 160° 的负柱镜,加至 −1.50DC×160 时,各个轴向均为中和,映光变为圆形(图 4-3-29)。

情况三:

如未加镜片前检影,发现一个轴向为顺动,相垂直轴向为逆动,则先加正球镜至顺动轴向变为中和,相垂直轴向依然为逆动,再加负柱镜至逆动轴向也变为中和,最后各个方向均为中和。

(十四)为顾客进行检影验光

检影验光的目的是获得被检眼的屈光不正度,而根据屈光不正的定义,被检眼必须保持在调节静止的状态,因此在为顾客进行检影验光时,为了使被检眼放松调节,应指引顾

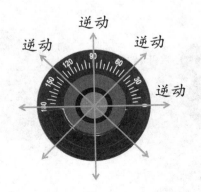

图 4-3-26 各个方向均为逆动

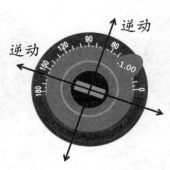

图 4-3-27 加入负球镜后出映光
变为光带,两主轴向均为逆动

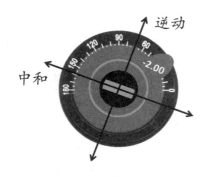

图 4-3-28　继续增加负球镜至映光光带
轴向中和,垂直映光光带轴向依然为逆动

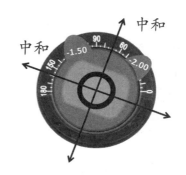

图 4-3-29　再加入负柱镜至
各个方向中和,映光变为圆形

客始终注视 5m 处视标(或红绿视标的绿色部分),不能眯眼、歪头、仰视、俯视,正常自然眨眼。检查者为了不遮挡被检眼注视远视标,应该做到右手持检影镜用右眼检查顾客的右眼,左手持检影镜用左眼检查顾客的左眼。检查者不能在被检眼的视轴上进行检影验光,以免被检眼注视近视标而产生调节干扰结果。只能保持被检眼与检查眼的视轴夹角尽可能小,以≤15°为宜(图 4-3-30)。

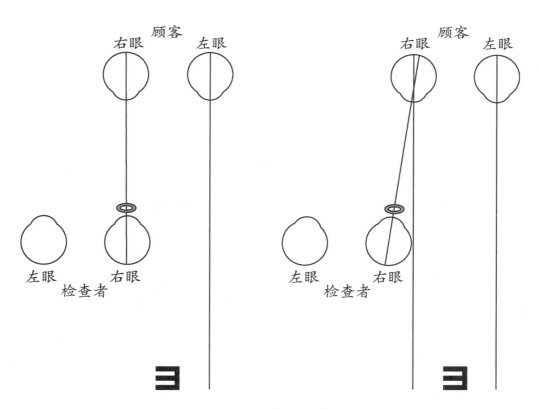

图 4-3-30　为顾客检影验光的示意图

　　检查者在检影验光过程中应始终保持双眼自然睁开,不能睁一只眼、闭一只眼。始终保持检查左右眼的工作距离一致,如果采用 67cm 的工作距离,就一直保持该距离至检影结束。检查者若有屈光不正,应先行完全矫正。

检影达到中和时,被检眼的远点在检影镜位置,处于人工近视状态,还需加入相应的人工近视度数才是被检眼的屈光不正度。例如,某顾客右眼检影中和度数为 –3.00DS/ –1.00DC×15,此时检查矫正视力为0.3,加入人工近视度数 –1.50DS 后,检影验光结果为 –4.50DS/–1.00DC×15,检查矫正视力为1.2。

四、实施步骤

(一) 使用模拟眼和检影镜模拟各种屈光状态进行检影验光练习

1. 将室内光线调至半暗,利于观察瞳孔区的映光。

2. 调整检查者眼睛与模拟眼高度一致。

3. 将模拟眼套筒调至刻度"–1.5",在67cm工作距离检影,通过调整模拟眼轴长,将映光调整为中和。

4. 在模拟眼前置入检影练习片(图4-3-31),水平基准线置于180°轴(图4-3-32)。

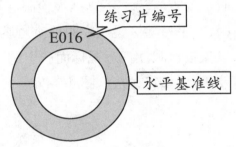

图 4-3-31 检影练习片

5. 用检影镜观察瞳孔区的映光,判断映光动向、亮度、速率及形状,置入合适度数的试镜片,使映光中和。

6. 记录检影练习片的编号,及映光中和时的试镜片度数和轴位,此为检影中和度数。

(二) 为顾客进行检影验光

1. 检查者与顾客相对而坐,调节座椅高度至两者的眼睛在同一高度(图4-3-33)。

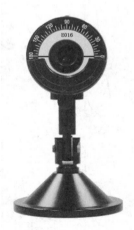

图 4-3-32 将检影练习片置入模拟眼中

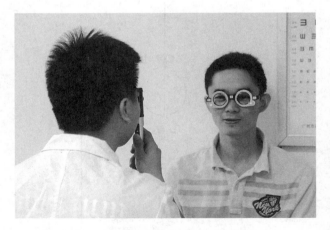

图 4-3-33 为顾客进行检影验光

2. 选择光心距与顾客双眼远用瞳距相一致的试镜架给顾客配戴。调整试镜架,使双眼的镜眼距一致,约为12mm,顾客双眼位于镜圈中心位置。

3. 检查顾客右眼、左眼及双眼的裸眼远视力。

4. 请顾客双眼注视远视标(如用视标投影仪,可让顾客注视红绿视标中的绿色部分),

指引顾客在检影验光过程中始终保持双眼自然睁开,注视远视标,并尽量保持视标清晰。不能眯眼、歪头、侧头、仰视或俯视。如果检查者遮住视标,请马上报告。

5. 检查者确定工作距离,并始终保持不变至检影结束。

6. 不能遮盖顾客的任意一只眼睛,按照先右后左的顺序进行检影验光。检查者做到双眼自然睁开不眯眼,右手右眼检右眼,左手左眼检左眼。

7. 用检影镜观察被检眼瞳孔区的映光,以被检眼瞳孔中心的映光为主要判断依据,与模拟眼上检影验光的方法一样,找到被检眼的中和度数,并记录下来,此为检影中和度数。

8. 根据检影的工作距离,加上人工近视度数 –1.50DS(工作距离为 67cm),即为被检眼的屈光不正度,并记录下来。

9. 检查被检眼的矫正视力并正确记录。

10. 初学者可与电脑验光仪检查结果进行比对,或找经验丰富的验光师核对。通过大量练习,逐渐提高检影验光的准确性。

五、实训与评价

【实训一】 保持工作距离 67cm,将模拟眼的套筒调至下列刻度,用检影镜观察映光动向,置入合适度数的球镜,直至映光中和,记录检影中和的度数。

模拟眼套筒刻度	检影中和度数	模拟眼套筒刻度	检影中和度数
–4		+1	
–3.5		+2	
–3		+2.5	
–2		+3	
–1		+4	

【评价】 检影中和度数加上工作距离人工近视度数等于套筒的刻度数。每空 10 分,误差 ≤±0.50DS 不扣分;误差 ±0.75~±1.00DS,扣 5 分;误差 >1.00DS,扣 10 分。

【实训二】

1. 保持 67cm 的工作距离,将模拟眼调到映光中和,在模拟眼前置入 +2.50DC×90(保持该试镜片不动),检影观察到映光形状为_____,映光光带轴向为_____。水平摆动检影镜,检影镜光带轴向为_____,与映光光带轴向_____,映光动向为_____;垂直摆动检影镜,检影镜光带轴向为_____,与映光光带轴向_____,映光动向为_____;45°和 135°摆动检影镜,映光出现_____和_____现象。根据映光光带轴向,判断散光轴位为_____。

在该轴位上置入下列试镜片,观察映光动向并记录在下表中:

试镜片度数	水平映光动向	垂直映光动向
−1.00DC		
−1.50DC		
−2.00DC		
−2.50DC		

最后获得检影中和度数为＿＿＿＿＿＿＿＿＿＿。

2. 保持 67cm 的工作距离,将模拟眼调到映光中和,在模拟眼前插入下列试镜片,再通过检影找到映光中和度数。

试镜片度数	检影中和度数	试镜片度数	检影中和度数
−1.00DC×180		+1.50DC×180	
−1.75DC×45		+2.00DC×45	
−2.25DC×135		+2.50DC×135	
−3.50DC×90		+3.00DC×90	

【评价】 第1题每空5分,共计100分。第二题每空12分,误差0.25DC 不扣分;误差 0.50DC,扣 6 分;误差≥0.75DC,扣 12 分;轴位误差≤10,不扣分;误差 11~15,扣 5 分;误差≥16,扣10分。

【实训三】 保持 67cm 的工作距离,将模拟眼调到映光中和,在模拟眼前插入有编号的检影练习片,水平基准线置于水平位,检影达到映光中和,记录检影中和的度数。

序号	编号	检影中和度数	答案	扣分
1	F095	−2.00DS	−1.50DS	−5
2				
3				
4				
5				
6				
7				
8				
9				
10				

【评价】 每片练习片 10 分,误差 0.25DS,不扣分;误差 0.50DS,扣 5 分;误差≥0.75DS,扣 10 分。

【实训四】 保持 67cm 的工作距离,将模拟眼调到映光中和,在模拟眼前插入有编号的检影练习片(单纯性散光),水平基准线置于水平位,检影达到映光中和,记录检影中和的度数。

序号	编号	检影中和度数	答案	扣分
1	F095	−2.00DC×10	−1.50DC×15	−5
2				
3				
4				
5				
6				
7				
8				
9				
10				

【评价】 每片练习片 10 分,度数误差 0.25DC,不扣分;误差 0.50DC,扣 5 分;误差≥0.75DC,扣 10 分;轴位误差≤10,不扣分;误差 11~15,扣 5 分;误差≥16,扣 10 分。

【实训五】 保持 67cm 的工作距离,将模拟眼调到映光中和,在模拟眼前插入有编号的检影练习片(变性散光),水平基准线置于水平位,检影达到映光中和,记录检影中和的度数。

序号	编号	检影中和度数	答案	扣分
1	F095	−1.00DS/ −2.00DC×10	−0.75DS/ −1.50DC×15	−5
2				
3				
4				
5				
6				

续表

序号	编号	检影中和度数	答案	扣分
7				
8				
9				
10				

【评价】 每片练习片 10 分,球镜或柱镜度数误差 0.25D,不扣分;误差 0.50D,扣 5 分;误差≥0.75D,扣 10 分;轴位误差≤10,不扣分;误差 11~15,扣 5 分;误差≥16,扣 10 分。

【实训六】 熟练使用检影镜帮你的同学进行检影验光,并正确记录检影中和度数和屈光不正度,请老师检查你的验光结果是否正确。球镜或柱镜度数误差应≤0.50D,轴位误差应≤10°。

顾客姓名			双眼远用瞳距	
	右眼	左眼		双眼
裸眼远视力				
检影中和度数及矫正视力	OD			
	OS			
屈光不正度及矫正视力	OD			
	OS			
老师检查的结果	OD			
	OS			

【评价】 参照该评分标准进行自评、互评、组长评价和教师考核(操作应在 10 分钟内完成,如超过 10 分钟应重做)。

考核要点	分值	评分标准	扣分	得分
表达沟通	10	要求规范用语,表达清晰准确,语调亲切,与顾客有效交流,酌情扣分		
检查裸眼视力	10	未告诉顾客注视哪里,扣 5 分;未指导顾客如何指视标,扣 5 分;指示棒位置不正确,扣 5 分;从大到小,先纵后横,顺序错误扣 5 分;先右眼后左眼再双眼,顺序错误扣 5 分;视力检查结果判断错误,扣 10 分		

续表

考核要点	分值	评分标准	扣分	得分
准备	20	调整座椅高低,保持检查者与顾客眼睛处于同一高度,否则扣5分;选择与顾客远用瞳距匹配的试镜架,否则扣5分;指引顾客在检影验光过程中始终注视远视标并尽量保持清晰,不可眯眼等,否则扣5分;未叮嘱顾客,如果视标被遮挡,马上报告,扣5分		
检影验光过程	20	检查者保持双眼睁开,不眯眼等,否则扣10分;未做到右手右眼检右眼,左手左眼检左眼者,扣10分;检查顺序为先右后左,否则扣10分;检影验光过程中,试镜片箱保持整齐,不能多于两个试镜片放在外面,否则扣5分;始终保持工作距离不变,否则扣10分;遮盖顾客一只眼,扣20分		
检影验光结果	30	未写"+""−"或轴位,扣30分;未写DS、DC扣10分;记录不完整不清晰的,酌情扣分;向顾客解释错误一项,扣5分;仪器未归位关闭,扣10分;检影中和度数误差≤0.50D,轴位误差≤10,不扣分;度数误差0.75~1.00D,轴位误差11~20,扣10分;度数误差≥1.25D,轴位误差≥21,实操重做;计算屈光不正度不正确,扣30分;未检查被检者矫正视力,或方法错误,扣10分;矫正视力记录不正确,扣10分		
行为规范	10	要求穿工作服,仪容整洁,口气清新,态度严谨,言谈举止大方得体,酌情扣分		

自我评价:_____ 同学互评:_____

组长评价:_____ 教师评价:_____

六、常见问题

1. 无法睁开双眼进行检影,怎么办?

刚开始时,由于双眼所看到的物像是完全不同的,双眼视网膜像会出现竞争关系,感觉看不清映光。先闭上非主视眼,用主视眼练习检影验光,待主视眼能熟练找到瞳孔区映光后,注意力集中在主视眼上,再逐渐睁开双眼进行检影验光。接下来,再用同样方法练习双眼睁开情况下非主视眼的检影验光。

2. 总是分不清顺动和逆动,怎么办?

先把模拟眼套筒调到刻度"0",检影镜摆动的速度可以适当慢一些,反复观察映光动向,用心体会映光是否跟着检影镜光带一起移动。再将模拟眼套筒调到刻度"−3",对比体会映光移动方向与检影镜光带相反的情况。反复比较反复练习,多练习不同刻度,逐渐可以分清。

3. 很难将模拟眼调至映光中和,怎么办?

首先确保工作距离67cm正确,将模拟眼套筒调至"−1.5"刻度,如检影发现映光为顺动,将模拟眼套筒拉长一点,再检查;如映光为逆动,将模拟眼套筒缩短一点,再检查,直至映光很亮很快。加+0.25DS变逆动,加−0.25DS变顺动,则已达到映光中和。绝对的中和点很难找到,只要误差小于0.25DS,对检影验光结果的影响可忽略,即可判断为中和。

4. 球柱联合中和的检影验光中,总是误差比较大,为什么?

关键是要找准球镜度数。未看到映光光带时先加球镜且进行四个方向的检影,直至光带出现(或某个轴向为中和);当看到映光光带时,切忌马上加柱镜,应先判断映光光带轴向是否已经中和,最好采用找转折点的方法来确定,即加过了再退回来。确保所加的球镜使映光光带轴向中和,垂直映光光带轴向动向未变(与未加球镜前的动向一致),这时才加柱镜。加柱镜的过程中,反复通过映光光带是否与柱镜轴位一致来判断柱镜轴位的准确度,反复通过映光光带轴向的检影核对球镜度数是否需要调整,当柱镜度数接近中和,但映光不圆的时候,左右5°调整柱镜轴位进行比较,直至满意的球性中和映光出现。

5. 如何才能提高检影轴位的准确度?

先轴后度数再轴位。在出现映光光带且光带轴向为中和时,先将检影镜光带旋到与映光光带一致的轴向,映光光带最窄最清晰,拉窄检影镜光带至细线状,该线穿过瞳孔中心时,所对应的刻度为散光轴位。在该轴位上逐渐增加柱镜度,反复调整柱镜轴位,保持映光光带与所加柱镜轴位一致。在接近中和时,如果轴位精准,将形成满意的球形中和映光,任意方向检影均为中和;如轴位略有偏差,有些方向检影为顺动,有些方向检影为逆动,有扭曲感,这时再正负5°轴微调柱镜轴位,直至满意的球性中和映光。

6. 散光太低找不到映光光带,怎么办?

对于度数≤0.50DC的散光,映光光带通常不明显,只能通过找映光动向为不动的轴向来判断散光轴位,在接近中和时进行轴位微调直至出现满意的球形中和影。因此,低度的散光是检影验光中比较容易遗漏或检查不准的度数,还需主觉验光做进一步的检查和精调,可用散光表和JCC法。

7. 散光度数较高,看不清映光光带,怎么办?

对于度数大于2.00DC的散光,通常映光光带还是比较容易找到,但由于映光暗和慢,动向不容易判断。这时可以缩短工作距离帮助判断动向,再回到正常工作距离进行中和;同时注意观察,如果加对柱镜性质,映光光带会越来越亮,动向变明显;否则映光光带越来越暗,动向更难判断。

8. 在进行球柱联合中和的检影时,本来都是顺动的,为何会出现一个轴向顺动一个轴向逆动?

这是由于球镜度数加高了，超出映光光带轴向的度数，使这个轴向变为逆动，而垂直映光光带的轴向度数还不够，依然为顺动。可两种解决方法：一种是将球镜度数减少至映光光带轴向中和，垂直方向依然为顺动；另一种是将球镜度数继续加高至垂直映光光带轴向中和，映光光带偏转90°，与原光带轴向呈垂直关系，映光动向从顺动变为逆动，需用负柱镜来中和。例如：该例练习片的检影中和度数应为 +1.00DS/+2.50DC×20。未加镜片前已有映光光带，两主轴向均为顺动（图 4-3-34），映光光带轴向 20° 只需 +1.00DS 中和，垂直映光光带轴向 110° 需 +3.50DS 中和。当球镜加至 +2.00DS 时，超出 20° 轴向所需的 +1.00DS，出现逆动，而 110° 轴向需要的 +3.50DS 还达不到，依然为顺动，这时就出现了一个轴向顺动一个轴向逆动的现象（图 4-3-36）。可将球镜度数降至 +1.00DS，20° 轴向为中和，110° 轴向依然为顺动（图 4-3-35），继续加正柱镜达到中和，其检影中和度数应为 +1.00DS/+2.50DC×20。也可以将球镜度数继续加到 +3.50DS，使 110° 轴向中和，20° 轴向变为逆动（图 4-3-37），映光光带轴向从 20° 变为 110°，继续加负柱镜达到中和，其检影中和度数应为 +3.50DS/−2.50DC×110。

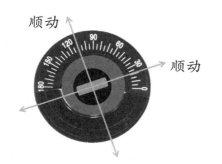

图 4-3-34　两主轴向均为顺动

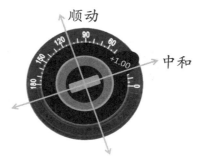

图 4-3-35　+1.00DS 球镜时 20° 轴向为中和，110° 轴向为顺动

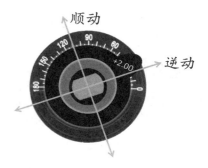

图 4-3-36　+2.00DS 球镜时 20° 轴向为逆动，110° 轴向为顺动

9. 在给顾客进行检影验光时，发现瞳孔区的映光与模拟眼的不一样该如何检影？

在为顾客进行检影验光时，发现瞳孔周边的映光与瞳孔中心的映光动向不一致、明暗不一致等现象。这是由于人眼是一个复杂的非球面光学系统，中心的屈光力与周边的屈光力并不一样。另外，为了不遮挡顾客注视远视标，检查者必须偏离被检眼的视轴进行检影。因此，在为顾客进行检影验光时，均以瞳孔中央的映光为准。

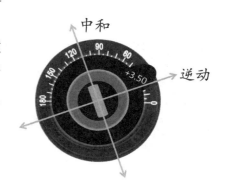

图 4-3-37　+3.50DS 球镜时 110° 轴向为中和，20° 轴向为逆动，光带变垂直

七、注意事项

1. 在检影过程中检影距离要准确并始终保持不变。

例如:原以为自己是在67cm的距离进行检影,在调整试镜片的过程中,不自主的缩短了工作距离至50cm。检影中和度数为 -1.50DS/-1.50DC×90,本应按照实际检影工作距离加 -2.00DS,结果只加了 -1.50DS,导致检影验光结果不准确。因此,初学者需反复用米尺测量确定自己的工作距离。

2. 检影时以瞳孔区中心的映光为准。

3. 为顾客进行检影验光时,不能遮挡顾客任何一只眼注视远视标,因此只能偏离被检眼视轴进行检影验光,这个偏离的角度尽量控制在15°以下。由于检影验光不是在顾客视轴上进行的,导致其结果并不完全精准,还需结合主觉验光,找到更为精准的验光结果。

4. 在进行检影验光前,应先检查试镜片箱试镜片是否齐全,摆放位置是否一一对应,以免检影验光中出现映光动向突然改变,才发现试镜片度数不是原来想要的,降低工作效率。再检查检影镜是否能正常使用。检影镜的检查顺序为,先确定电源已开启,灯泡能正常发光,调整强弱光功能正常,推板上下移动顺畅,旋转环调整顺畅。

5. 检影中和散光时,散光越高,对轴位精度的要求越高,稍有偏差,映光扭曲感明显;散光越低,越难确定轴位,甚至于偏差10°也不容易发现。

6. 为了尽可能地避免被检眼产生调节干扰验光的结果,在对散光进行检影验光时,先加球镜至一个轴向中和,相垂直轴向为逆动,再用负柱镜中和散光。

八、拓展知识

1. 检影练习片是什么镜片？如何使用？

为了能模拟更广泛的屈光不正度数进行检影验光练习,可以使用任意度数的镜片,按照试镜片直径大小,磨制成圆形。定制直径与试镜片一致的同心圆贴纸贴在该圆形片上。贴纸上的水平基准线应事先画好,且必须通过圆心。将检影练习片的水平基准线放在180°,用焦度计检测度数和轴位。检影中和度数与练习片度数,正好度数相同、符号相反、轴位一样。可分不同的难易程度制作大量检影练习片,并列好答案,方便学生反复练习。

2. 长时间使用检影镜而不关闭电源,灯泡容易烧坏,可按以下步骤自行更换灯泡:①旋转连接头和套管之间的齿轮(图4-3-38A);②拆下检影镜头(图4-3-38B);③取下灯泡上的聚光罩(图4-3-38C);④旋转拧下灯泡更换(图4-3-38D);⑤按顺序将部件安装回去;⑥接通电源检查灯泡是否正常发光。

3. 在外出义诊筛查或社区服务时,试镜片箱过于笨重且不好携带,可用检影镜加排镜进行检影验光。排镜是将球镜按一定的顺序排列安装在一长条形的木条中(图4-3-39),每条上五个球镜。一套共有八条,正负球镜各四条,度数从 ±0.50~±10.00DS,每 0.50DS一级。由于只有球镜,因此检影验光时只能用球镜分别中和两主轴向后,再用两柱镜叠加的方法计算出散光。例如:某被检眼映光光带在80°轴向,逆动,垂直轴向170°,逆动。用排镜 -2.00DS 中和80°映光光带轴向时,垂直轴向170°依然为逆动,再将排镜度数增

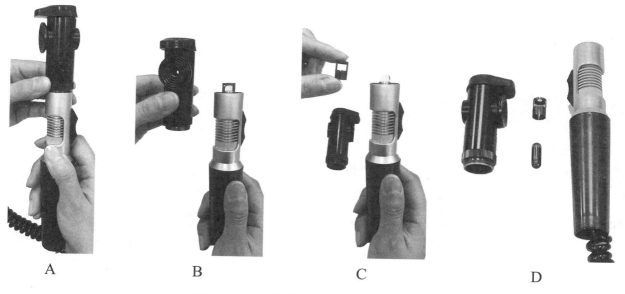

图 4-3-38 检影镜更换灯泡的方法

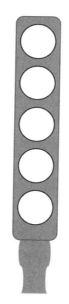

图 4-3-39 球镜排镜

加到 -3.00DS 时,170° 轴向中和。该例被检眼 80° 轴向屈光力为 -2.00D,170° 轴向屈光力为 -3.00D,联合度数为 -2.00DS/-1.00DC×80。

练习题(单选题)

1. 关于检影镜的手持方法正确的是(　　　)。

　　A. 双手持镜对准检查者右眼　　　　　　B. 双手握住检影镜

　　C. 一手持镜,一手拿电源线　　　　　　D. 一手持镜,一手插换镜片

2. 检影镜顶帽必须紧靠检查者的眉弓,目的是(　　　)。

　　A. 手持方便

B. 保证光线可对准检查者的最精确位置

C. 保证检影时检查者能经过观察孔观察到瞳孔映光,并保持稳定

D. 是唯一可使光线射入被检眼的位置

3. 下面关于顺动的说法错误的是(　　　)。

　　A. 顺动可见于小于工作距离的近视

　　B. 可见于高度远视

　　C. 顺动影动说明被检眼视网膜反射出的光线可能为发散光线

　　D. 顺动影动说明被检眼视网膜反射出的光线在检查者之前相交

4. 通电后(　　　)带状检影镜上的旋转环时,可使光带旋转360°。

　　A. 上下移动　　　　　B. 转动　　　　　　C. 推动　　　　　D. 按动

5. 带状检影镜可以通过旋转套管来调整光带的(　　　),通过推动推板来调整光带的(　　　)。

　　A. 方向　宽窄　　　B. 宽窄　方向　　　C. 方向　亮度　　　D. 亮度　宽窄

6. 带状光检影镜检影时,判断有无散光的三种现象分别是(　　　)。

　　A. 顺动现象、逆动现象、剪动现象

　　B. 破裂现象、厚度现象、剪动现象

　　C. 中和现象、剪动现象、顺动现象

　　D. 球面现象、非球面现象、中和现象

7. 检影时瞳孔区映光光带与检影镜光带不一致的现象,称为(　　　)现象。

　　A. 剪动　　　　　　B. 破裂　　　　　　C. 顺动　　　　　　D. 逆动

8. 检影工作距离为67cm,模拟眼已调整为中和,如缩短一点工作距离,将看到(　　　)映光。

　　A. 顺动　　　　　　B. 逆动　　　　　　C. 中和　　　　　　D. 无法判断

9. 检影工作距离为67cm,模拟眼套筒调至−1刻度时,所看到的映光动向为(　　　)。

　　A. 顺动　　　　　　B. 逆动　　　　　　C. 中和　　　　　　D. 无法判断

10. 检影工作距离为67cm,模拟眼已调整为中和,如果在模拟眼前加(　　　),将看到映光为顺动。

　　A. +0.25DS　　　　B. −0.25DS　　　　C. +0.25DC　　　　D. −0.25DC

11. 检影工作距离为67cm,模拟眼套筒调至刻度−1.5,但检影看到映光为顺动,应该将模拟眼的套筒(　　　),才能使模拟眼映光调至中和。

　　A. 拉长

　　C. 随意拉长或者缩短

　　B. 缩短

　　D. 无法判断

12. 被检眼是−2.00DS的近视,在50cm的距离进行检影,将会看到的映光动向是(　　　)。

　　A. 顺动　　　　　　B. 逆动　　　　　　C. 中和　　　　　　D. 无法判断

13. 被检眼是 −2.00DS 的近视，在 67cm 的距离进行检影，将会看到的映光动向是（　　）。

    A. 顺动　　　　　　　B. 逆动　　　　　　　C. 中和　　　　　　　D. 无法判断

14. 如被检眼的远点位于检查者前面，检影将观察到映光动向为（　　）。

    A. 顺动　　　　　　　B. 逆动　　　　　　　C. 中和　　　　　　　D. 无法判断

15. 检影工作距离为 67cm，模拟眼套筒调至刻度 −6，检影看到的映光速率（　　），亮度（　　）。

    A. 快、亮　　　　　　B. 慢、暗　　　　　　C. 快、暗　　　　　　D. 慢、亮

16. 检影工作距离为 67cm，某被检眼的屈光不正度为 −3.00DS/−1.50DC×180，那检影中和时的度数为（　　）。

    A. −4.50DS/−1.50DC×180　　　　　　　　　B. −1.50DS/−1.50DC×180

    C. −1.00DS/−1.50DC×180　　　　　　　　　D. −3.00DS/−1.50DC×180

17. 检影工作距离为 67cm，被检眼映光动向为顺动，那该被检眼不可能是（　　）。

    A. 正视眼　　　　　　　　　　　　　　　　B. >−1.50DS 的近视

    C. <−1.50DS 的近视　　　　　　　　　　　D. 远视眼

18. 检影工作距离为 67cm，检影中和镜度数为 −0.75DC×90，该眼的屈光状态是（　　）散光。

    A. 复性近视　　　　B. 复性远视　　　　C. 混合　　　　　　D. 单纯性近视

19. 检影工作距离为 50cm，映光动向为顺动，加 +4.00DS 正好中和，那屈光不正度为（　　）。

    A. 平光　　　　　　B. +2.00DS　　　　C. −2.00DS　　　　D. +2.50DS

20. 被检眼的屈光不正度是 −1.00DS/−1.00DC×005，在 67cm 的距离进行检影，那将会看到（　　）的映光。

    A. 所有轴向都是"顺动"

    B. 所有轴向都是"逆动"

    C. 005 轴向上是"顺动"095 轴向上是"逆动"

    D. 005 轴向上是"逆动"095 轴向上是"顺动"

21. 检影验光时顾客应（　　）。

    A. 单眼注视 5m 远的视标　　　　　　　　B. 双眼注视 5m 远的视标

    C. 单眼注视检影镜的灯光　　　　　　　　D. 双眼注视检影镜的灯光

22. 检影验光时，映光达到中和意味着（　　）。

    A. 找到了被检眼的远点

    B. 找到了被检眼的近点

    C. 将被检眼的远点调整到检查者的位置

    D. 对远视眼来说，就是它的焦点

23. 检影时,观察到的映光呈带状,那可能的屈光状态是(　　　　)。

  A. 只有近视　　　　　　　　　　B. 只有远视

  C. 含有低度散光　　　　　　　　D. 含有较高度数的散光

24. 检影验光时,调节座椅高度,使检查者与被检者的视轴在同一水平面内其夹角不得(　　　　)。

  A. 小于 15°　　　　　　　　　　B. 大于 15°

  C. 小于 12°　　　　　　　　　　D. 大于 10°

25. 检影过程中,某轴向上的映光已中和,而与之垂直的轴向上仍显逆动,则应加(　　　　)。

  A. 负球镜

  B. 正球镜

  C. 负柱镜,且轴在中和的轴向

  D. 负柱镜,且轴与中和轴向相垂

任务四　插片主觉验光

一、学习目标

1. 能使用试镜片箱和试镜架为顾客进行插片主觉验光。

2. 根据问诊、旧镜检查和客观验光的结果进行分析,选择合适的主觉验光方法和流程。

二、任务描述

根据问诊、旧镜检查和客观验光的结果进行分析,选择合适的主觉验光方法和流程,使用试镜片箱和试镜架为顾客进行插片主觉验光,获得准确的主觉验光结果。

三、知识准备

并不是所有的顾客都能配合使用综合验光仪进行主觉验光,也不是所有的工作环境都配备有综合验光仪。在综合验光仪问世以前,视光师一直是使用试镜片箱和试镜架来进行主觉验光,综合验光仪的出现也不能完全取代插片主觉验光。目前在一些欧洲发达国家,仍有 80% 的视光师更愿意使用试镜架进行插片主觉验光。其优势在于:①不会引起被检眼的近感知性调节;②视野范围相对大一些;③更接近顾客配戴眼镜的真实情况;④验光完成后可马上进行试戴;⑤即使顾客的头部有些偏斜,试镜架也跟着一起偏斜,不会因此而影响柱镜轴位的判断;⑥验光过程中不会因顾客头部离开综合验光仪而影响检查;⑦试镜片之间的间距相对小一些,镜片组的后顶点屈光力与镜片度数的代数和更加接近;⑧使用设备简单,价格便宜。缺点是①主觉验光中更换镜片比较麻烦;②试镜架戴在顾客鼻梁上,比较重;③容易滑脱等。因此,在实际工作中常将客观验光和插片主觉验光相结合,这样既可以提高验光结果的精准度,又可以有效地提高插片主觉验光的效率,减少换片次数,缩短所需时间。

试镜架上插片主觉验光的方法、步骤及流程与综合验光仪上的主觉验光基本一致。仅以下几个方面需要注意:

1. 换片原则 试镜架上的换片不像综合验光仪那样,只需要轻轻拨动一下轮盘就行,需要将一个镜片取下,放入另外一个镜片,而在更换镜片的时候,需要考虑是否会对被检眼的调节造成影响。

例如:在进行 MPMVA 步骤时,需要将试镜架中 -1.50DS 换成 -1.75DS。可以有两种做法:第一种是先取出 -1.50DS,再放入 -1.75DS;第二种是先放入 -1.75DS,再取出 -1.50DS。表面上看这两种做法的结果是一样的,但仔细分析一下过程,会发现有很大的差异。

如果选择第二种做法,放入 -1.75DS,还未取出 -1.50DS 时,被检眼前的度数突然变为 -3.25DS,远远高于被检眼本身的屈光不正度,过多的负镜度将刺激被检眼产生调节,雾视法和 MPMVA 所做的放松调节的努力将白费,甚至于有些顾客的调节被刺激后就很难再放松导致验光结果的不准确。

而如果选择第一种做法,先将 -1.50DS 取出时,相当于被检眼前再雾视了 +1.50DS,雾视状态下,调节只会使物像更加模糊,被检眼不会被刺激产生调节,这时再放入 -1.75DS,不会对调节状态产生明显的影响。

如果是正球镜,则又有不同。例如 +2.00DS 换成 +1.75DS,如果按照负球镜换片的方法,先取出 +2.00DS 镜片,则相当于眼前加了 -2.00DS 的负镜度,被检眼处于过多负镜度的环境下,将被刺激产生调节。因此,正球镜的换片应该反过来,先放入 +1.75DS,再取出 +2.00DS,只是增加了雾视量,而不会刺激被检眼产生调节。

根据上述分析总结,插片主觉验光的换片原则可归纳为"先加后换",它指的是先加新雾视镜片再取出原雾视镜片。对于负球镜换片,应采取"先取后加"(图 4-4-1),而对于正球镜换片,应采取"先加后取"(图 4-4-2)。在实施插片主觉验光时,要特别注意这个细节,每次换片都必须遵守这个原则。

2. 手持式 JCC 的使用 情境二任务四中我们已经学习了 JCC 的结构,手持式与综合验光仪中的 JCC 结构是一致的,使用方法也完全一样。在插片主觉验光中,要特别注意手持式 JCC 的握持方法及翻转。

可用拇指和示指捏住 JCC 的手柄,其余三指在顾客面部寻找一个合适的着力点作为支撑,且不可遮挡顾客的视线(图 4-4-3)。翻转过程中要翻得迅速,且翻转后位置准确。这需要检查者多加练习才能熟练掌握。

精确散光轴位时,"柄对轴",进行"第一面"和"第二面"的比较(图 4-4-4A、B、C)。根据顾客的回答,JCC 停留在较好面(图 4-4-4C),将初始柱镜的轴向着 JCC 同号方向调

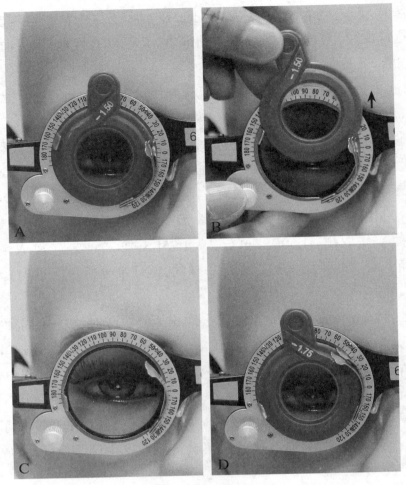

图 4-4-1 负球镜换片的"先取后加"原则

整 5°~10°（图 4-4-4D）。这一步在综合验光仪中只有负柱镜,因此是向着 JCC 红点或"–"的方向调整轴位,而在插片主觉验光中,如遇到初始柱镜为正柱镜,则需要向着 JCC 白点或"+"的方向调整轴位,可简称为"追同号"。调整初始柱镜轴位后,JCC 要重新"柄对轴"（图 4-4-4E、F）,这一步在综合验光仪中是自动对齐的,而手持式 JCC 需检查者依照初始柱镜的轴重新对齐。例如:试镜架中初始柱镜为 +1.50DC×90,JCC 手柄在刻度 90 处进行两面比较,顾客回答较好面"+"在 45° 轴,则需要将初始柱镜的轴从刻度 90 调至刻度 80,再次将 JCC 手柄放在刻度 80 进行两面比较,顾客回答较好面"+"在 125° 轴,初始柱镜轴调至刻度 85,JCC 手柄在刻度 85 继续进行两面比较,顾客回答一样,则初始柱镜轴位精确为 +1.50DC×85。

精确散光度数时,"轴对轴",进行"第一面"和"第二面"的比较（图 4-4-5A、B、C）。根据顾客的回答,JCC 停留在较好面,如果是红点或"–"与初始柱镜轴对齐,柱镜度数加 –0.25DC,更换试镜架中的柱镜片（图 4-4-5D）;如果是白点或"+"与初始柱镜轴对齐,柱镜度数加 +0.25DC,更换试镜架中的柱镜片。并注意"等效球镜度"法则,当柱镜度数改变 0.50DC 时,球镜度数必须调整 0.25DS 后才进行下一次的两面比较。

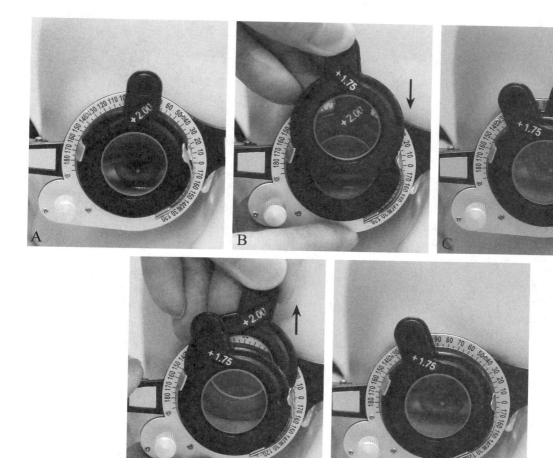

图 4-4-2 正球镜换片的"先加后取"原则

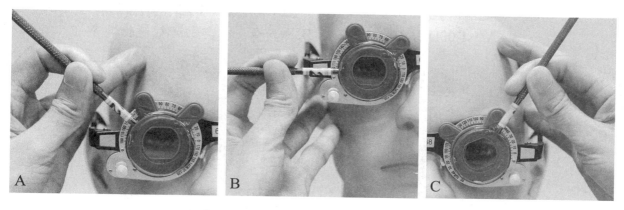

图 4-4-3 手持式 JCC 的握持方法

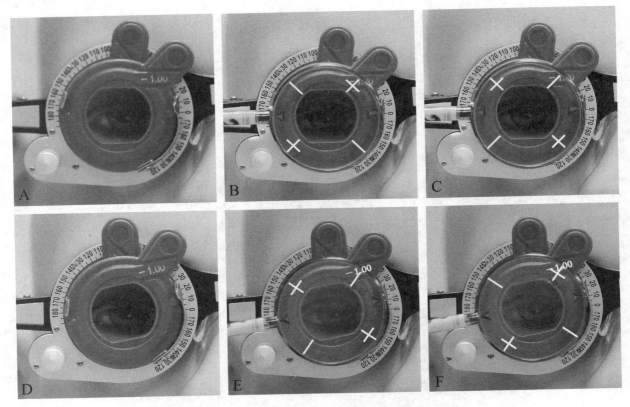

图 4-4-4 手持式JCC精确散光轴位

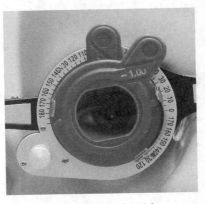 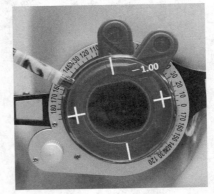

A. −1.00DC×10　　　　　　B. 第一面"+"与初始柱镜轴对齐

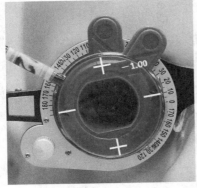 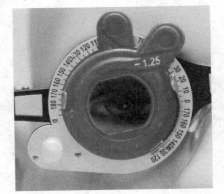

C. 第二面"−"与初始柱镜轴对齐　D. 第二面更好时调整为 −1.25DC×10

图 4-4-5 手持式JCC精确散光度数

3. 交替遮盖雾视法进行双眼平衡　插片主觉验光也可以用棱镜分离法来进行双眼平衡。但由于多数试镜片箱中没有两个 $3^\triangle$ 的棱镜镜片,可改用两个 $2^\triangle$ 的棱镜底向相反分别置于左右眼前进行分离,但如果顾客垂直方向的融像能力比较强的话,$2^\triangle$ 是不能将视标分离成两行的。还可以采用在一只眼前加 $6^\triangle$ 棱镜的方法,但由于棱镜本身也会导致部分的视力下降,一只眼前有棱镜,另一只眼前没有,对于以视力为主要判断依据的双眼平衡来说,即使顾客回答一样了,也可能还是不一样的。另一方面,由于棱镜镜片比较厚重,会增加顾客不适感,这种情况下的主觉判断也会有一定的误差。

这里再介绍一种比较适合在试镜架上操作的方法,即"交替遮盖雾视法"。单眼雾视和双眼雾视的步骤与棱镜分离法是一样的。不同的是,比较双眼模糊程度时,不是用棱镜分离,而是直接交替遮盖左右眼进行比较。但要注意的是,由于单眼遮盖会阻碍调节的放松,时间稍长,恢复单眼注视状态下的调节,会影响主觉验光的结果,因此在进行交替遮盖时,单眼遮盖时间越短越好,交替遮盖 3~5 次以后,无论顾客有无比较出差异,应恢复一段时间的双眼注视,然后再次进行交替遮盖比较。之后的调整以及平衡的判断与棱镜分离法是一样的。

实施时,引导顾客注视双眼雾视后最佳视力上一行视标,分辨左右眼的模糊程度是否一样。"这是右眼看到的,这是左眼看到的,您比较一下左右眼看到的是否一样模糊。"遮盖时间约 2 秒,从一只眼移到另一只眼的速度要尽量快,应该遮盖的眼要完全遮住,不应该遮盖的眼要完全打开,重复 3~5 次,去遮盖恢复双眼注视约 3~5 秒,再进行交替遮盖,直至顾客回答。

双眼平衡后进行双眼 MPMVA 时,需要双眼同时等量调整度数,这在综合验光仪上是很容易完成的,但在试镜架上操作会相对困难一些。先准备好双眼要换的镜片,左右眼同时取出或同时加入试镜片。

4. 关于双色试验　目前绝大部分的视光诊室都配备有视标投影仪,所有的视标投影仪都有红绿视标,因此插片主觉验光中的双色试验与综合验光仪上的操作完全一样,仅需要注意换片原则。

如果只有普通的标准对数视力表或灯箱视力表,而又必须实施双色试验时,可以用红色和绿色滤片来实施,交替将绿色、红色、绿色镜片放在被检眼前,引导顾客进行比较和判断。握持方法如图 4-4-6。但要注意试镜片箱中的红绿色滤片的波长是否满足双色试验的要求。如波长不正确,会影响结果的判断。

5. 关于试镜架　试镜架是插片主觉验光中不可缺少的工具之一。在验光前应熟悉其结构,

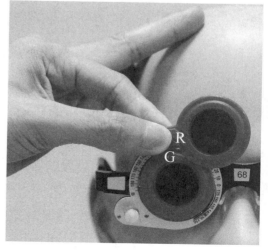

图 4-4-6　红绿滤片握持方法

并仔细检查试镜架是否完好。

通常试镜架的镜圈后面有 1 个插片槽,镜圈前面有 2~3 个插片槽,基本能满足各种屈光状态的验光和试戴所需。常见类型有可调式(图 4-4-7)和固定式(图 4-4-8)。可调式试镜架的瞳距、鼻托高度、镜腿长度、前倾角、外张角等均可以根据顾客的脸型来进行调整,缺点是相对比较笨重。固定式试镜架结构比较简单,轻便,缺点是不能根据顾客脸型进行调整,瞳距固定,瞳距范围 52~70mm,每 2mm 一个,需准备全套的试镜架。

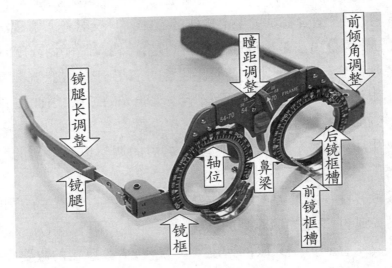

图 4-4-7 可调整式试镜架

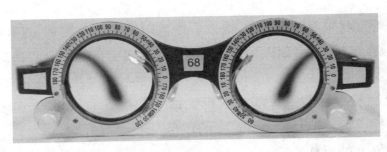

图 4-4-8 固定式试镜架

四、实施步骤

1. 完成问诊、瞳距测量、旧镜检查、视力检查、电脑验光或检影验光,综合分析后初步判断顾客的屈光状态,设计主觉验光流程。

2. 选择合适的试镜架为顾客配戴,调整镜眼距,确保顾客双眼位于镜圈中央。选择合适的起始度数置入试镜架中,并指导顾客如何配合检查。

3. 按流程使用试镜架、试镜片箱、手持式 JCC 和视标投影仪完成主觉验光。

4. 正确记录检查结果,并向顾客解释验光结果。仪器设备归位。

五、实训与评价

【实训】

1. 请一位同学做你的顾客,完成问诊、瞳距测量、旧镜检查、视力检查、电脑验光或检影验光后,设计主觉验光流程,记录这些检查的结果并写出流程图。

姓名		性别		年龄	
来诊原因					
戴镜史					
眼病史、全身病史及手术史					
用眼需求					
来诊目的					

双眼瞳距(远/近)				
旧镜度数	右眼 OD		光心距:	
	左眼 OS			
电脑验光结果	右眼 OD			
	左眼 OS			
		右眼 OD	左眼 OS	双眼 OU
裸眼视力	远			
	近			
戴旧镜视力	远			
	近			
检影验光结果及矫正视力	右眼 OD			
	左眼 OS			

设计主觉验光流程图：

2. 选择合适的起始度数，按照设计的主觉验光流程，使用试镜架、试镜片箱、手持式 JCC 和视标投影仪完成主觉验光，并将过程和结果记录在下表中。

过程	眼别	度数	视力
起始度数	右眼 OD		
	左眼 OS		
单眼验光结果	右眼 OD		
	左眼 OS		
双眼 MPMVA 结果	右眼 OD		
	左眼 OS		

【评价】 参照该评分标准进行自评、互评、组长评价或教师考核（操作应在 30 分钟内完成）。

考核要点	分值	评分标准	扣分	得分
顾客指引	5	规范用语,表达清晰准确,语调亲切,与顾客有效交流,未向顾客解释如何配合检查,扣 10 分		
问诊	10	来诊目的、戴镜史、家族戴镜史、眼病史、手术史、全身病史和用眼需求,少问一项扣 5 分		
瞳距测量	5	未按规范要求操作的,酌情扣分,并记录扣分原因:		
旧镜检查	5	未按规范要求操作的,酌情扣分,并记录扣分原因:		
视力检查	10	未按规范要求操作的,酌情扣分,并记录扣分原因:		
客观验光	10	未按规范要求操作的,酌情扣分,并记录扣分原因:		
主觉验光流程设计	10	不能根据顾客基本情况分析出应使用球性还是散光验光流程的,扣 10 分;流程中遗漏关键步骤的,扣 10 分;流程中步骤顺序错误的,扣 5 分;流程图不清晰,或排列不整齐的,酌情扣分		
插片主觉验光	30	未按规范要求操作的,每一步骤扣 5 分,并记录扣分原因:		
结果记录	10	未写 "+"、"–" 或轴位,扣 10 分;未写 DS、DC,一项扣 5 分;记录不完整不清晰的,酌情扣分;向顾客解释错误一项,扣 5 分;仪器未归位关闭,扣 10 分		
行为规范	5	要求穿工作服,仪容整洁,口气清新,态度严谨,言谈举止大方得体,酌情扣分		

六、常见问题

1. 插片主觉验光时需要多个试镜片,应如何放置这些镜片?

通常将高度数的球镜放在最靠近被检眼的插片槽中,柱镜放在最外面的插片槽中,中间的插片槽留出来换镜片时使用。度数越高者,越要注意镜眼距是否合适,配镜选择镜架时,要注意是否与试镜架试戴时的镜眼距一致。

2. 在插片主觉验光过程中,换了一个镜片后,视力本应该提高的,但实际上视力却突然下降了,这是为什么?

首先应检查所加的试镜片正负是否正确,其次检查试镜片度数是否正确。试镜片箱内试镜片摆放位置错误的事情时有发生,这将影响工作效率和主觉验光的流畅性,因此在验光前一定要先检查试镜片箱镜片是否齐全,所放位置是否正确。除此之外,检查试镜片是否干净清洁,并用眼镜布将试镜片擦拭干净。

3. 插片主觉验光过程中,顾客总是抱怨比较模糊,但按照预期分析并不应该是这样的,这是为什么?

检查靠近被检眼的试镜片是否因为起雾气而看不清,或因为镜片被睫毛碰到弄脏镜片而看不清。取下试镜片擦拭干净,重新放入试镜架后调整镜眼距。

4. 试镜片箱里的柱镜只有一面有轴位刻度线,另一面没有,有时看不到轴位怎么办?

用焦度计测量并打印标记,再用瞳距尺对齐标记,用记号笔画出轴位标记(图4-4-9)。

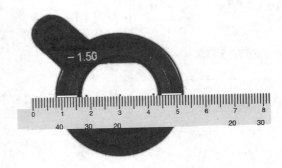

图 4-4-9 柱镜轴位标记方法

七、注意事项

1. 在进行换片操作时,请勿遮住顾客注视远处视标。在开始验光前,应告知顾客,如果遮住其注视视标应马上报告。

2. 为了避免遮住顾客注视远处视标,又方便检查者操作,检查右眼时应站或坐在顾客的右侧面(图4-4-10),检查左眼时应在顾客左侧面。

3. 换片动作应轻柔,减少顾客的不舒适感。用一只手扶住试镜架镜圈的下缘,另一只进行操作(图4-4-10)。

4. 试镜片放入试镜架前,一定要仔细核对正负性质、球柱性质和度数是否正确,错误的镜片可能导致被检眼产生调节,或使顾客不舒适,直接影响验光结果的准确性。

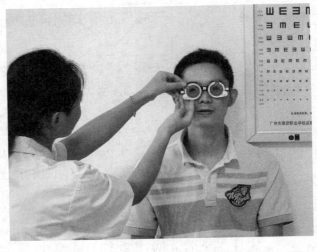

图 4-4-10 插片主觉验光时检查者的位置

5. 验光操作过程中,应始终注意观察顾客,避免其眯眼、歪头、仰视或俯视,将影响验光结果的准确性。

6. 为确保下次取用试镜片时可拿到正确和干净的镜片,每次取下的试镜片应马上放回试镜片箱原位。

八、拓展知识

综合运用几种验光方法可提高验光的效率和准确度。

例如:可在综合验光仪上进行检影验光,完成单眼主觉验光部分,再在试镜架上完成双眼主觉验光。

在综合验光仪上进行检影验光有以下优势:①调整度数非常方便快捷,对于高度数者可以用 ±3.00DS 的粗调来调整,接近中和时细调轮盘可方便反复比较接近的几个度数哪个更合适;②可运用内置辅镜中的 R 镜,刚好抵消 67cm 工作距离的人工近视度数,在 R 镜条件下检影达到中和后,不需要计算和调整球镜度,直接去掉 R 镜就是检影验光结果,也是主觉验光的起始度数。缺点是:①初学者不容易找到被检眼的瞳孔;②被检眼可能因为近感知性调节而导致检影结果有误差;③柱镜度数最高只有 −6.00DC,超出该范围者不适用;④只有负柱镜,必须通过加球镜至出现逆动映光光带才能加负柱镜至中和。

由于综合验光仪上的镜片度数调整非常方便,完成单眼主觉验光中的雾视、MPMVA、JCC 精确等步骤效率高。

利用试镜架上主觉验光受近感知性调节影响小的优势,再在试镜架上进行双眼雾视、双眼平衡和双眼的 MPMVA 检查。完成验光后可直接试戴。

 练习题(单选题)

1. 手持式 JCC 精确初始柱镜 +1.50DC×100 时,柄对轴,顾客回答较好面,"−"在 145,则下一步应( )。

   A. 将初始柱镜的轴转到刻度 90

   B. 将初始柱镜的轴转到刻度 110

   C. 将初始柱镜的度数调整为 +1.75DC

   D. 将初始柱镜的度数调整为 +1.25DC

2. 进行单眼 MPMVA 时,需将 −3.00DS 换成 −3.25DS,应( )。

   A. 先加入 −3.25DS,再取出 −3.00DS

   B. 先取出 −3.00DS,再加入 −3.25DS

   C. 取下顾客试镜架,换好镜片后再戴上

   D. 先加入 +3.00DS,再取出 +3.25DS

3. 运用交替遮盖法进行双眼平衡时,应( )。

   A. 遮盖单眼,分辨最小视标后再遮盖另一只眼

   B. 遮盖单眼的同时检查视力

   C. 一直交替遮盖,每只眼遮盖时间为 3~5 秒

   D. 每眼遮盖时间尽量短,避免单眼恢复调节

4. 手持式 JCC 精确初始柱镜 +2.50DC×170 时,轴对轴,顾客回答较好面,"−"在 170,则下一步应( )。

   A. 将初始柱镜的轴转到 160

B. 将初始柱镜的轴转到 180

C. 将初始柱镜的度数调整为 +2.75DC

D. 将初始柱镜的度数调整为 +2.25DC

任务五 试戴调整与开具处方

一、学习目标

1. 能根据儿童的需求、问诊信息和检查结果,结合远视、近视、屈光参差和弱视的处方原则选择合适度数进行试戴。

2. 能指导儿童进行试戴。

3. 能根据儿童顾客试戴效果进行分析并做出合理的调整。

4. 能开具合适的配镜处方。

二、任务描述

综合分析顾客的来诊目的、病史、用眼需求及主要目的,结合近视、远视、屈光参差和弱视的处方原则,调整主觉验光结果放入试镜架中,指导顾客进行试戴,根据顾客反馈的信息,调整试戴度数,直至顾客获得清晰舒适或具有诊疗目的的配镜度数,按规范要求开具处方。

三、知识准备

由于儿童的适应能力强,且不会表达或表达不准确,即使有不舒适的感觉,也很难表达出来,这就要求检查者验光时要更加耐心和细心,才能够判断准确的度数,把握好处方原则,给予儿童合适的试戴眼镜。而不能依赖儿童试戴时的舒适感来判断处方的合理性。

近视、远视、屈光参差的处方原则参见情境一任务十。本任务主要分析来诊儿童中常常会遇到的弱视,该如何开具处方。

首先要能诊断弱视。先看矫正视力,一般情况下,最佳矫正视力≤0.8 或两只眼的最佳矫正视力相差两行以上即可诊断为弱视。但儿童的视觉还处于发育期,视力尚未能达到 1.0 水平。根据研究结果显示,儿童正常视力在 3~4 岁时应达到 0.5,5 岁时达到 0.6~0.7,6~7 岁时达到 0.7~1.0。因此视力不是诊断弱视的唯一指标,屈光度也是非常重要的参数,只有达到一定程度的屈光不正或屈光参差才有可能导致弱视,必须将屈光度和矫正视力结合起来才能做出弱视的诊断。例如:一名 3 岁的孩子,双眼裸眼远视力均为 0.6,阿托品散瞳验光结果显示双眼均为 +1.50DS 的远视,矫正视力 0.6。低度远视并不会导致弱视的发生,该例中 0.6 的裸眼视力对于该年龄段的儿童来说,是正常视力范围,排除斜视和眼疾病等情况,该儿童不能诊断为弱视,只需定期复查。一名6岁的孩子,双眼裸眼远视力0.4,阿托品散瞳验光结果 OD +2.25DS/+3.00DC×80 0.6 OS +2.00DS/+3.50DC×100 0.6,由于高度复性远视散光,无论看远看近都没有清晰的物像刺激视网膜发育,有明确的弱视成因,该儿童应诊断为弱视,需足度矫正,坚持戴镜,配合弱视治疗。分析上述两个案例,矫正视力均为0.6,但屈光度数不同,诊断结果和处理方式也就截然不同。

按照最佳矫正视力的高低,一般将弱视分为轻、中、重度。轻度弱视的最佳矫正视力为0.6~0.8,中度弱视的最佳矫正视力为0.2~0.5,重度弱视的最佳矫正视力≤0.1。

弱视越早发现,越早治疗,治疗效果越好,6岁前是治疗的最佳时期。而且弱视治愈后可能会复发,仍需要追踪观察3年左右。弱视治疗的关键是配戴合适的矫正眼镜,使弱视眼无论看远看近都有清晰的物像刺激视网膜,在此基础上配合遮盖和精细目力工作,大部分可获得较好的治疗效果。这里我们仅讨论与屈光不正、屈光参差和部分斜视有关的弱视处方原则。

1. 屈光不正性和屈光参差性弱视的处方原则　屈光不正性和屈光参差性弱视约占全部弱视的50%~70%,多数为中高度的远视,其次为高度散光,极少数为高度近视。多数斜视性弱视也伴有不同程度的屈光不正。首诊未戴镜而年龄又低于6岁者,最好能用阿托品散瞳验光,避免因儿童调节力强,隐性远视不能完全检查出来。

远视引起的重度弱视尽量给予足度矫正,中度弱视可以适当欠矫,欠矫部分应≤2.00DS,轻度弱视可按视力正常儿童的处理原则,小瞳状态下主觉验光的最佳矫正视力最高正镜度。

散光者以足度准轴为原则,高度散光不能适应者,首次配镜可适当降低散光度数,待儿童适应后再给予足度矫正。

屈光参差者即使两眼度数相差较大,也尽量足度矫正。首次配戴因度数相差太大不能适应者,适当降低差眼的度数,至儿童能接受,待适应后再给予足度矫正。

最常用的矫正方式还是框架眼镜,安全、方便和有效。在特殊情况下才考虑角膜接触镜和屈光手术。

2. 远视伴有内斜视或内隐斜的弱视的处方确定　会引起弱视的斜视主要是内斜视,无论斜视度的大小,只要是婴幼儿期出现的以一只眼注视为主的内斜视,偏斜眼都会出现弱视。外斜视引发弱视的几率比较低。远视伴内斜视或内隐斜的弱视,首诊未戴镜者,应使用阿托品散瞳验光,足度矫正。这类弱视通常是由于调节过度紧张,引发过多的集合而出现内斜视或内隐斜,睫状肌麻痹前后度数差异较大,难于通过戴矫正眼镜来放松调节。因此,通常要在睫状肌麻痹状态下,就戴上足度矫正眼镜,利于儿童放松调节并容易适应眼镜度数。每半年至一年复查一次。调节性内斜视戴足度矫正眼镜一段时间后,在维持眼位正位的前提条件下,可给予最佳矫正视力的最低正镜度,适当欠矫。

3. 不同年龄儿童正常远视力标准　刚出生时眼睛还未发育成熟,视力很差,只能看见 2~3m 以内的物体轮廓。随着出生后光的刺激,眼睛不断发育,视力也逐渐提高至正常水平。因此,不同年龄阶段儿童的正常视力标准是不同的(表 4-5-1)。在进行验光开具处方前应考虑年龄的因素。

表 4-5-1　儿童远视力标准

年龄	裸眼视力	年龄	裸眼视力
2 岁	0.4	6~7 岁	0.7~1.0
3~4 岁	0.5	7 岁以上	1.0
5 岁	0.6~0.7		

备注:任何年龄双眼矫正视力相差不大于两行

四、实施步骤

详见情境一任务十。

五、实训与评价

【实训】　参照案例一的分析思路,小组讨论案例后向全班同学汇报,并回答同学的疑问。

➤ 案例一:王 ××,男孩,4 岁,幼儿园。

来诊原因:幼儿园体检发现左眼视力不好,特来检查。

戴镜史:从未戴过眼镜,从未检查过眼睛。

家族戴镜史:父母视力好,均没有戴镜。

眼病史、全身病史和手术史:无眼病史,无手术史,身体健康。足月顺产。

用眼需求:看电视每天约 30 分钟,看书、画画每天约 30 分钟。

来诊目的:检查视力下降的原因,明确是否需要配镜。

双眼瞳距(远/近)		52mm		
旧镜度数	右眼 OD	—	光心距: —	
	左眼 OS	—		
电脑验光结果	右眼 OD	−0.50DS		
	左眼 OS	+3.00DS		
	右眼 OD	左眼 OS	双眼 OU	

续表

裸眼视力	远	1.0	0.3	1.0
	近	0.8	0.1	0.8
戴旧镜视力	远	—	—	—
	近	—	—	—
阿托品散瞳 验光结果	右眼 OD	+1.50DS	1.0	
	左眼 OS	+6.50DS	0.4	
主觉验光复查结果	右眼 OD	PL	1.0	
	左眼 OS	+5.00DS	0.4	

首先向家长说明男孩的具体情况,右眼为轻度远视,左眼为高度远视,相差达5.00DS。由于双眼注视时右眼只需要很少的调节就能看远看近清晰,因此右眼视力正常,而左眼由于远视度数太高,无论看远看近都看不清,没有清晰的物像刺激视网膜发育,导致左眼弱视。男孩的年龄只有4岁,正处于治疗弱视的敏感期,首先必须配戴足度矫正的眼镜,使左眼有清晰的物像刺激视网膜,再配合每天遮盖右眼4~6小时的精细目力工作,左眼弱视治愈的可能性很大。由于两眼度数相差5.00D,刚开始配戴的时候,男孩可能会出现头晕等不舒适的感觉,但儿童的适应能力很强,应尽量去适应,这样对于其弱视治疗有帮助。

现给予男孩 OD PL OS +5.00DS 的度数进行试戴,在家长的陪同下试戴15分钟后,家长反映男孩没有明显的行为异常,行走、玩耍自如,未反映有不舒适的感觉。

综合考虑后,给予 OD PL OS +5.00DS 的配镜处方,并叮嘱家长监督男孩每天坚持戴镜,即使去幼儿园也要戴着,每天遮盖右眼约4~6小时,用左眼做一些精细工作,例如看电视、画画、看书、描图填色等。由于是首次配镜治疗,1个月后需戴着眼镜回来复查。由于两眼度数相差大,同一折射率加工后的眼镜片会一个薄一个厚,既不美观配戴也不舒适,右眼可选择普通折射率的镜片,左眼则要选择高折射率的镜片,镜架要选择光心距合适、结实、安全、轻巧的。

请根据上述分析,填写处方单。

检查日期: 年 月 日

姓名: 性别: 年龄:

	球镜	柱镜	轴位	棱镜	底向	矫正视力
远用						
近用						

瞳距: 验光师签名:

> **案例二**:黄 ××,女孩,3 岁,幼儿园。

来诊原因:家长发现小孩看近时有点像"斗鸡眼",担心有斜视,特来检查。

戴镜史:从未戴过眼镜,从未检查过眼睛。

家族戴镜史:父母视力好,均没有戴镜。

眼病史、全身病史和手术史:无眼病史,无手术史,身体健康。足月顺产。

用眼需求:看电视每天约 30 分钟,看书、画画每天约 30 分钟,偶尔会玩一下手机或平板电脑,每次不会超过 30 分钟。

来诊目的:鉴别是否有内斜视,明确该如何处理。

双眼瞳距(远 / 近)		52mm		
旧镜度数	右眼 OD	—		光心距: —
	左眼 OS	—		
电脑验光结果	右眼 OD	+0.50DS		
	左眼 OS	+0.50DS		
		右眼 OD	左眼 OS	双眼 OU
裸眼视力	远	0.8	0.8	0.8
	近	0.8	0.8	0.8
戴旧镜视力	远	—	—	—
	近	—	—	—
阿托品散瞳验光结果	右眼 OD	+2.00DS	0.8	
	左眼 OS	+2.00DS	0.8	
主觉验光复查结果	右眼 OD	+0.50DS	0.8	
	左眼 OS	+0.50DS	0.8	

经看远看近眼位检查,双眼正位。因其内眦赘皮较多,且由于年龄小,鼻梁还没有发育,双眼内侧巩膜被遮盖较多,看近时容易被误以为有内斜视,实为假性内斜视,只需密切观察即可。

讨论:是否需要配镜?需要配多少度的眼镜?是否有弱视?建议多久复查一次?

➤ **案例三:**卢××,男孩,4 岁,幼儿园。

来诊原因:家长发现小孩看近物时一只眼向内偏斜 3 个月,特来检查。

戴镜史:从未戴过眼镜,从未检查过眼睛。

家族戴镜史:父亲视力好,没有戴过眼镜;母亲自幼配戴远视眼镜,读小学二年级时做过内斜视手术,现戴眼镜双眼约为三百度远视,矫正视力约 0.6。

眼病史、全身病史和手术史:无眼病史,无手术史,身体健康。足月顺产。

用眼需求:看电视每天约 1 小时,看书、画画每天约 30 分钟,每天下午会有 1~2 小时的户外活动。

来诊目的:检查是否有内斜视,是否需要配镜?还是要做手术?

双眼瞳距(远 / 近)		54mm		
旧镜度数	右眼 OD	—		光心距:　—
	左眼 OS	—		
电脑验光结果	右眼 OD	+1.50DS/+1.00DC×90		
	左眼 OS	+1.50DS/+1.00DC×90		
		右眼 OD	左眼 OS	双眼 OU
裸眼视力	远	0.4	0.4	0.4
	近	0.2	0.2	0.2
戴旧镜视力	远	—	—	—
	近	—	—	—
阿托品散瞳验光结果	右眼 OD	+4.50DS/+1.00DC×90	0.6	
	左眼 OS	+4.50DS/+1.00DC×90	0.6	
复查主觉验光结果	右眼 OD			
	左眼 OS			

阿托品散瞳前看远正位,看近左眼内斜约 15°。阿托品散瞳后双眼看远看近均正位。

讨论:该男孩是否有内斜视?是否需要配镜?应该配多少度的眼镜?填写在下面的处方单中。应采用怎样的配戴方式?多久需要复查一次?建议顾客选配怎样的镜架和镜片?是否需等睫状肌麻痹剂药效过后才开始戴镜?为什么?

检查日期： 年 月 日

姓名： 性别： 年龄：

	球镜	柱镜	轴位	棱镜	底向	矫正视力
远用						
近用						

瞳距： 验光师签名：

> **案例四**：曾××，男孩，6岁，小学一年级。

来诊原因：入学前体检发现双眼视力差，特来检查。家长未发现平时有视物不清的情况，希望明确是否真的视力下降了。

戴镜史：从未戴过眼镜，从未检查过眼睛。

家族戴镜史：父母视力好，均没有戴镜。

眼病史、全身病史和手术史：无眼病史，无手术史，身体健康。足月顺产。

用眼需求：看书、写字、画画等每天1~2小时，每天下午户外活动约1小时。

来诊目的：检查小孩是否已经有近视了？是否需要配镜？

双眼瞳距（远/近）		56mm		
旧镜度数	右眼 OD	—		光心距：
	左眼 OS	—		
电脑验光结果	右眼 OD	+3.00DS		
	左眼 OS	+3.00DS		
		右眼 OD	左眼 OS	双眼 OU
裸眼视力	远	0.3	0.3	0.3
	近	0.1	0.1	0.1
戴旧镜视力	远	—	—	—
	近	—	—	—
阿托品散瞳验光结果	右眼 OD	+6.50DS	0.5	
	左眼 OS	+6.50DS	0.5	
主觉验光复查结果	右眼 OD	+4.00DS	0.5	
	左眼 OS	+4.00DS	0.5	

先给予儿童双眼 +4.00DS 度数进行试戴，刚开始男孩说有点头晕，询问后没有大碍，叮嘱其继续坚持试戴十五分钟后，基本没有头晕等不舒适的感觉。

讨论:是否有弱视?应该开具多少度的配镜处方?填写在下面的处方单中。应采用怎样的配戴方式?多久需要复查一次?建议顾客选配怎样的镜架和镜片?

检查日期: 年 月 日

姓名: 性别: 年龄:

	球镜	柱镜	轴位	棱镜	底向	矫正视力
远用						
近用						

瞳距: 验光师签名:

➤ **案例五**:李××,12岁,小学六年级。

来诊原因:自幼发现有近视,每半年定期复查。

戴镜史:4岁时发现双眼近视三百度,每半年检查一次,每年更换一次眼镜,现戴眼镜是去年配的,双眼近视大约 –10.00DS。

家族戴镜史:父亲自幼眼睛不好,高度近视大约一千度,矫正视力只有0.5,母亲双眼视力正常,不戴眼镜。

眼病史、全身病史和手术史:5岁时做过外斜视手术,手术效果好双眼正位,无其他眼病史和手术史,身体健康。

用眼需求:看黑板投影、看书、写作业,每天8~10小时;特别爱看书,每天1~2小时。

来诊目的:检查近视度数有无加深,需不需要更换眼镜。

双眼瞳距(远/近)		58mm		
旧镜度数	右眼 OD	–9.50DS	光心距:	
	左眼 OS	–9.50DS	57mm	
电脑验光结果	右眼 OD	–12.50DS/–0.50DC×180		
	左眼 OS	–12.50DS/–0.50DC×180		
		右眼 OD	左眼 OS	双眼 OU
裸眼视力	远	0.01	0.01	0.01
	近	0.1	0.1	0.1
戴旧镜视力	远	0.5	0.5	0.5
	近	0.8	0.8	0.8
主觉验光结果	右眼 OD	–10.50DS	1.0	
	左眼 OS	–10.50DS	1.0	

给予双眼 –10.50DS 的度数进行试戴,顾客感觉清晰,没有头晕、眼胀等不适。

讨论:该顾客是否有弱视? 是否需要更换眼镜? 应该开具多少度的配镜处方? 填写在下面的处方单中。应采用怎样的配戴方式? 多久需要复查一次? 建议顾客选配怎样的镜架和镜片?

检查日期: 年 月 日

姓名: 性别: 年龄:

	球镜	柱镜	轴位	棱镜	底向	矫正视力
远用						
近用						

瞳距: 验光师签名:

> **案例六**:吴 ××,8 岁,小学二年级。

来诊原因:旧镜配戴一年左右,镜腿断,需重新验光配镜。

戴镜史:5 岁时体检发现双眼视力不好,验光检查双眼远视六百多度,伴有弱视,一直坚持戴镜治疗。目前弱视已基本治愈。现戴旧镜为去年所配,约 +3.50DS,矫正视力可达 1.0。

家族戴镜史:家里无人戴镜,父母双眼视力正常。

眼病史、全身病史和手术史:无眼病史,无手术史,身体健康。

用眼需求:看黑板、投影、看书、写作业,每天 6~8 小时;只有周末的时候可以看电视,一般 2~4 小时;喜欢画画,一有时间就画,每天 2~4 小时。

来诊目的:检查是否还有弱视,是否还需要戴镜矫正。

双眼瞳距(远 / 近)		56mm		
旧镜度数	右眼 OD	+3.50DS		光心距:
	左眼 OS	+3.25DS		55mm
电脑验光结果	右眼 OD	+1.50DS /+0.50DC×90		
	左眼 OS	+1.00DS /+0.50DC×90		
		右眼 OD	左眼 OS	双眼 OU
裸眼视力	远	0.2	0.2	0.2
	近	0.1	0.1	0.1
戴旧镜视力	远	0.8	0.8	0.8
	近	0.8	0.8	0.8
托吡卡胺散瞳验光结果	右眼 OD	+2.50DS /+0.50DC×90	1.0	
	左眼 OS	+2.25DS /+0.50DC×90	1.0	
复查主觉验光结果	右眼 OD	+2.50DS /+0.50DC×90	1.0	
	左眼 OS	+2.25DS /+0.50DC×90	1.0	

讨论:该顾客是否还有弱视?是否还需要配戴眼镜?是否需要更换眼镜?应该开具多少度的配镜处方?填写在下面的处方单中。比较去年验光和本次验光结果,预估该顾客的屈光发展情况是怎样的?应采用怎样的配戴方式?多久需要复查一次?建议顾客选配怎样的镜架和镜片?

检查日期: 年 月 日

姓名: 性别: 年龄:

	球镜	柱镜	轴位	棱镜	底向	矫正视力
远用						
近用						

瞳距: 验光师签名:

【评价】 就各组同学的案例汇报进行小组间互评。

组别	内容正确齐全(30分)	表达清晰(20分)	有创新性(20分)	组员合作(20分)	富有激情(10分)	合计

六、常见问题

1. 儿童并不能很好地表达试戴是否清晰舒适,该如何判断?

请家长多与儿童沟通,可以通过儿童的一些行为来判断,例如行走、玩耍是否自如,注视远处景物是否还需眯眼、歪头,试戴时让儿童写字或画画,观察与平时的姿势或者动作有无差异。

2. 试戴过程中,试镜片比较容易跌出,该怎么办?

在试戴前要向家长交代清楚每只眼有几个镜片,请家长协助避免儿童在试戴过程中过于低头,如镜片掉出,请勿自行插入,应回到诊室请检查者重新放好镜片再继续试戴。

3. 儿童出现强烈的不愿试戴的行为,怎么办?

在家长的配合下做好儿童的思想工作,只有通过配戴眼镜,视力才会越来越好,才能看得清。如果不配戴眼镜,视力可能会越来越差,等到上学的时候看不到老师写的字。

七、注意事项

1. 需要细心、耐心地解答家长的疑问,取得家长的信任与支持配合。

2. 试戴后及时记录检查结果,并再次核对试镜片的度数、轴位、眼别。

3. 试戴过程中,要特别强调注意安全,一定要在家长的陪同下进行试戴。

八、拓展知识

1. 弱视的治疗 弱视的治疗方法中最常用,也是最有效的方法就是矫正屈光不正和遮盖疗法。只有矫正了屈光不正才有清晰的物像刺激视网膜,视网膜才有继续发育的可能性,任何其他辅助治疗都必须在屈光矫正状态下进行才有效。

遮盖疗法适用于屈光参差性弱视和斜视性弱视,或其他原因导致的单眼弱视。两只眼的最佳矫正视力相差≥2 行,就可以用遮盖疗法,遮盖好眼,强迫使用弱视眼。遮盖时间最长可以是非睡眠时间全部遮盖,也可以是部分遮盖,部分遮盖时间每天不少于 2 小时。遮盖时间的长短取决于儿童的年龄和两眼视力的差别。年龄越大,遮盖时间越长;两眼视力相差越大,遮盖时间越长。反之,年龄越小,两眼视力相差越小,遮盖时间越短。每个儿童对遮盖疗法的敏感程度也不尽相同,比较敏感者,弱视眼的视力提高比较快,或是两眼视力相差减小得比较快,可适当减少每天遮盖的时间;弱视眼的视力提高比较慢,两眼视力相差减小得比较慢,应适当延长每天遮盖的时间(图 4-5-1)。

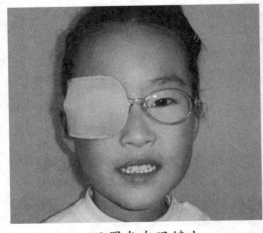 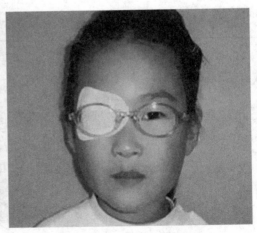

A. 眼罩套在眼镜上　　　　　　B. 眼贴贴在眼周围皮肤上

图 4-5-1　遮盖疗法

遮盖的形式多种多样,眼罩和眼贴是比较常用的方法。眼罩套在眼镜架上使用,一定要足够大,下缘与镜框的下缘平齐,上缘与眉弓齐平,颞侧折向镜腿 2~3cm。如眼罩比较小,小儿会从眼罩的上方、侧方偷看,达不到遮盖治疗的作用。眼贴直接贴在眼周围的皮肤上,完全遮住光线,遮盖效果比较好。缺点是可能引起皮肤过敏,粘贴处感觉痒,小儿喜欢去抓,还需每天更换,成本相对较高。

遮盖疗法的治疗效果还与小儿的依从性有关。依从性好,按照医生的嘱咐配戴眼镜和保证遮盖时间和质量者,弱视治疗效果好,否则,依从性差治疗效果差。弱视确诊后,需与家长沟通解释弱视的危害、治疗的急迫性、预后、治疗效果的可预测性、具体治疗方法以及如何配合医生进行治疗等,只有获得家长的信任与支持,才能提高依从性,从而提高疗效。

遮盖好眼后,只能使用弱视眼,即使是轻、中度弱视,视力也会"明显下降",儿童的生活和学习会遇到很多困难,通常会极力反抗,拒绝遮盖。这些后果一定要向家长说明,获得家长的配合,督促小儿遮眼,才会有治愈弱视的可能。

初次戴镜者,矫正视力与裸眼视力可能相差不大,甚至于因为足矫还会带来视物变形、地面不平、头晕等不适感,有些小儿甚至感觉摘掉眼镜更加舒服。必须向家长交代清楚,戴镜对弱视治疗的重要性,通过家长督促小儿坚持戴镜。

在戴镜矫正的基础上配合精细目力工作,可提高疗效。比如用线穿珠子,描绘儿童连线图,刺绣,剪纸,电脑游戏,拼图,描图等。矫正视力越差,选用的材料应粗大一些,待视力逐渐提高后,逐渐更换为精细的材料。

通过治疗后,弱视眼视力不变、退步或提高 1 行者,为无效;视力提高≥2 行者,为进步;视力提高到≥0.9,为基本治愈;通过 3 年随访,视力保持≥0.9,两眼最佳矫正视力相差<2 行者,为治愈。弱视治愈仅仅是指矫正视力达到正常,并不代表儿童就不需要配戴眼镜了,是否还需要戴镜,取决于儿童的裸眼视力和屈光度数。

弱视治疗的复诊时间由弱视程度、弱视治疗方法、是否戴过眼镜等情况综合考虑来决定。弱视配镜的复诊时间一般为半年至一年。

屈光不正性弱视不容易复发,而屈光参差性和斜视性弱视比较容易复发,应随访 3 年,不能轻易摘掉眼镜。

2. 儿童的镜架选择　儿童正处于生长发育阶段,在选择镜架时,除了考虑到儿童的脸型、鼻梁高低等因素外,还应选择材质轻、抗冲击性好的镜架,保证儿童配戴的安全性。在进行儿童镜架的选择时,主要需要考虑以下问题:

(1)镜架的材料:儿童相对好动,眼镜摘戴较为频繁,镜架的摆放较为随意,且儿童皮肤比较敏感,应选择轻、坚固、不易变形的钛或 TR-90 等材料的镜架。

(2)镜架的尺寸:儿童镜架需保证足够的视线区域,镜框过小会影响视野范围,镜框过大容易下滑,因此要根据儿童脸型选择大小适中的镜架。每副镜架的镜腿上标有镜圈、鼻梁、镜腿尺寸,在选择镜架时要根据瞳距选择几何中心距匹配的镜架。

（3）鼻托：儿童的鼻梁还未完全发育,比较扁平,应选择鼻托可以调整的镜架。镜架调校时更加注意有无压红鼻梁、镜片是否碰到睫毛、是否容易滑脱等问题,以免造成配戴不适。

 练习题（单选题）

1. 儿童屈光不正合并斜视时,下列正确的是（　　　）。
   A. 远视内斜应降低度数矫正　　　　B. 远视外斜应足度矫正
   C. 远视内斜应足度矫正　　　　　　D. 近视内斜或远视内斜都要足度矫正

2. 8 岁儿童右眼 −3.00DS,左眼 −1.00DS,首选矫正方法（　　）。
   A. 框架眼镜　　　　　　　　　　　B. 暂不戴镜,观察一年
   C. 屈光手术　　　　　　　　　　　D. 角膜接触眼镜

3. 5 岁儿童,未戴过眼镜,双眼正位,散瞳前裸眼视力 0.3,阿托品散瞳后检查结果为双眼 +5.50DS,矫正视力 0.5,其最佳矫正方式（　　　）。
   A. 框架眼镜　　　　　　　　　　　B. 软性角膜接触镜
   C. 硬性角膜接触镜　　　　　　　　D. 人工晶状体植入

4. 4 岁儿童,双眼裸眼远视力均为 0.6,家长未发现有眯眼、歪头视物、斜视等问题,例行检查。双眼正位,散瞳后验光结果为 +1.00DS,矫正视力均为 0.6,应如何处理（　　　）。
   A. 配戴近视眼镜
   B. 不配戴眼镜,继续观察
   C. 配戴远视眼镜
   D. 配戴远视眼镜并进行弱视治疗

5. 下列哪种情况属于弱视（　　　）?
   A. 3 岁小孩,双眼裸眼视力 0.6
   B. 5 岁小孩,电脑验光仪检查结果双眼均为 −1.00DS,裸眼视力双眼均为 0.8
   C. 4 岁小孩,阿托品散瞳验光双眼均为 +6.50DS,矫正视力双眼均为 0.3
   D. 3 岁小孩,双眼裸眼视力均为 0.6,阿托品散瞳验光双眼均为 +2.00DS,矫正视力 0.6

（李丽华　修慧丽）

参考文献

［1］瞿佳.眼视光学理论和方法.2版.北京:人民卫生出版社.2011

［2］高富军,尹华玲.验光技术.北京:人民卫生出版社.2012

［3］齐备.眼镜验光员(高级).北京:中国劳动社会保障出版社.2008

［4］宋慧琴.眼镜验光员(初级、中级).北京:中国劳动社会保障出版社.2008

［5］刘晓玲.验光技术.北京:高等教育出版社.2005

［6］王光霁.视光学基础.北京:高等教育出版社.2005

［7］赵堪兴.斜视弱视学.2版.北京:人民卫生出版社.2011

［8］赵志群.职业教育工学结合一体化课程开发指南.北京:清华大学出版社.2009

［9］中华人民共和国国家标准 GB11533-2011.标准对数视力表.北京:中国标准出版社.2011

练习题参考答案

情境一 ●●●

任务一

1. D   2. A   3. B   4. C   5. D   6. B   7. A   8. A   9. B   10. A

11. D   12. A   13. D   14. A   15. A

任务二

1. B   2. C   3. B   4. C   5. B

任务三

1. B   2. C   3. D   4. A   5. C   6. A   7. D

任务四

1. A   2. B   3. A   4. B   5. C   6. C   7. C

任务五

1. D   2. B   3. C   4. B   5. A

任务六

1. C   2. B   3. B   4. B   5. C   6. A   7. B   8. D   9. C   10. B

任务七

1. C   2. A   3. B   4. C   5. A   6. A   7. B   8. B   9. C   10. D

11. D   12. D   13. C   14. B   15. D   16. B   17. B   18. C   19. D

任务八

1. C   2. C   3. B   4. B   5. D   6. B   7. C   8. B   9. D   10. A

11. B   12. B   13. A   14. C   15. B   16. A   17. A   18. A   19. B   20. C

任务九

1. B   2. B   3. D   4. C   5. B   6. A   7. C   8. A   9. D   10. A

任务十

1. B   2. A   3. B   4. C   5. C   6. D   7. C   8. C   9. B   10. D

11. A   12. A   13. D   14. B

情境二 ●●●

任务一

1. C   2. A   3. C   4. A   5. B

任务二

1. C   2. D   3. B   4. C   5. D   6. D   7. D

任务三

1. B   2. D   3. C   4. A

任务四

1. C   2. B   3. C   4. A   5. D   6. B   7. B   8. C   9. A   10. A

11. B   12. B   13. C   14. A   15. C   16. D   17. B   18. A   19. A   20. B

任务五

1. D   2. C   3. B   4. C   5. B   6. A   7. B   8. B   9. A   10. C

11. C

任务六

1. C   2. C   3. D   4. C   5. A   6. B   7. A   8. B   9. A   10. C

11. A   12. C   13. D   14. B   15. D   16. C   17. A   18. B   19. D   20. A

任务七

1. B   2. A   3. C   4. D   5. C   6. A   7. B   8. D   9. D   10. A

11. B   12. A   13. A   14. B

情境三 ●○○

任务一

1. B   2. B   3. C   4. B   5. D   6. B   7. C

任务二

1. C   2. D   3. D   4. A   5. D   6. C   7. A   8. A

任务三

1. D   2. C   3. D   4. D   5. A   6. B   7. D   8. B   9. A   10. A

11. A   12. B   13. B   14. A

任务四

1. D   2. B   3. B   4. A   5. B   6. C

任务五

1. B   2. C   3. D   4. C   5. D   6. C

情境四 ●○○

任务一

1. B   2. D   3. D

任务二

1. C   2. C   3. C   4. A   5. A   6. C   7. B

任务三

1. D   2. C   3. D   4. B   5. A   6. B   7. B   8. A   9. A   10. B

11. A   12. C   13. B   14. B   15. B   16. B   17. B   18. A   19. B   20. C

21. B   22. C   23. D   24. B   25. C

任务四

1. A   2. B   3. D   4. D

任务五

1. C   2. A   3. A   4. B   5. C

学习目标

学习计划

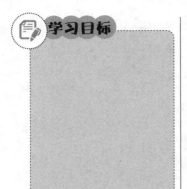

学习目标

学习计划

学习目标

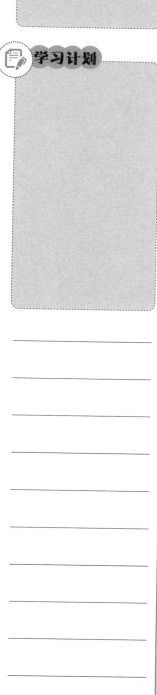

学习计划

笔记栏

学习目标

学习计划